U0276440

中医
四大名著

李 楠／主编

伤寒论

中国人宝命全神的经典，养育中国传统文化的精神母地

辽海出版社

贰

目　　录

第一章　辨太阳病脉证并治

太阳之为病，脉浮^①，头项强痛^②而恶寒^③。（1）

【注解】

①浮：脉象浅表，轻按即得，主表证。

②头项强痛：头部与项部僵硬疼痛，有拘紧感。项，颈的后部；强（jiāng），僵硬，不柔和。

③恶寒：厌恶寒冷。恶（wù），憎恨、讨厌之意。

【解读】

太阳为六经之首，主表而统营卫，为一身之外藩，外邪侵袭伤人太阳首当其冲。太阳病的基本证候特征是脉象浮、头痛、项部拘急不舒、恶寒。

太阳之为病脉浮，言风寒在表，表阳受邪，正邪相争于表，故脉应之而浮。头项强痛，指头痛连及项部牵强疼痛。头项者，为太阳经脉循行所过。太阳经脉受邪，气血运行不畅，经脉不利，故头项强痛。头为诸阳之会，少阳并阳明病也会出现头痛，但是没有项强，这可从疼痛的部位上来作出鉴别。

恶寒即厌恶寒冷，因卫阳被外邪所遏，所以感觉厌恶寒冷。临床所见背部恶寒怕冷较著，且以午后为最，是太阳之气被寒邪所伤，午后阴寒得盛之故。恶寒俗称怕冷，大多释恶为怕，实际厌恶与惧怕的含义有别，是不能等同的。恶寒应包括恶风在内，恶寒者必然恶风，恶风是当风始恶，不当风则无感觉，所以恶寒与恶风，只是程度的轻重不同罢了。恶寒是太阳表症必见的症状，而且贯穿在太阳病的始终，因此，前人有"有一分恶寒未罢，即有一分表邪未尽"的说法。

但这也不是绝对的，还应辨证地看待。太阳病恶寒，往往与发热并见。本条未提发热，因为卫阳被郁，尚未伸展，可以暂时不见发热；卫阳伸展之后，必然伴有发热。恶寒与发热相较，恶寒尤为紧要，所以强调恶寒而未提发热。

太阳病，发热，汗出，恶风①，脉缓②者，名为中风③。(2)

【注解】

①恶风：风吹到身上不舒服，恶寒之轻者。

②脉缓：与脉紧相对而言，脉象宽柔和缓，非怠慢迟缓之意。

③中风：中医证候名，以"发热，汗出，恶风，脉缓"为主要临床表现，是外感病邪所引起的一种太阳表虚证，与内伤杂病的中风病不同。中（zhòng），感受。

【解读】

本条前有"太阳病"三字，即包含有第1条"脉浮，头项强痛而恶寒"的脉证，也就是在太阳病提纲证的基础上又见有"发热、汗出、恶风、脉缓"，是为太阳"中风"证。本证系因风寒袭表、营卫失调所致。

由于风寒侵袭而风邪偏盛，风邪伤卫，卫阳浮盛于外，与邪气交争，故发热；风性疏泄且伤于卫阳，使卫外失固，营不内守，营阴外泄，故见汗出；汗出肌腠疏松，不胜风袭，故云恶风，结合提纲证，实则是恶风寒；又因汗出，营阴外泄，故脉搏松弛宽缓而呈柔和之象。

《灵枢·邪气脏腑病形》中描述："脉缓者，尺之皮肤亦缓。"张介宾释之曰："缓者，缓纵之状。"均有松软柔和之意。再者，此处的脉"缓"是与第3条的脉"紧"相比较而言的。第3条"脉阴阳俱紧"，紧若弓弦之张，强调恶寒至甚的收引凝敛。本条之"缓"，则缓如弓弦之弛，有松软柔和之象。故本证脉"缓"，并非后世"迟缓"之谓。

太阳中风脉"缓"，虽然是反映了局部脉象的特征，但同时也揭示了全身肌肤缓纵、腠理疏松的表象，故"汗出"与"脉缓"并见，这才符合"太阳中风表虚证"的基本病机。因此，在太阳中风表虚证的脉证中，尤以汗出、脉浮缓为特征，因为它既能确立太阳中风证"营卫不和、营弱卫强"的病机，同时又能区别于无汗、脉浮紧的太阳伤寒表实证。

由于太阳中风是以汗出、脉浮缓为特征，故后世医家习称其为太阳中风表虚证。但必须注意的是，这里所说的"表虚"，却并不是真正的虚证，而仅仅是肌表腠理稍疏、卫外功能不强之意，因为这只是与第3条"无汗"而"脉阴阳俱紧"之伤寒表实证相对而言的。

太阳病，或已发热，或未发热，必恶寒，体痛，呕逆，脉阴阳俱紧①者，名为伤寒②。（3）

【注解】

①脉阴阳俱紧：寸、关、尺三部脉象都是浮紧的。寸脉为阳，尺脉为阴，此处是指寸、关、尺三部脉均有紧束、紧张之象。

②伤寒：中医证候名，以"或已发热，或未发热，必恶寒，体痛，呕逆，脉阴阳俱紧"为主要临床表现，是外感病邪所引起的一种太阳表实证，属狭义伤寒。

【解读】

本条前有"太阳病"三字，即包含有第1条"脉浮，头项强痛而恶寒"的脉证，也就在太阳病提纲证的基础上又见有"或已发热，或未发热，必恶寒，体痛，呕逆，脉阴阳俱紧"，即为太阳"伤寒"证。这里的"伤寒"，是为狭义"伤寒"。在太阳病脉浮、头项强痛而恶寒的基础上，不论发热与否，只要见到体痛、呕逆、脉阴阳俱紧等脉证者，即为太阳伤寒证。

"必恶寒"，说明恶寒必然最早出现。因风寒之邪一旦侵袭体表，卫阳即被郁遏，故起病便有恶寒。若风寒较甚，卫阳郁闭较重，正气尚未能及时达表抗邪，则也可暂不发热；稍后，正气则会与邪气作斗争，发热也就随之表现出来。文中"或已发热，或未发热"，只说明发热有迟有早，而并非是始终没有发热，因为发热终归是要出现的。

寒邪有收引凝敛的特性，风寒之邪外闭卫阳，并使营阴郁滞，经气运行不畅，故身体疼痛，脉阴阳俱紧。脉之阴阳，柯韵伯谓指浮沉而言，陈修园谓指尺寸而言，二者可以合参。细心体察张仲景原意，应更加重视尺寸。浮沉主候表里，尺寸尤辨虚实。证之临床，太阳伤寒表实证应见尺寸之脉俱紧。紧者，如绳转索，为寒气凝滞、正气欲伸不得之象。

太阳中风表虚证的病理特点是卫外不固、营阴外泄，故有汗出。太阳伤寒表实证的病理特点是卫阳郁闭、营阴郁滞，故应无汗。本条虽未明言，但已寓有无汗之意。因为寒邪有收引凝敛的特性，患者腠理闭塞，是不会出汗的。

证之临床，太阳中风表虚证多见于平素体质稍差、肌腠不固之人，感受风寒，容易患病，以发热、汗出、恶风、脉缓为主症。太阳伤寒表实证则见于平素体质壮实、腠理固密之人，需在感寒较甚的情况下才会发病，是以恶寒、发热、无汗、体痛、脉浮紧为主症。太阳中风表虚证与太阳伤寒表实证之间有体制强弱和感邪轻重的差异，在辨证方面尤以有汗与无汗为其鉴别要点。

伤寒一日①，太阳受之，脉若静②者，为不传；颇欲吐，若躁烦，脉数急③者，为传也。(4)

【注解】

①伤寒一日：外感病早期。伤寒：此指广义伤寒，与上条狭义伤寒有别。一日，约略之辞，指患病初期。

②脉若静：脉象变化不很大。此与太阳表证相符，如伤寒脉浮紧，中风脉浮缓，无数急之象。

③脉数急：脉的速率很快。与脉静相对而言，表明脉象已经有了显著变化。

【解读】

伤寒乃言邪，太阳是言正。脉若静者，言其寒邪非盛，当可从太阳而解，故为不传。颇欲吐，躁烦者，为邪气盛，尤见躁烦辗转反侧不宁之貌，盖欲吐、躁烦皆属阳明证，故为邪气内陷之预兆。脉数急者，经曰"诸数为热，诸急为寒"，寒热相持，其脉不静。邪气内扰，不能速解者，知病已有传变之象。

既然已经转化为热病，就应引起足够的警惕和重视，并应按照热病发生、发展和变化的规律来辨证论治。

伤寒二三日①，阳明、少阳证不见者，为不传也。(5)

【注解】

①伤寒三二日：一日太阳，二日阳明，三日少阳，是《素问·热论》对疾病传变的学说，但在临床上，当以脉证为依据，不必拘泥于时日。

【解读】

本条承接上条继续讨论外感病的传变。上条言伤寒一日就有传变的可能，本条言伤寒二三日，亦有传变的可能。太阳主外，故风寒外袭，"一日"即可"受之"。少阳与阳明在里，而邪气化热传变常在二三日。若二三日传变之期，仍不见口苦、咽干、目眩的半表半里热证，也未见不恶寒、反恶热、口渴、脉大等阳明里热亢盛证，就说明病情尚未传变，病邪仍在太阳，治疗时仍可从太阳病辨证施治。

本条显然是受《素问·热论》中"伤寒一日，巨阳受之""二日，阳明受之""三日，少阳受之"的影响。病邪是否传变，既要据时间推测，更要以脉证为据，时间可供参考，脉证更为重要。

太阳病，发热而渴，不恶寒者，为温病①。若发汗已，身灼热②者，名风温③。风温为病，脉阴阳俱浮，自汗出，身重，多眠睡④，鼻息必鼾⑤，语言难出⑥。若被下者，小便不利，直视失溲⑦；若被火⑧者，微发黄色，剧则如惊痫，时瘛疭⑨，若火熏之⑩。一逆尚引日，再逆⑪促命期。（6）

【注解】

①温病：外感温热之邪，以发热而渴、不恶寒为主要脉证，是太阳病中的一种证型，属于广义伤寒的范畴。

②灼热：身热显著，扪之灼手，形容发热严重。

③风温：此指太阳温病误用辛温发汗后的一种变证。与后世《温病学》中的风温不同。

④多眠睡：嗜睡状态，非常人之熟睡。

⑤鼾（hān）：呼吸时鼻中发出的响声。

⑥语言难出：语言不清晰，謇涩难出。

⑦失溲：大、小便失禁。溲，一般指小便，但此处是指大、小便失禁。

⑧被火：误用火法治疗。火，指温针、烧针、灸法、熏法、熨法等一类的治疗方法。

⑨时瘛疭：阵发性手足抽搐。瘛（chì），收缩。疭（zòng），松弛。

⑩若火熏之：如果使用火熏的方法治疗。另有医家将"若"解释为"像"，形容肤色晦暗，像火熏过一样。

⑪逆：指误治。正确的治疗为顺，误治则为逆。

【解读】

本条提出温病的主要特点是发热而渴、不恶寒，这与太阳中风、伤寒的发热、必恶风寒、口不渴等有明显的区别。温病是温热之邪所致，温为阳邪，最易伤津耗液，故起病之初，在发热的同时便有口渴。因温热之邪重在伤人阴液，故多不恶寒。

当温热之邪初袭机体时，致使卫外功能失常，亦可有短暂微恶风寒的表现。温病初起，当用辛凉解表法以清透热邪。医者切不可认为是风寒束表而使用辛温发汗剂，否则，以热助热，重伤津液，则致变证丛生。《伤寒例》中云"桂枝下咽，阳盛则毙"，示人以温治温的危险性。"若发汗已，身灼热者，名为风温"，即是此例。

风温这一变证，除津伤热盛，表现为全身高热灼手外，尚见邪热充斥于表，气血外应，脉搏寸、关、尺三部皆浮盛有力。阳热过盛，逼迫营阴外泄则自汗出；热伤津气，所以身重；热盛神昏，则多眠睡，鼻息如鼾，语言难出。凡此种种，均为温病误治所致的不良后果。风温本属热盛津伤之证，宜用甘寒之剂清热养阴救治，切忌苦寒泄下、火劫取汗等法，否则更是遗患无穷。

医者不察，复用下法，夺其阴液，化源枯竭，则小便短少而不利。阴津不能上荣于目，加之热扰神明，进而双目直视，转动不灵，神智昏迷，大、小便失去约束而自遗。如果再用火法治疗，则火热内攻，致热毒炽盛，身发黄色，重则热盛动风，发如惊痫，或时有四肢抽搐。"火气虽微，内攻有力"，一次误治，也许还能迁延时日；再次误治，就只能是加速病人的死亡了。

病有发热恶寒者，发于阳也；无热恶寒者，发于阴也。发于阳，七日愈；发于阴，六日愈，以阳数七阴数六①故也。(7)

【注解】

①阳数七阴数六：古代有"天一生水，地六成之；天二生火，地七成之"的说法。水属阴，火属阳，故以六为阴数，以七为阳数。

【解读】

本条为辨别疾病阴阳属性的总纲。疾病发生的机制是人体内阴阳失去相对平衡，出现偏盛偏衰的结果。疾病的发生和发展，关系到正邪两个方面。人体的抗病功能（正气）与致病因素（邪气）之间的相互作用、相互斗争情况，都可以用阴阳来概括说明。本条以寒热的表现来辨别外感疾病的阴阳属性，发热恶寒者，多属于阳证；无热恶寒者，多属于阴证。由于疾病的属性不同，因而愈期也有差异。

人体感受外邪之后，若正气充盛，能奋起与邪抗争，则见发热；反之，正气虚弱，无力与邪相争，则无发热。伤寒六经辨证，就是根据这个原则划分的。太阳病有发热恶寒，少阳病有往来寒热，阳明病但热不寒。三阳经病均有发热，说明正气尚旺，抗邪有力，属正盛邪实的阳证，即"发于阳"也。三阴经病通常无热恶寒，甚至肢厥蜷卧，则是阳虚阴盛、正气虚衰的表现，正是"发于阴"也。《素问·阴阳应象大论》云："善诊者，察色按脉，先别阴阳。"六经辨证虽然繁杂，但以寒热来辨别阴阳，便能执简驭繁，提纲挈领。

以寒热来辨别阴阳两大证型，这只是大体上的区分，适宜于一般情况。影响疾病的因素很多，临床的表现也千变万化。如太阳伤寒初期，可有暂"未发热"的阶段；阳明病得之一日，也有"不发热而恶寒"者；少阴阳虚阴盛也有"反发热"的假象；厥阴病可见厥热胜复。对于这些特殊情况，均须作具体分析。

"发于阳，七日愈；发于阴，六日愈"，这是对愈期的一种预测。阳数七、阴数六之说，可能是出于伏羲氏河图生成数之词。因水的成数是六，水属阴，故阴数六；火的成数是七，火属阳，故阳数七。病发于阳经，阳经之气血得以平和则愈；病发于阴经，阴经之气血得以平和则愈。这种推算方法仅供参考，尚有待进一步研究。

太阳病，头痛，至七日以上自愈者，以行其经尽①故也；若欲作再经②者，针足阳明，使经不传则愈。(8)

【注解】

①行其经尽：邪气在太阳经逐渐减退而消失，病情向愈。经，这里指太阳经。

②欲作再经：病情将要发生传经之变，此指欲传往阳明。

【解读】

太阳为病至七日以上时间，邪未内传，显示太阳表邪在本经将尽，适值正气来复之期，故有自愈的可能。本条只举头痛，以说明太阳病自愈的转机，是受《素问·热论》"七日巨阳病衰，头痛少愈"的影响，故将其他表证省略。

太阳病虽有自愈之机转，但也有正不胜邪，进一步向里发展的趋势。为防病情传变，可先安其未受邪之地，方法是针刺足阳明经穴，疏通经气，振奋胃阳，以扶正却邪，自能防止传经之变，正所谓"针足阳明，使经不传则愈"。若病不愈，有向阳明传变的征兆，可预先针足阳明，以和胃气。这是因胃为卫之本，脾为营之源，针足阳明可以恢复营卫之本，"使经不传则愈"。

太阳病，欲解时，从巳至未上^①。（9）

【注解】

①从巳至未上：指从巳时到未时之间的时间，相当于上午九时至下午三时。

【解读】

天之六淫，可致人病；天之明阳，可助病愈。午乃太阳中天之时，为太阳之气最盛之际，亦自然界阳气最强之时。所以"巳午未"时之前后，为阳气最盛之时。而大病久病往往日轻夜重，借助天时，其病或可自解。此法不可拘泥。

风家^①表解而不了了^②者，十二日愈。（10）

【注解】

①风家：经常患有外感风寒的病人。

②不了了：表证已解，大部分已经消除，但仍留有不舒适的感觉。了了，完毕，结束。

【解读】

"风家"是指经常患风寒外感的人。此多体质较差，素体卫阳不足，表气不固，易患太阳病。当表邪已解，疾病向愈之时，尚有一些不舒适的感觉，这是正气未复、气血未和之故，所以身体仍有不爽的感觉。大邪虽解，往往因正气难复，身体较长时间酸楚不适，精神不爽，即所谓"不了了"者，俟气血和顺则愈。根据外感发病的传变规律推测，此类患者病愈的日期一般不会超过两经，故曰"十二日愈"。"十二日"也只是约略之词，仅供参考，不必拘泥。

病人身大热，反欲得衣者，热在皮肤^①，寒在骨髓^②也；身大寒，反不欲近

衣者，寒在皮肤，热在骨髓也。(11)

【注解】

①皮肤：体表。言其浅表，指在外。

②骨髓：体内。言其深层，指在里。

【解读】

病人的寒热之表象可假，但喜恶之内情必真，能较为准确地反映出疾病的真实本质。病人身大热，但却欲得衣被，这是由于机体的真阳虚衰到至极，阴寒内盛，阳气不能潜藏而浮越于外所致。因此，身大热必在体表，属外有假热，欲得衣是寒在于里，属内有真寒的"阴盛格阳证"。所谓"寒极似热""阴极似阳"即是此证。结合论中条文，可参考第317条："少阴病，下利清谷，里寒外热，手足厥逆，脉微欲绝，身反不恶寒。其人面色赤，或腹痛，或干呕，或咽痛，或利止，脉不出者，通脉四逆汤主之。"

病人身大寒，但却不欲得衣被，这是由于里热亢盛，气机郁遏，阳热深伏于里，不能外达于手足所致。因此，身大寒必在体表手足，属外有假寒，不欲近衣是热在于里，属内有真热的"阳盛格阴证"。所谓"热极似寒""阳极似阴"即是此证。结合论中条文，可参考第335条："伤寒一二日，至四五日而厥者，必发热，前热者，后必厥，厥深者，热亦深；厥微者，热亦微；厥应下之，而反发汗者，必口伤烂赤。"第350条："伤寒，脉滑而厥者，里有热，白虎汤主之。"

在临床上，较为单纯的寒、热、虚、实证候是容易分辨的。但当病情发展到严重阶段，表象与本质不相一致的情况下，则应透过寒热的表象去探求疾病的本质。"皮肤"指人体浅表部位，在这里引申为疾病的表象；"骨髓"指人体内里部位，在这里引申为疾病的本质。临床上尚需结合胸腹是否灼热、口渴与否、喜饮的冷热与多少、舌苔脉象等进行综合分析，才能去伪存真，作出准确判断。

真寒假热证，多表现为面红如妆，口干不欲饮或喜热饮，小便清长，舌质浮胖淡嫩，脉浮大虚数无根。真热假寒证，多表现为口渴喜冷饮，小便短赤，舌质红绛，脉滑数或洪大，也可见沉伏，但重按有力。

太阳中风，阳浮而阴弱①。阳浮者，热自发；阴弱者，汗自出。啬啬恶寒②，

淅淅恶风③，翕翕发热④，鼻鸣⑤干呕⑥者，桂枝汤主之。(12)

桂枝汤方

桂枝三两（去皮）、芍药三两、甘草二两（炙）、生姜三两（切）、大枣十二枚（擘）。

上五味，咀⑦三味，以水七升，微火煮取三升，去滓，适寒温服一升。服已须臾⑧，啜⑨热稀粥一升余，以助药力；温覆⑩令一时许，遍身漐漐⑪微似有汗者益佳，不可令如水流漓，病必不除。若一服汗出病差，停后服，不必尽剂；若不汗，更服依前法；又不汗，后服小促其间⑫，半日许令三服尽；若病重者，一日一夜服，周时⑬观之。服一剂尽，病证犹在者，更作服；若汗不出，乃服至二三剂。禁生冷、黏滑、肉面、五辛⑭、酒酪⑮、臭恶⑯等物。

【注解】

①阳浮而阴弱：一作病机解：卫气浮盛为阳浮，营阴不足为阴弱。一作脉象解：寸部脉浮为阳，尺部脉弱为阴。也有人认为：轻按即得为阳浮，重按见弱为营弱。

②啬啬恶寒：畏缩怕冷之状。啬啬，悭吝畏怯貌。

③淅淅恶风：形容恶风寒之状如凉风冷雨侵身。淅淅，细雨洒落之状。

④翕（xí）翕发热：形容发热之状如羽毛覆盖下之温和。翕翕，热势轻浅貌。

⑤鼻鸣：鼻中窒塞、气息不利而发出的鸣响。

⑥干呕：呕而无物。

⑦咀（jǔ）：用口咬碎。此处的意思是将药物碎成小块。当时利刃难觅，故用此法。

⑧须臾：很短的时间，一会儿。

⑨啜：喝。此处的意思是趁热快喝，以助发汗。方有执："大饮也。"

⑩温覆：覆盖衣被，取周身温暖，以助汗出。

⑪遍身漐（zhé）漐：全身各处都出微汗。漐漐，小雨不辍也。

⑫小促其间：稍微缩短（服药）间隔的时间。

⑬周时：一昼夜，即24小时。

⑭五辛：泛指有辛辣气味的食物。《本草纲目》以小蒜、大蒜、韭、芸苔、

胡荽为五辛。

⑮酪：动物乳类及其制品。

⑯臭恶：有特殊气味或不良气味的食物。

【解读】

本条首先讨论太阳中风表虚证的辨证和治疗，应该与第1条"脉浮，头项强痛而恶寒"以及第2条"发热、汗出、恶风、脉缓"互参。阳浮阴弱，是太阳中风的基本病机；发热与汗出，是太阳中风的主要表现。外邪袭表，卫阳浮盛，与邪气抗争，故发热，即所谓"阳浮者热自发"；患者体质不强，卫外之力稍弱，营阴不能内守，即所谓"阴弱者汗自出"。

"阴弱"与"汗自出"反映了中风证最为突出的病机特点与证候特征，是太阳中风证与太阳伤寒证的根本区别，这也是太阳中风证又被后世医家称之为"表虚证"的原因所在。用"啬啬"形容恶寒、"淅淅"形容恶风、"翕翕"形容发热，以补充描述中风证恶风寒与发热的具体情形，说明恶风寒与发热都较为轻浅，也暗示感受的风寒之邪并不是非常严重。鼻鸣是风寒影响到肺气，肺窍不利；干呕是风寒影响到胃气，胃失和降。

上述诸证为太阳中风证的主要脉证，系外邪袭表、营卫不和、卫外不固、营阴外泄所致，用桂枝汤治疗，是最为适当的了。所谓"主之"，意思是本方对此证，准确无误，不须顾虑，可放心施用。

桂枝汤是《伤寒论》第一方。方以桂枝为主药而得名。方中桂枝味辛性温，辛能发散，温可祛寒通阳，故有解肌腠风寒外邪之功；芍药酸寒，酸能收敛，寒走营阴，故可敛阴和营。桂枝、芍药相伍，相辅相成以调和营卫。生姜辛温，助桂枝解表，且能降逆止呕；大枣味甘益中，助芍药益阴和营；炙甘草味甘性平，调和诸药，交通营卫。本方为辛温解表轻剂，以调和营卫为主，凡营卫不和之病证皆可选用。

论中对桂枝汤的煎服法叙述甚详，受到历代医家的高度重视。其中值得特别强调的是：服桂枝汤后大口喝热稀粥以助药力，并可保养胃气。加盖适量衣被，保暖取汗，以全身湿润似汗出为好。服1次药汗出病愈，可停后服；如不效，可以再进；若还不效，则缩短服药的间隔时间；半天左右服完3次；若病情严重的，可昼夜服药，并可加量到2~3剂。应注意适当忌口。

对于桂枝的去皮问题，大致有三种看法：一指不用桂皮而用桂枝，如方有执说："去皮者，非谓去其枝上之皮也，以桂之用皆皮，惟经用枝，故有去皮云耳。"一指用无皮之嫩枝，如张隐庵说："桂枝止取消尖嫩枝内外如一，若有皮者去之皮也，后仿此。"一指去除粗皮，如柯韵伯说："桂枝之去皮，去其粗皮也，正合解肌之义。"诸说可参，有助于加深理解。

对于芍药的品种问题，有用白用赤之争议，张路玉归纳之说："方中芍药，不言赤白。圣惠与节庵俱用赤，孙向与叔微俱用白。然赤白补泻不同，仲景云病发热汗出，此为营弱卫强。营虽不受邪，终非适平，是知必用白芍药也。营既弱而不能自固，岂可更以赤芍药泻之乎？虽然不可以一律论也，如太阳误下而传太阴，因而腹满时痛，则当倍白芍以补营血之虚。若夫大实痛者，必加大黄，又宜赤芍以泻实也。"

对于药物的剂量问题，虽古今用药量大小有差异，但主要是汉制小、后世制大，其折算结果尚未统一。如孙思邈认为："吴人以二两为一两，隋人以三两为一两；今则以十漆为一株，六株为一分，四分为一两，称为定。"钱天来认为："汉之一两，即今之二钱七分也。"程知认为："古今量度，惟汉最小，汉之一两，惟有今之三钱半强，故千金、本草以古三两为今一两。然世有古今，时有冬春，地有南北，人有强弱，大约古用一两，今用一钱足矣，宜活法通变，不必胶柱而鼓瑟，则为善法仲景者矣。"

陈修园说："古之一两，今折为三钱，不泥于古，而亦不离于古也。"今人柯雪帆等根据史料、实物核算，并结合近代临床使用经方用量的研究，认为《伤寒论》和《金匮要略》的药物剂量应按1斤等于250g、1两等于15.625g、1升等于200mg计算。以上折算方法，可供参考，临床宜根据病情轻重，并结合国家药典的法定计量，综合确定。

太阳病，头痛发热，汗出恶风[①]，桂枝汤主之。（13）

【注解】

①汗出恶风：这里的"恶"即怕的意思。

【解读】

头痛者，太阳之病，发热汗出恶风者，中风证也，故以桂枝汤治疗，以解风邪，其病自愈。本条冠以太阳病泛指一切表证，无论中风、伤寒、已治、未治，只要见到头痛发热，汗出恶风，便是桂枝汤的适应证。所以本证属于太阳中风表虚，适用桂枝汤解肌祛风，调和营卫。

太阳病，项背强几几①，反汗出恶风者，桂枝加葛根汤主之。(14)

葛根汤方

葛根四两、麻黄三两（去节）、芍药二两、生姜三两（切）、甘草二两（炙）、大枣十二枚（擘）、桂枝二两（去皮）。

上七味，以水一斗，先煮麻黄、葛根，减二升，去上沫，内②诸药，煮取三升，去滓，温服一升；覆取微似汗，不须啜粥，余如桂枝法将息③及禁忌。臣亿等谨按：仲景本论，太阳中风自汗出用桂枝，伤寒无汗用麻黄，今证云汗出恶风者，而方中有麻黄，恐非本意也。第三卷有葛根汤证，云无汗恶风，正与此方同，是合用麻黄也，此云桂枝加葛根汤，恐是桂枝中但加葛根耳。

【注解】

①项背强几几：项背拘紧不适，转动俯仰不能自如。几几，形容短羽幼鸟伸颈欲飞而不能之状。南阳地区方言，读作紧紧（jǐn jǐn），亦有读作殊殊（shú shú），意思是有拘紧与固缩之感。

②内：加入。同"纳"。

③将息：调理休息，即服药后护理之法。

【解读】

太阳病，项背强几几，系风寒外袭，太阳经气不舒，津液敷布不利，经脉失于濡养所致。太阳之脉起于目内眦，上额，交巅，络脑，下项，挟脊，抵腰。项背乃太阳经脉所过之部，风寒外束，太阳经气不舒，气血运行失畅，津液敷布不利，经脉失于濡养，则项背拘急，俯仰不能自如，即项背强几几。

太阳病本有头项强痛，今又连及背部，则较太阳病之头项强痛的病变范围更广，病情更为严重，以致筋脉肌肉拘急不舒。

风寒易闭遏经气，导致腠理闭塞，因此"恶寒、无汗"是常见症状。而本证却见"汗出、恶风"，属于较少发生的证候，故用一个"反"字来表示，也借以提醒本证不是一般常见的太阳伤寒表实证的项背强几几。"反汗出、恶风"既揭示了本证的病机是"卫强荣弱"，证属太阳中风表虚证兼太阳经气不舒，宜用桂枝汤加葛根来治疗；又提示本证并非腠理闭塞的伤寒表实证，故不能使用麻黄汤一类发汗力较强的方药，以免重伤津液和卫气。

本证以桂枝汤解肌祛风，调和营卫，治汗出恶风，加葛根解肌发表，以散经输之邪；又入胃生津，鼓舞胃气上行，升津液，濡养经脉，以治项背强几几。

太阳病，下之后，其气上冲①者，可与桂枝汤，方用前法②。若不上冲者，不得与之。(15)

【注解】

①其气上冲：病人自觉胸中有气上冲，是正气抗邪的一种能力。另有理解为太阳经气上冲，与邪相争。总为表证仍在之意。

②方用前法：意思是指第12条桂枝汤下的煎服法。

【解读】

太阳病误下后，每致表邪内陷，发生变证。对此，不能再用汗法解表，应随其变证而施治。

太阳病误下后，也可能不发生变证。即虽误下，由于人体正气未衰，表邪未能内陷。对此，仍可使用汗法解表。但由于误下之后，已经损伤了正气和津液，故发汗宜缓不宜峻，桂枝汤是适用之方。

此处用其"气上冲"与"不上冲"来揭示本证的病机。其"气上冲"反映虽经误下，正气尚未受伤，邪犹在表，正气能与邪气相争，即表证仍在，病邪有外解之机，可用桂枝汤解肌发汗，调和营卫。若其气不上冲，则是误下伤正，外邪已经内陷于里，病生他变，此非表证，则不宜使用解表治法。

原文中的"方用前法"系指第12条讲述的桂枝汤煎服法与调护法。有人误认为此处指用桂枝汤并用前曾使用之下法，不仅文意失续，且与病机不符，实属臆断。

太阳病三日，已发汗，若吐若下若温针①，仍不解者②，此为坏病③，桂枝④不中与⑤之也。观其脉证，知犯何逆，随证治之。桂枝本为解肌⑥，若其人脉浮紧，发热汗不出者，不可与之也。常须识⑦此，勿令误也。(16)

【注解】

①温针：是针刺与艾灸合用的一种方法。操作时，针刺一定穴位，将艾绒缠于针柄上点燃，以使热气透入穴位。

②仍不解者：指病仍未解，非指表邪未解。

③坏病：因治疗错误而致病情发生变化，已无六经病证候可循的病证，即变证。

④桂枝：此处指桂枝汤。

⑤不中与：即不中用、不当用之意。方有执说："不中，犹言不当也。"

⑥解肌：就是解散肌表之邪，属发汗的范畴，但与开表发汗不同。尤在泾说："解肌者，解散肌表之邪，与麻黄之发汗不同。"

⑦识（zhì）：记住。方有执说："识，记也，记其政事谓之识。"也可理解为认识、注意。

【解读】

太阳病初期，本当用发汗之法治疗，但也需辨别表虚、表实，选择适宜的方剂，并注意药物的用量和用法。若选方用药有误，或汗不如法，则病不除。

太阳病不当用吐、下、温针等治法，如误用了这些治法，非但太阳表证不解，而又会导致病情发生新的变化。

本条描述太阳病发汗之后，病未缓解，医家又匆忙使用催吐、攻下、温针等法杂治，致使病情发生了多种复杂的变化。如误用催吐法，既伤胃气，又损津液，易使病证化燥生热；误用攻下法，既伤中气，又损阴液，并引邪入里，促使表邪内陷。

"温针"是古代较为盛行的一种治疗方法，即针刺后在针柄上以艾火加温，使温热从穴位透入，以达到治疗之目的，多用于治疗虚寒疼痛病证，而不适用于温热病或表证。误用则助热生火，促使病情向火热方面转化，甚至形成火逆重证。论中将此各种恶化了的病证统称为"坏病"。

几经杂治，病情已经远离原本的太阳表证，故不宜再服用桂枝汤一类的解表药剂，所以艾中强调"桂枝不中与之也"。

坏病的成因复杂，变化多端，难以确立固定的治疗方法，故张仲景提出了"观其脉证，知犯何逆，随证治之"的灵活思路和救治原则。据此，对坏证要仔细观察，审慎辨证，按证立法，遣方用药，也就是后人所说的辨证论治。

从临床上看，引起坏病的因素还有许多。例如医师的言谈或行为误导了病人；患者认为自己患了不治之症；药物毒性给患者造成了伤害；自身正气不足；护理失当；感受的病邪特别严重；目前尚缺少根治的药物等，都会使病情继续恶化。"观其脉证，知犯何逆，随证治之"的原则，不仅适用于误治造成的坏病，而且对其他各种疾病也都具有普遍的指导意义。

桂枝汤的功效是解肌祛风，调和营卫，只适用于太阳中风表虚证；而对以"脉浮紧、发热、汗不出"为主要表现的太阳伤寒表实证，不仅不能发挥治疗作用，甚至会带来副作用，或导致邪气羁留不散。

太阳伤寒禁用桂枝汤的原因：一是太阳伤寒表实证病机的重心在于表闭，治宜麻黄汤辛温发汗，开泄腠理，发散寒邪。而桂枝汤中不用麻黄，则发汗之力必微，难以达到宣发腠理而开毛窍之效。二是方中使用了酸苦的芍药，有敛营止汗之弊，不利于卫闭营郁之证，故曰："不可与之也。"

如伤寒表实证误用了桂枝汤，则可使表邪郁闭更甚，甚至发生种种变证，所以张仲景特别告诫医家："常须识此，勿令误也!"

若酒客①病，不可与桂枝汤，得之则呕，以酒客不喜甘②故也。(17)

【注解】

①酒客：平素嗜好饮酒的人。

②甘：甜味之品。

【解读】

平素嗜酒之人，多见胃肠湿热内蕴，一般禁用桂枝汤。因桂枝汤是辛甘温之剂，辛易生热，甘易助湿，湿热病人得辛甘温之药，可使湿热壅滞，致使胃气上逆而生呕吐。

"得之则呕"是举例说明湿热内蕴者误服桂枝汤后的变证，而其变证并非只呕吐之一种，学者当举一反三，灵活理解。

医家对"酒客病"有不同理解：有的认为是酒客患太阳中风，既内蕴湿热，又外感风邪；有的认为酒客病乃太阳中风之类证，即过度嗜酒，湿热内蕴，导致营卫气血失去和调，而见头痛、身热、汗出、恶心、呕吐等症，类似外感而实非外感。二者说法虽异，但对内蕴湿热的病机认识以及不适用桂枝汤治疗的认识则是一致的，可以互参。

喘家①作，桂枝汤加厚朴、杏子佳。(18)

桂枝加厚朴、杏子汤方

桂枝三两（去皮）、甘草二两（炙）、生姜三两（切）、芍药三两、大枣十二枚（擘）、厚朴二两（炙，去皮）、杏仁五十枚（去皮尖）。

上七味，以水七升，微火煮取三升，去滓，温服一升，覆取微似汗。

【注解】

①喘家：素有喘疾的人。

【解读】

平素患有喘息宿疾者，每多正气不足，尤其肺卫气虚，较易感受外邪，感邪后又时常引发宿疾，或导致咳喘加重。"作"有引发、发作之意，寓示外感风寒引发宿疾，症见头痛、发热、汗出、恶风、脉浮缓、气逆而喘，治宜解肌祛风，兼以降气定喘。

用桂枝汤加厚朴、杏子，即可表里兼顾。待表解气降之后，再图根治素喘之疾。

本条句读有别，关键在"作"字上。一为"喘家作，桂枝汤加厚朴杏子佳"；一为"喘家，作桂枝汤加厚朴杏子佳"。第一种是"发作"意，指喘家由外感风寒而诱发；第二种是"制作"意，指给予桂枝汤方药。喘家本为宿疾，若不因外感诱发，则无须使用桂枝汤，宜用厚朴、杏仁等平喘之类的药物治疗。论中所有方药前均无"作"字，此处若以"制作"意理解，则似显累赘。所以，正确的句读应是"喘家作"。

诚然，因外感而发生的咳喘还有其他证型，如麻黄汤证、小青龙汤证、麻黄杏仁甘草石膏汤证等都可见有咳喘，故仍需辨证论治。此处权衡素有喘证的病人，又患新感，多见发热、汗出、恶风、脉浮缓的表虚之证兼咳喘，用桂枝汤调和营卫、解肌发汗，加厚朴、杏仁以化痰止咳、下气平喘，是为较好的选择，故用一个"佳"字评论。

凡服桂枝汤吐者，其后必吐脓血也。^①（19）

【注解】

①凡服桂枝汤吐者，其后必吐脓血也：这句话的意思是，身体内有热毒内痈的人要慎用桂枝汤。

【解读】

凡宿有热毒内痈之人，忌服桂枝汤等辛温之药；若服之则毒热更盛，往往引起坏病。若不慎用，热极则伤阳络。经络是气血运行的通道，伤则引起吐血之忧。今重申服桂枝汤吐脓血者宿疾是也。

如脾痈、胃痈等痈脓之证，在外也可表现为发热、恶寒、汗出等类似太阳中风证候，施药当审证求因，切不可错投桂枝汤，以防病情恶化，热毒腐血成脓，内痈破溃而吐脓血。

太阳病，发汗，遂漏不止^①，其人恶风，小便难^②，四肢微急^③，难以屈伸者，桂枝加附子汤主之。（20）

桂枝加附子汤方

桂枝三两（去皮）、芍药三两、甘草三两（炙）、生姜三两（切）、大枣十二枚（擘）、附子一枚（炮，去皮，破八片）。

上六味，以水七升，煮取三升，去滓，温服一升。本云：桂枝汤，今加附子，将息如前法。

【注解】

①遂漏不止：于是就不间断地出汗。遂，因而，于是。漏，渗泄不止。柯韵伯说："阳气无所止息，汗出不止矣。"

②小便难：小便量少而不通畅。

③四肢微急：四肢屈伸运动受到限制，有轻微的不能自如现象。微，轻微。急，拘急，屈伸运动不能自如。

【解读】

太阳病应当发汗解表，但总宜"遍身漐漐，微似有汗者益佳，不可令如水流漓，病必不除"。遍身漐漐微似有汗，可使邪随汗解，脉静身和而愈。若发汗太过，或汗不如法，则易伤阳气。证之临床：有太阳中风表虚误用麻黄汤者，有过量饮服桂枝汤而汗出太多者，有素体阳虚而妄行汗法者，有病轻药重而汗之太过者。"阳加于阴谓之汗"，汗出越多，卫阳越虚，肌腠不能固密，营阴随之外泄，伤阳损液，变证易生。

"恶风"原见于太阳中风表虚证，今复提出，表明恶风寒的程度较前为甚，乃过汗伤阳，表阳虚弱，腠理疏松，不耐风邪之故。"小便难"是为过汗伤阳损阴，膀胱津液亏少。阳失温煦，阴失濡养，则四肢微急，难以屈伸。

此属表证未解亦兼阳虚汗漏。虽是阴阳俱伤，但其病理之根本机转是在阳虚，津伤乃是阳虚漏汗的结果。若卫阳复则表气固，汗即能止，汗止则阴液不再外泄；适量饮水，津液即可自动恢复，故用桂枝汤加附子调和营卫，复阳敛液。炮附子有温经复阳、固表止汗的作用。

太阳病，下之后，脉促①胸满者，桂枝去芍药汤主之。(21)

桂枝去芍药汤方

桂枝三两（去皮）、甘草二两（炙）、生姜三两（切）、大枣十二枚（擘）。

上四味，以水七升，煮取三升，去滓，温服一升。本云：桂枝汤，今去芍药，将息如前法。

【注解】

①脉促：脉象较快而有力。钱天来说："脉促者，非脉来数时一止，复来之促也，即急促亦可谓之促也。"

【解读】

太阳病误下，极易伤阳损阴。"胸满"即是下药伤正，胸阳不振，表邪内陷，郁而难伸所致。"脉促"则是正气被下药所激而引起的反应。人体阳气尚能抗邪，正气能与病邪相争，说明病机向上，正气趋表，故仍主表未解。既然表证未解，又兼胸阳不振，故仍用桂枝汤加减治疗。

芍药酸苦阴柔收敛，用之碍邪，易加重胸满，故去而不用。本方解表而不留邪，通阳无碍解表，可谓通阳解表之剂。太阳病误下后，表邪内陷，见脉促胸满而表证未解者，用之颇为适宜。

若微寒①者，桂枝去芍药加附子汤主之。(22)

桂枝去芍药加附子汤方

桂枝三两（去皮）、甘草二两（炙）、生姜三两（切）、大枣十二枚（擘）、附子一枚（炮，去皮，破八片）。

上五味，以水七升，煮取三升，去滓，温服一升。本云：桂枝汤，今去芍药加附子，将息如前法。

【注解】

①微寒：稍微恶寒。也有认为是脉微而恶寒。

【解读】

承上条所述之证的基础上，又见微恶寒，是误下后胸阳不振，又兼阳气不足而致。此为阳虚恶寒之象，故在桂枝去芍药汤温振胸阳的基础上，再加附子，以温经复阳。若误下后，症见脉微而恶寒，则阳伤较甚，附子当重用，或径用四逆汤，方近仲景之意。

太阳病，得之八九日，如疟状①，发热恶寒，热多寒少，其人不呕，清便欲自可②，一日二三度发。脉微缓③者，为欲愈也；脉微而恶寒者，此阴阳俱虚④，不可更发汗更下更吐也；面色反有热色⑤者，未欲解也，以其不能得小汗出，身必痒，宜桂枝麻黄各半汤。（23）

桂枝麻黄各半汤方

桂枝一两十六铢（去皮），芍药、生姜（切）、甘草（炙）、麻黄（去节）各一两，大枣四枚（擘），杏仁二十四枚（汤浸，去皮尖及两仁者）。

上七味，以水五升，先煮麻黄一二沸，去上沫，内诸药，煮取一升八合，去滓，温服六合。本云：桂枝汤三合、麻黄汤三合，并为六合，顿服，将息如上法。

臣亿等谨按：桂枝汤方，桂枝、芍药、生姜各三两，甘草二两，大枣十二枚。麻黄汤方，麻黄三两，桂枝二两，甘草一两，杏仁七十个。今以算法约之，二汤各取三分之一，即得桂枝一两十六铢，芍药、生姜、甘草各一两，大枣四枚，杏仁二十三个另三分枚之一，收之得二十四个，合方。详此方乃三分之一，非各半也，宜云合半汤。

【注解】

①疟状：发热恶寒呈阵发性，发无定时，好像疟疾的样子。

②清便欲自可：大小便尚属正常。清：同"圊"。

③脉微缓：脉象已不浮紧，有渐趋和缓之态。

④阴阳俱虚：表里皆虚。这里的阴阳指表里言。

⑤热色：发热时脸色潮红。

【解读】

太阳病日久不愈，病人发热恶寒，热多寒少，一日发作二三次，有点像疟疾的表现，这反映表邪不重，太阳抗邪之力占优势；"其人不呕"说明胃气和，饮食佳，邪气未入少阳；"清便欲自可"，指大小便基本正常，表明里气尚和，邪气未入阳明。

上述病情，可能发生的转归有三种：

一是病人脉见稍微和缓之象，这就反映邪气已经渐退，而阳气也已渐复，表里气趋向平和，是病情好转之兆，可不药而愈。

二是病人见"脉微而恶寒"，是太、少阳气俱虚，表、里阳气皆衰。"脉微"是少阴阳虚之象，与"恶寒"并见，表明少阴与太阳的阳气均虚衰，表邪有内传少阴之势，故云"阴阳俱虚"。表里阳虚，表邪尚在，治当温阳固本为急，可选用四逆汤之类的方药，切不可再用汗、吐、下等错误治法，以免更加伤阳损液。

三是病人见面色稍微发红、身痒等症，为太阳小邪不解、阳气郁遏不伸所致。阳气郁遏不得宣泄，小邪稽留于皮肤不解，故见面红、身痒症状。这是因为没有及时发一点小汗的缘故，当用小发汗的方法，宜桂枝麻黄各半汤。

本症无汗，也未经发汗，小邪拂郁不解，则非单独使用桂枝汤所能解除；身痒但不疼痛，也无严重的恶风寒表现，使用麻黄汤则太过。只有二方合用，少量煎服，方切合病情。

桂枝麻黄各半汤方，是在桂枝汤、麻黄汤原剂量的基础上各取1/3量，合而同煎。本方对于邪少势微，且又有欲出外解之机，以面有热色、身痒为主症者最为适宜。

麻黄汤治表实无汗，桂枝汤治表虚有汗，二方合用，又小剂量服用，既能发小汗以祛邪，又不过汗伤正，是得宜活用之法。

太阳病，初服桂枝汤，反①烦不解者，先刺风池②、风府③，却与④桂枝汤则愈。(24)

【注解】

①反：反而。

②风池：足少阳胆经穴名，在脑后发际陷中，枕骨粗隆直下正中陷中。

③风府：督脉经穴名，在项后入发际1寸，在枕骨与第一颈椎之间。

④却与：然后给予。

【解读】

本条讲太阳中风症，当邪势较盛时，可先用针法以泄邪。太阳中风症，服桂枝汤，是正确的治法，照理应当得微汗而解。可是刚服药一次，反而出现心烦不安，这有两种可能：一是药不对症，病情发生内传化热的变化；二是表邪较盛，药力不够，正气驱邪之力不足，正邪相争而致烦。如属前者，必须立即更改药方，桂枝汤绝对不可续服；如属后者，则应采用针刺方法，先刺项后的风池、风府穴位，以泄经脉郁遏之邪，然后再续服桂枝汤，即可向愈。

两种病机截然相反，万一诊断错误，则后果非常严重，决不可掉以轻心。所以在辨证时必须掌握以下几点：一是桂枝症仍在，所谓不解者，是指表症未解也；二是只增一烦，别无其他热症，如果误认心烦为热，而改用清热方药，同样是错误的。从本条先用刺法来看，针刺确实可补汤药的不足，于此也可见张仲景不但是博采众方，而且是博采各种治疗方法。前面已有针足阳明使经不传的方法，此条更是开针与药并用的先河。这样的治疗思想，也应当积极发扬。

服桂枝汤，大汗出，脉洪大①者，与桂枝汤，如前法。若形似疟，一日再发②者，汗出必解，宜桂枝二麻黄一汤。(25)

桂枝二麻黄一汤

桂枝一两十七铢（去皮）、芍药一两六铢、麻黄十六铢（去节）、生姜一两六铢（切）、杏仁十六个（去皮尖）、甘草一两二铢（炙）、大枣五枚（擘）

上七味，以水五升，先煮麻黄一二沸，去上沫，内诸药，煮取二升，去滓，温服一升，日再服。本云：桂枝汤二分、麻黄汤一分，合为二升，分再服，今合为一方，将息如前法。

臣亿等谨按：桂枝汤方，桂枝、芍药、生姜各三两，甘草二两，大枣十二枚；麻黄汤方，麻黄三两，桂枝二两，甘草一两，杏仁七十个。今以算法约之，桂枝取十二分之五，即得桂枝、芍药、生姜各一两六铢，甘草二十铢，大枣五枚。

麻黄汤取九分之二，即得麻黄十六铢；桂枝十铢三分铢之二，收之得十一铢，甘草五铢三分铢之一，收之得六铢；杏仁十五个九分枚之四，收之得十六个。二汤所取相合，即共得桂枝一两十七铢，麻黄十六铢，芍药、生姜各一两六铢，甘草一两二铢，大枣五枚，杏仁十六个，合方。

【注解】

①脉洪大：指脉形盛大如洪水泛滥，宽洪满指，但来盛去衰。

②一日再发：一日发作 2 次。

【解读】

太阳病，服用桂枝汤发汗，应遵第12条方后注所嘱咐的煎服法使用，以"微似有汗者益佳，不可令如水流漓，病必不除"。如服药过量，或汗不得法，可致汗出太多，发生种种变化。

若大汗出，脉由浮缓变成洪大，是脉虽变而证未变，发热恶寒、头痛项强等症依然存在，仍可用桂枝汤解肌祛风，调和营卫，并应遵守第12条方后注所嘱咐的煎服法使用。此处的"大汗出、脉洪大"是一次过量服用桂枝汤而产生的副作用所导致，并非阳明里热，应无烦渴、大热等症。

若"形似疟，一日再发"者，与前"如疟状，发热恶寒，热多寒少，一日二三度发"的病机相似而略轻，为太阳病发汗治疗后，余邪犹存，属太阳表郁未尽解之轻证，可用桂枝二麻黄一汤，以更小计量的辛温轻剂，微发其汗，调和营卫，兼祛微邪。

本方临床应用与桂枝麻黄各半汤略同，但病情更轻微。

服桂枝汤，大汗出后，大烦渴不解①，脉洪大者，白虎加人参汤主之。(26)

白虎加人参汤方

知母六两、石膏一斤（碎，绵裹）、甘草二两（炙）、粳米六合、人参三两。

上五味，以水一斗，煮米熟汤成，去滓，温服一升，日三服。

①大烦渴不解：大是形容烦渴之甚，烦是心烦，渴是口渴，不解是指病未愈。

【解读】

服桂枝汤大汗出后，表邪虽去，而伤劫津液。大烦渴不解，阳明证也；脉洪大，阳明脉也。服桂枝汤，大汗后，津液被劫，致伤胃津，口渴舌燥，烦渴不已，此邪入于阳明，非于肌表，故以白虎加人参汤，清热生律。方中石膏清热除烦，知母清肺润燥，加人参益气生津止渴，粳米、甘草调中和胃，以救服桂枝场大汗之误。

太阳病，发热恶寒，热多寒少，脉微弱者，此无阳①也，不可发汗，宜桂枝二越婢一汤。(27)

桂枝二越婢一汤方

桂枝（去皮），芍药、麻黄、甘草（炙）各十八铢，大枣四枚（擘），生姜一两二铢（切），石膏二十四铢（碎，绵裹）。

上七味，以水五升，煮麻黄一二沸，去上沫，内诸药，煮取二升，去滓，温服一升。本云：当裁为越婢汤、桂枝汤合之，饮一升。今合为一方，桂枝汤二分，越婢汤一分。

臣亿等谨按：桂枝汤方，桂枝、芍药、生姜各三两，甘草二两，大枣十二枚；越婢汤方，麻黄二两，生姜三两，甘草二两，石膏半斤，大枣十五枚。今以算法约之，桂枝汤取四分之一，即得桂枝、芍药、生姜各十八铢，甘草十二铢，大枣三枚。越婢汤取八分之一，即得麻黄十八铢，生姜九铢，甘草六铢，石膏二十四铢，大枣一枚八分之七，弃之。二汤所取相舍，即共得桂枝、芍药、甘草、麻黄各十八铢，生姜一两三铢，石膏二十铢，大枣四枚，合方。旧云：桂枝三，今取四分之一，即当云桂枝二也。越婢汤方见仲景杂方中，《外台秘要》一云起脾汤。

【注解】

①无阳：阳气虚弱。

【解读】

太阳病，经过多日仍发热恶寒，且热多寒少，是太阳病表邪尚未完全解除，并有化热迹象。此外，应有轻度的心烦口渴症状。给予小剂量的桂枝二越婢一汤，以发汗解表，兼清郁热。本方为桂枝汤、越婢汤之复方，是太阳病表未解而内有热的证治，因邪气不重，正气尚旺，故仅取桂枝汤的2/3调和营卫，越婢汤的1/3辛凉清透，发泄郁热。

如果病人脉象微弱，则非阳证表现，有可能是虚寒阴证，不可使用本方发汗清热。所谓无阳，是阳虚不可发汗的互辞，也就是正气虚的意思；微弱脉是正虚不足的确据，即使有上述寒热症状，也当舍证从脉，绝对禁用汗剂，故云"不可发汗"。

本条运用的是汉文兜转法，"宜桂枝二越婢一汤"应接在"热多寒少"之后。

桂枝麻黄各半汤、桂枝二麻黄一汤、桂枝二越婢一汤，皆表证经久不愈，邪气郁滞，但有轻重之不同。由于邪郁既久，邪势已衰，既非单纯桂枝汤证，也非单纯麻黄汤证，故用麻黄桂枝二方酌量参合以治之。三方都是有发热恶寒，热多寒少。一日二三度发，其邪稍重；一日再发，其邪稍轻；发热恶寒全日无休止时，则其邪较重，但比桂枝汤、麻黄汤证为轻。桂枝二越婢一汤外散表邪，内清郁热，治太阳病表未解而内有热的发热恶寒、热多寒少、全日无休止之轻证，为微发汗而兼清里热之剂。

桂枝二麻黄一汤的发汗之力最弱，治发热恶寒、一日再发的邪在肌表之轻微证。桂枝麻黄各半汤小发汗，治发热恶寒、热多寒少、一日二三度发之太阳表郁轻证。

服桂枝汤，或下之，仍头项强痛，翕翕发热，无汗，心下满微痛，小便不利者，桂枝去桂加茯苓白术汤主之。(28)

桂枝去桂加茯苓白术汤方

芍药三两，甘草二两（炙），生姜、白术、茯苓各三两，大枣十二枚（擘）。

上六味，以水八升，煮取三升。去滓，温服一升，小便利则愈。本云：桂枝汤，今去桂枝加茯苓、白术。

【解读】

本条讲水饮阻滞似表，汗下津伤而病仍不解，治当益阴利水。本条首先回顾了已经用过的治法，接着提出头项强痛、翕翕发热、无汗、心下满微痛、小便不利等症依然存在，这就颇值得研究。从更换的主方来看，桂枝汤去桂，可以肯定治不在表；加入苓、术运脾利水，显然是旨在利水治饮。由于里有水饮阻滞，在外的阳气被遏，故发热无汗；在外的经腧不畅，故头项强痛，"水热结胸症"可以发生项强，可做旁症。正由于里之饮邪阻滞，胃气阻塞则心下满微痛，水湿不得下行则小便不利。既然不是表症发热，自非桂枝汤所能治；而心下满微痛，更不同于肠腑燥实，用下是错误的。

所幸尚未发生其他变症。但是误用汗下，津液徒伤，致成津已伤而饮仍停的局面，饮停必须利水，津伤当兼益阴，所以用桂枝去桂加茯苓白术汤。这样的化裁，既加强了利水治饮作用，又具有益阴功能，庶利水而不伤津，水饮去则诸症自除，所以说："小便利则愈。"

伤寒，脉浮，自汗出，小便数，心烦，微恶寒，脚挛急[①]，反与桂枝欲攻其表，此误也。得之便厥[②]，咽中干，烦躁吐逆者，作甘草干姜汤与之，以复其阳；若厥愈足温者，更作芍药甘草汤与之，其脚即伸；若胃气不和，谵语[③]者，少与调胃承气汤；若重发汗，复加烧针者，四逆汤主之。(29)

甘草干姜汤方
甘草四两（炙）、干姜二两。
上二味，以水三升，煮取一升五合，去滓，分温再服。

芍药甘草汤方
白芍药、甘草（炙）各四两。
上二味，以水三升，煮取一升五合，去滓，分温再服。

调胃承气汤方
大黄四两（去皮，清酒洗）、甘草二两（炙）、芒硝半升。
上三味，以水三升，煮取一升，去滓，内芒硝，更上火微煮令沸，少少温服之。

四逆汤方
甘草二两（炙）、干姜一两、半附子一枚（生用，去皮，破八片）。
上三味，以水三升，煮取一升二合，去滓，分温再服。强人可大附子一枚，

干姜三两。(28)

【注解】

①挛急：拘急挛缩，伸展不利。

②厥：手足逆冷。

③谵语：神志不清，胡言乱语。

【解读】

伤寒脉浮，寒邪化热，自汗出，阳泄于表；小便数，阳气复陷于里。心烦者，阴血虚也；微恶寒者，表阳虚也。脚挛急考，汗出伤律，当应止汗回阳，不可与桂枝汤攻其表。若与之，必过汗损阳，则庶。继则津液不能上承，故咽中干；心阴不足，故心烦；律液外亡，胃气不和，故吐逆。

与甘草干姜汤，甘草缓中以充液，干姜温里以回阳，服之阳可复而愿可止矣。此阳虽复而阴未复，更与芍药甘草汤，以清风燥，恢复明液，故足可伸也。胃不和谵语音，阳明律液虚之故，少与调胃承气汤，芒硝咸寒以润燥，大黄苦寒以荡实，甘草甘平以和中。少与该方意在清胃燥和胃气，而不在泻下，使胃气和阳气复，而病可愈也。若用桂枝解表，更用挠针通络取汗，必亡阳，则四肢厥逆，此非甘草干姜汤所能治，故与四逆汤湿经以救逆也。

问曰：证象阳旦①，按法治之而增剧，厥逆，咽中干，两胫②拘急而谵语。师曰：言夜半手足当温，两脚当伸。后如师言，何以知此？

答曰：寸口脉浮而大，浮为风，大为虚，风则生微热，虚则两胫挛，病形象桂枝，因加附子参其间，增桂令汗出，附子温经，亡阳故也。厥逆咽中干，烦躁，阳明内结，谵语烦乱，更饮甘草干姜汤；夜半阳气述，两足当热，胫尚微拘急重与芍药甘草汤，尔乃胫伸；以承气汤微溏，则止其谵语，故知病可愈。(30)

【注解】

①证象阳旦：证候与阳旦汤证相似。《金匮要略·妇人产后病脉证并治》注："阳旦汤，即桂枝汤。"

②胫：小腿，从膝盖到脚跟的一段。

【解读】

本条是承接上条，以设问之法，继续讨论桂枝汤类证误用桂枝汤治疗致变之理。《金匮要略·妇人产后病脉证并治》谓："产后风续之数十日不解，头微痛，恶寒，时时有热，心下闷，干呕汗出，虽久，阳旦证续在耳，可与阳旦汤，即桂枝汤。""证象阳旦"是说上条"伤寒脉浮，自汗出"及"微恶寒"等象是阳旦汤证，"按法治之而增剧"指用桂枝汤治疗，病情非但不见好转，反而恶化增剧，出现手足厥冷、咽喉干燥、烦躁吐逆等症。

这是因为证象阳旦而实非阳旦，除"伤寒脉浮，自汗出"及"微恶寒"外，尚有"小便数，心烦"及"脚挛急"等症，非桂枝汤证而以桂枝汤治之，是以会发生变证。

"寸口脉浮而大，浮为风，大为虚，风则生微热，虚则两胫挛，病形象桂枝，因加附子参其间，增桂令汗出，附子温经，亡阳故也。厥逆咽中干，烦躁，阳明内结，谵语烦乱"，则是对变证病理机制的分析。根据寸口脉象浮大，浮为风邪，大为正虚，表有风邪故有微热，阴阳两虚，则小腿拘挛，病的情形虽像桂枝汤证，但实为虽有表邪但阴阳两虚，应当用桂枝加附子汤以温经复阳，现反而用桂枝汤并增加桂枝的用量，以致汗出多而阳气更虚，因而四肢厥冷，咽喉干燥，烦躁不安。其救治的方法，应当先用甘草干姜汤辛甘复阳。

夜半阳气来复，两脚自然转温。下肢如还微有拘挛，再用芍药甘草汤酸甘复阴，拘挛就会消失。这是先复阳、后复阴之法。如果咽喉干燥，烦躁不安，并出现言语错乱，则是阳明燥热内结，需要少与调胃承气汤，微和胃气。大便溏说明阳明燥热已除，言语错乱之证随之消失，病即痊愈。

太阳病，项背强几几，无汗恶风，葛根汤主之。(31)

葛根汤方

葛根四两、麻黄三两（去节）、桂枝二两（去皮）、生姜三两（切）、甘草二两（炙）、芍药二两、大枣十二枚（擘）。

上七味，以水一斗，先煮麻黄、葛根，减二升，去白沫，内诸药，煮取三升，去滓，温服一升，覆取微似汗。余如桂枝法将息及禁忌，诸汤皆仿此。

【解读】

文中以无汗恶风代伤寒表实诸证，是一种余证从略省文的笔法。至于恶风乃恶寒之互词，感于风寒者，一般风寒皆恶。方有执云："恶风乃恶寒之互文，风寒皆通恶，而不偏有无也。"表皮证兼项背强几几，用桂枝如葛根汤；而表实证兼项背强几几，不用麻黄汤加葛根，是因为本证邪客经输，津液不布，经脉失养，不可使用峻汗法，以免过汗更伤其阴，而经脉愈失所养。故用桂枝汤加葛根、麻黄，既可开腠散邪，又能升津舒经。方中葛根解肌散邪，生津舒筋，麻黄、桂枝散风寒，此证筋脉已失濡养，故以桂枝、芍药和营，同甘草、大枣以和其里，使开表泄汗之性不致过强。诸药合用，则表邪可解，项背强急可愈。

现代常用本方治疗流脑（风寒型）、上呼吸道感染、偏头痛、急性胃肠炎、荨麻疹、脑血栓形成早期、肩周炎等证。另外，加防风、羌活、秦艽、威灵仙、茯苓、苍术，治颈部肌肉酸痛，俯仰转侧不利；加木瓜、薄荷、钩藤，治痉病无干、口噤不语者。

太阳与阳明合病①者，必自下利，葛根汤主之。(32)

【注解】

①合病：二经或三经的证候同时出现。

【解读】

太阳与明明合病，是太阳与阳明二经证候同时发生，恶寒、发热、脉浮是病人必具之症，同时又有"自下利"的阳明症状。下利为大肠传导失司所致，故属阳明。"下利"之前加上一个"自"字，说明此"下利"非药物治疗所致，又排除了因热迫津液下泄的可能。其利具有水粪杂下，而无恶臭及肛门灼热的特点，且因与恶寒发热脉浮同见，说明病性属寒，是风寒外束肌表而现恶寒发热脉浮，风寒内扰阳明大肠而见下利。

不管是太阳病，还是自下利的阳明病，均是风寒外邪侵袭的结果，治疗当以解除外邪为法。葛根汤既能发汗解表，又能升津止利，切合病情，故用"葛根汤主之"。

太阳与阳明合病，不下利，但呕者，葛根加半夏汤主之。(33)

葛根加半夏汤方

葛根四两、麻黄三两（去节）、甘草二两（炙）、芍药二两、桂枝二两（去皮）、生姜二两（切）、半夏半升（洗）、大枣十二枚（擘）。

上八味，以水一斗，先煮葛根、麻黄，减二升，去白沫，内诸药，煮取三升，去滓，温服一升，覆取微似汗。

【解读】

本条承接上条，继续讨论太阳与阳明合病的证治。既曰太阳与阳明合病，恶寒、发热、脉浮是为必见证候。阳明包括胃与大肠，外邪内扰于肠，可见下利；内扰于胃，胃气上逆，则见呕吐。

呕、利表现虽殊，但风寒外邪内扰阳明的基本病理则一，所以呕吐的性质属寒。治疗仍以葛根汤解外散邪，另加半夏，与生姜同用，和胃降逆止呕。

本证与葛根汤证比较，同为太阳阳明合病，前条病变位大肠，以下利为主；本证病位在胃，以呕为主。

太阳与阳明合病是表里同病的一种，在恶寒发热的同时兼见呕吐或下利。这种发病形式在临床上极为多见，严重者则呕吐与下利同时出现，可用葛根加半夏汤治疗。

太阳病，桂枝证，医反下之，利遂不止，脉促者，表未解也，喘而汗出者，葛根黄芩黄连汤主之。(34)

葛根黄芩黄连汤

葛根半斤、甘草二两（炙）、黄芩三两、黄连三两。

上四味，以水八升，先煮葛根，减二升，内诸药，煮取二升，去滓，分温再服。

【解读】

太阳病桂枝证，是风寒外邪侵袭肌表所致的中风表虚证，治当用桂枝汤解肌祛风，调和营卫。医生误用攻下法治疗，使外邪内陷，脉象急促，说明邪已化热；邪热下迫大肠，则下利不止；表里之邪逼迫于肺，肺失清肃则喘；热邪蒸腾，迫津外泄，故见汗出。皆因表邪化热未解，邪热内陷阳明所致，是表里俱热之证。治以葛根黄芩黄连汤清热止利，表里双解。

葛根黄芩黄连汤重用葛根，既辛凉发汗，解散表热，又升清阳，起阴气而止利；黄芩、黄连苦寒，清热燥湿止利；甘草和中缓急，调和诸药。四药合用，共奏表里双解之功，下利自止。

本方中葛根一物多用，又与黄芩、黄连配伍，其重点在于清热止利，故里热下利，不论有无表热证，均可使用。

本证与葛根汤证均为表里同病的下利，但病理性质不同。本证是外邪化热入里，热逼大肠；而葛根汤证是风寒束表，同时内犯肠腑。

太阳病，头痛，发热，身疼腰痛，骨节疼痛，恶风无汗而喘者，麻黄汤主之。(35)

麻黄汤方

麻黄三两（去节）、桂枝二两（去皮）、甘草一两（炙）、杏仁七十个（去皮尖）。

上四味，以水九升，先煮麻黄，减二升，去上沫，内诸药，煮取二升半，去滓，温服八合，覆取微似汗，不须啜粥。余如桂枝法将息。

【解读】

本条提出头痛、发热、身疼、腰痛、骨节疼痛、恶风、无汗、气喘等症状，是太阳伤寒的主要临床表现，治以麻黄汤为主方，故为"伤寒八证"或"麻黄八证"。但学习本条太阳伤寒之脉证仍须与第1条和第3条合参，即在"八证"上还应当补入头项强痛而恶寒、脉浮紧、呕逆等症状。

第3条所说的恶寒与本条所说的恶风并不矛盾，因为从病因学角度看，风寒邪气常合而为病，风多兼寒，寒亦多兼风；从临床表现看，外感病患者，常是恶风恶寒并见，只不过有程度的不同，此之恶风即是恶寒的互词。太阳伤寒证，为感受寒邪，卫阳外闭，营阴郁滞而成。因寒性凝滞收引，主痛，寒邪袭表，使卫阳闭遏、营阴凝滞，太阳经气不利，经脉筋肉拘紧，营卫气血流通不畅，不通则痛，因而产生头、身、关节等诸处疼痛；因寒为阴邪，最易伤人阳气，卫阳被伤，因此必恶寒；寒邪闭敛，营卫凝滞，腠理闭塞，玄府不通，所以无汗；正气欲奋起抗邪于外，但卫阳之气又闭郁而不得宣泄，所以发热；肺合皮毛而主表，表闭无汗，肺气失宣，故作喘。

本条论述详于证而略于脉，从第3条可知，太阳伤寒因应见浮紧之脉，且寸关尺三部均应浮紧，方属于太阳伤寒表实证。

《素问·玉机真藏论》曰："风寒客于人，使人毫毛毕直，皮肤闭而为热，当是之时，可汗而发之。"故在临床治疗时以开表发汗为大法。其治当以麻黄汤发汗解表，宣肺平喘。

麻黄汤是发汗解表之峻剂，方中麻黄开腠启闭，发汗散寒，宣肺平喘；桂枝通达卫阳，祛邪外出；杏仁降肺气，助麻黄以平喘促；炙甘草调和诸药。全方为辛温发汗峻剂，是治疗伤寒表实证的主方。因其发汗峻烈，所以服汤后不需啜热粥，只需温覆，使其微汗，不可令大汗淋漓。

太阳与阳明合病，喘而胸满者，不可下，宜麻黄汤。(36)

【解读】

太阳与阳明合病，两类病证的存在，应有太阳恶寒发热、无汗与阳明不大便等，但此处不见腹满，而见喘而胸满，说明此不大便尚未形成里实，不可早用攻下法。肺与大肠相表里，其不大便是由于外邪束表，肺气失宣，影响大肠腑气的通降所导致。

本条突出"喘而胸满"而非"腹满"，说明病证以表寒外束、肺气失宣为主，偏重太阳，所以用麻黄汤发汗解表，宣肺平喘。待表解喘平，肺气顺畅，腑气得以通降，大便自然可下。

太阳病，十日以去，脉浮细而嗜卧者，外已解也。设胸满胁痛者，与小柴胡汤。脉但浮者，与麻黄汤。(37)

小柴胡汤方

柴胡半斤，黄芩、人参、甘草（炙）、生姜（切）各三两，大枣十二枚（擘），半夏半升（洗）。

上七味，以水一斗二升，煮取六升，去滓，再煎取三升，温服一升，日三服。

【解读】

太阳病已达10日以上，病情可能会出现不同的转归：

脉由浮紧变为浮细，细为小脉，表示表邪衰退。嗜卧，标志着已无所苦，说明邪气将退，正气未复。脉证合参，得知表邪已解，为将愈之候。

胸胁乃少阳经脉循行之部位，胸满胁痛是少阳病主症，说明邪入少阳，枢机不利，此时脉细当为弦细，宜用小柴胡汤和解少阳。

"脉但浮"，表邪仍在太阳，仍当用麻黄汤发汗。判断疾病的转归当以脉证为依据，太阳病不必拘时日，只要表证未变，其治法用方也不变，即有是证、用是药。

本条所述太阳伤寒日久的几种变化，也只是举例而言。其中有自愈者，有传入少阳者，有表邪仍不解者，这些变化也都是邪正斗争消长的客观反应。因此，在临证时观察病情，既要以脉证为依据，又要考虑到邪正斗争的变化，这样才能达到扶正祛邪之目的。另外，它也体现了辨证施治的重要性。

太阳中风，脉浮紧，发热恶寒，身疼痛，不汗出而烦躁者，大青龙汤主之。若咏微弱，汗出恶风者，不可服之。服之则厥逆，筋惕肉瞤①，此为逆也。(38)

大青龙汤方

麻黄六两（去节）、桂枝二两（去皮）、甘草二两（炙）、杏仁四十枚（去皮尖）、生姜三两（切）、大枣十枚（擘）、石膏如鸡子大（碎）。

上七味，以水九升，先煮麻黄，减二升，去上沫，内诸药，煮取三升，去渣，温服一升，取微似汗。汗出多者，温粉②粉之。一服汗者，停后服。若复服，汗多亡阳遂虚，恶风，烦燥，不得眠也。

【注解】

①筋惕肉瞤（rùn）：筋肉跳动。

②温粉：扑身止汗的外用药粉。所指不详，有待查考。

【解读】

伤寒表实证应无烦躁，今现烦躁为内有郁热所致。

本证与麻黄汤证比较，表实无汗等外证相同，但烦躁一证则为本证所独有。通过病机分析看出，烦躁与无汗有着十分密切的联系，烦躁缘于内有郁热，无汗又使郁热不得宣泄，故不汗出而烦躁为本证之辨证要点。

本证虽为外寒里热，但以表寒为主，故用大青龙汤，重在解表散寒，佐以清热除烦。

方中麻黄配桂枝、生姜发散风寒，重用麻黄加强发汗作用，石膏清热除烦，且配麻黄开阳气之郁闭，使在里的邪热向外透达；另外，麻黄也可制约石膏寒凉伤中之弊；甘草、大枣补中扶正，资助汗源。本方发汗峻猛，应中病即止，所以，虚证患者禁用此方。

目前常用本方治疗急性热病初起高热者，如上呼吸道感染、流行性感冒、急性支气管炎（风寒型）、流行性脑脊髓膜炎（风寒型）等病。

伤寒，脉浮缓，身不疼，但重，乍①有轻时，无少阴证者，大青龙汤发之。(39)

【注解】

①乍：有时。

【解读】

"脉浮紧，发热恶寒，身疼痛，不汗出而烦躁"，这固然是大青龙汤主治的典型证候，但由于其病机是外寒里热，邪气会逐渐化热，寒势减轻，所以身体不疼而是身重，脉由浮紧变为浮缓；邪气进退于表里之间，故而身重尚有减轻之时；邪气虽渐化热，但表寒闭塞未开，所以恶寒发热无汗烦躁应该仍然存在。此处的身重不疼，脉显浮缓之象，同样是风寒束表、卫闭营郁、邪郁化热的病理表现，仍可用大青龙汤治疗。

由于少阴阳虚阴盛，也可见身重，所以要在排除少阴病的情况下方可使用大青龙汤。少阴阳虚阴盛，必有恶寒踡卧、手足厥冷、脉微等症，与大青龙汤证之恶寒发热、脉浮的表现有明显的差异，临证需作鉴别。

伤寒表不解，心下有水气，干呕，发热而咳，或渴，或利，或噎，或小便不利，少腹满，或喘者，小青龙汤主之。(40)

小青龙汤方

麻黄（去节），芍药、细辛、干姜、甘草（炙）、桂枝（去皮）各三两，五味子半升，半夏半升（洗）。

上八味，以水一斗，先煮麻黄，减二升，去上沫，内诸药，煮取三升，去滓，温服一升。若渴，去半夏加栝蒌根三两。若微利，去麻黄加荛花，如一鸡子，熬令赤色。若噎者，去麻黄加附子一枚炮。若小便不利，少腹满者，去麻黄加茯苓四两。若喘，去麻黄加杏仁半升，去皮尖。且莞花不治利，麻黄主喘，今此语反之，疑非仲景意。

臣亿等谨按：小青龙汤大要治水。又按《本草》，莞花下十二水，若水去，利则止也。又按《千金》，形肿者，应内麻黄，乃内杏仁者，以麻黄发其阳故也。以此证之，岂非仲景意也。

【解读】

"伤寒表不解"是本病的病因病机，"心下有水气"是本病的病位所在和病理产物。若素体肺气不调，宿有寒痰水饮，复感风寒，内外合邪，极易加重病情，形成外寒内饮之证。

发热，为表不解；咳嗽干呕，示心下有水饮。咳喘是本证的重点，为水饮射肺，肺气失宣；干呕，为水饮犯胃，胃气上逆。另外，水饮内停，正津不布则口渴；水气下趋大肠则下利；水气上逆则噎阻；肺气失于肃降，膀胱失于气化，则小便不利而小腹满。

本证病位重点在于肌表与肺胃，病机重点在于外寒与内饮，病症重点在于发热与咳喘。以上各种症状的产生，皆由表寒外束、水饮内停所致，因水气动荡不居，或聚或散，故出现一系列或然证。故用小青龙汤解表化饮，表里两治。

小青龙汤由麻黄汤去杏仁加芍药、细辛、干姜、五味子、半夏而成。麻黄发汗解表，宣肺止咳平喘，并有利水之功；配桂枝通达卫阳，增强宣散寒邪的作用；芍药活血利水；干姜、细辛、半夏温散寒饮，半夏还能和胃止呕；五味子敛肺止咳平喘；甘草甘温守中，调和诸药。共奏外散表寒、内消水饮之功，为表里两治之方。但本方重点在于温散寒饮，止咳平喘，对寒饮内停所致之咳喘证，不论有无表邪，均能使用。

对于本方的加减法，疑点较多，后世颇有争议。一般可有如下理解：渴为津液不足，故去温燥之半夏，加天花粉生津止渴；下利加莞花，逐水止利；噎加附子温阳散寒；小便不利，少腹满，加茯苓渗湿利水；喘者加杏仁以降气平喘。这些或然证的产生，主要是由于水饮所致，故都去辛散之麻黄，以免耗伤肺气。

小青龙汤与大青龙汤均由麻黄汤加减衍化而来，都是表里两解之方，但小青龙汤重在温散寒饮，以治疗咳喘；而大青龙汤以发汗为主，发汗散寒兼清郁热而除烦。

伤寒，心下有水气，咳而微喘，发热不渴。服汤已，渴者，此寒去欲解也。小青龙汤主之。(41)

【解读】

本条与上条都是伤寒表不解，心下有水气，上条有"或渴"，本条讲"发热不渴"，说明"不渴"是外寒内饮的正局，正是小青龙汤的适应证，而"或渴"仅是变局。本条服药后"渴者"，是发汗之后，温化之余，上焦津液一时不能敷布之故，所以是寒饮得化的佳兆。此虽口渴但不甚，待气机恢复，水津四布，则口渴自除，故曰"此寒去欲解"也。

本条属于倒装文法，"小青龙汤主之"应接在"发热不渴"之后，再次叙述外寒内饮的证治。"伤寒，心下有水气"与上条"伤寒表不解，心下有水气"之意同。咳而微喘，发热不渴，是小青龙汤的对适应证。

太阳病，外证①未解，脉浮弱者，当以汗解，宜桂枝汤。(42)

桂枝汤方

桂枝（去皮），芍药、生姜（切）各三两，甘草二两（炙），大枣十二枚（擘）。

上五味，以水七升，去滓，温服一升，须臾啜热稀粥一升，助药力，取微汗。

【注解】

①外证：表现于外的证候。此处指的是太阳病恶寒、发热、头痛、脉浮之表证。

【解读】

太阳病，发热、恶寒、头痛等表证依然仍在，治当发汗解表。但发汗有麻黄汤与桂枝汤之异，用何方为妥？关键在于证候之不同。

"脉浮弱"揭示了辨证要点，浮主病邪在表，弱乃正气不足。虽是表证，但不耐麻黄汤峻汗，只宜桂枝汤解肌祛风，调和营卫。从"宜桂枝汤"而不言"桂枝汤主之"来看，也是斟酌选择之意。权衡利弊得失，还是以桂枝汤为妥。

太阳病，下之微喘者，表未解故也，桂枝加厚朴杏子汤主之。(43)

桂枝加厚朴杏子汤

桂枝三两（去皮）、甘草二两（炙）、生姜三两（切）、芍药三两、大枣十二枚（擘）、厚朴二两（炙，去皮）、杏仁五十枚（去皮尖）。

上七味，以水七升，微火煮取三升，去滓，温服一升，覆取微似汗。

【解读】

太阳病，治当发汗解表。误用攻下治疗后，表邪未得解除。在表之邪，影响肺气的肃降，出现轻度的气喘，治以桂枝加厚朴杏子汤解肌祛风，兼降气平喘。

桂枝加厚朴杏子汤即桂枝汤加厚朴、杏子。本条与18条产生气喘的原因不同，此为太阳病误下引起，彼为新感引动宿疾导致。但两者的基本病机一致，所以治疗用药相同。

太阳病，外证未解，不可下也，下之为逆。欲解外者，宜桂枝汤。(44)

【解读】

太阳病，当表证没有解除的时候，不可过早使用攻下的方法。如果误用攻下，则易使外邪内陷，而发生多种变证。要想解除表证，宜用桂枝汤。

单纯的太阳表证，一般不可能使用下法。以理推之，此处除恶寒发热等表证外，当有"不大便"等里证的存在。表证治用汗法，里实证治以攻下。如果既有表证、又有里实的情况下，治疗当先解除表证，待表解后，里实证仍在，方可攻下。

这里重点是强调表里同病的治疗，应遵循先表后里的治疗原则。用桂枝汤解表，只是举例而言。至于本证，既然用桂枝汤治疗，自然是中风表虚。

太阳病，先发汗不解，而复下之，脉浮者不愈。浮者在外，而反下之，故令不愈。今脉浮，故在外，当须解外则愈，宜桂枝汤。(45)

【解读】

太阳病，先用发汗法，表邪不解，多为汗不得法所致。太阳表证，使用辛温发汗为正治之法，药后病证不解，或只是局部汗出，或汗出过多过少，或汗出时间过短。表证不解，发汗解表仍然是治疗的唯一途径，切不可因一汗不解，就改用攻下。攻下属于误治，多易造成外邪内陷，引起变证。

但此处脉象仍浮，表证未有变化。脉浮为邪在表，而反用下法治疗，自然不能治愈。现在脉浮，说明病仍在表，还应当用解表的方法治疗，宜用桂枝汤。脉浮是辨证要点，显示病邪尚未内陷，正气仍然能够与邪气抗争。

太阳病，脉浮紧，无汗发热，身疼痛，八九日不解，表证仍在，此当发其汗。服药已微除，其人发烦，目暝①，剧者必衄，衄乃解。所以然者，阳气重②故也。麻黄汤主之。(46)

【注解】

①目暝（míng）：眼睛闭合，不欲睁开。

②阳气重：指外邪束表，卫阳受其郁遏较重。

【解读】

太阳伤寒至八九日，若脉浮紧、无汗、发热、身疼痛等表证依然存在，仍当用麻黄汤发汗解表。治疗时不必拘泥日数，有是证则用是方。

服药后，轻者即能一汗而解。但在出汗之时，内郁之阳气振发，正气将伸未伸之际，有发烦、闭目不欲见物之感。待汗出邪解后，可自然消失。

阳郁较重者，服麻黄汤虽能去外闭之寒，而内郁之热则有可能随之升腾，可致衄血。衄血后，邪热随之外泄，病情即可得缓解。"所以然者，阳气重故也"，是说明机制，言衄血是表闭时久，阳热内郁过甚所致。

本条为倒装文法，"麻黄汤主之"应接在"此当发其汗"之后。

太阳病，脉浮紧，发热，身无汗，自衄者愈。(47)

【解读】

脉浮紧，发热，身无汗，是太阳伤寒表实证。服麻黄汤后，可汗解，也可衄解。但有些病人，还可自衄作解，不药而愈。其机制在于：太阳伤寒失于汗解，邪无出路，阳气不得宣泄，郁于经络，日久化热，伤于鼻中血络而成。此种鼻衄，是病理发展的后果。但由于血汗同源，衄后邪随衄出，热从衄泄，故也可以作为一个邪解得愈的机转。伤寒邪随衄解，每见于青壮年阳气有余之人，老弱病人则少见。

二阳并病^①，太阳初得病时，发其汗，汗先出不彻，因转属阳明，续自微汗出，不恶寒。若太阳病证不罢者，不可下，下之为逆，如此可小发汗。设面色缘缘^②正赤者，阳气怫郁在表，当解之熏之。若发汗不彻，不足言，阳气怫郁不得越，当汗不汗，其人躁烦，不知痛处，乍在腹中，乍在四肢，按之不可得，其人短气，但坐^③以汗出不彻故也，更发汗则愈。何以知汗出不彻，以脉涩故知也。（48）

【注解】

①并病：一经证候未罢，又出现另一经证候。

②缘缘：持续不断。

③坐：责，因由。

【解读】

本条可分为三个层次讨论：

太阳病本当发汗，但用药不当，或病重药轻，或服药不得法，以致汗出不透，邪气化热内传，转属阳明病。阳明热盛，逼迫津液外泄而见汗出；表邪已尽，则不再恶寒。

如果太阳病证没有解除，又出现阳明病的，就成为太阳与阳明并病。太阳表证未罢，又并发阳明里实证，治应先解其表，后攻其里。太阳表证没有解除，不可用攻下之法，但阳明证已见，只可用小发汗法。过汗伤津，易助阳明燥热。如果先用攻下法，就会使表邪内陷，是错误的治疗。太阳表证未解的标志是面色缘缘正赤，乃阳气怫郁于表所致，可用熏法取汗，以达到解表之目的。

太阳病发汗，因汗出过少，使外邪不得宣泄，阳气因而怫郁在表。表闭阳郁，病人心烦躁动。"不知痛处，乍在腹中，乍在四肢，按之不可得"是形容烦躁时全身不适，无可奈何之状。由于阳郁不伸，肺气不利，所以病人短气。这些病证均因当汗不汗或汗出不彻所致，所以治疗当再发其汗。脉涩反映邪气凝滞与营卫郁遏的病机，是汗出不彻的佐证。

脉浮数者，法当汗出而愈。若下之，身重心悸者，不可发汗，当自汗出乃解。所以然者，尺中脉微，此里虚，须表里实，津液自和，便自汗出愈。（49）

【解读】

脉浮数者,为邪在表,当用汗法治疗,即可痊愈。误用攻下,则损伤正气,阳气亏虚,心无所主,而心慌跳动不安。气虚不能充实四肢,加之表邪未解,内外困顿,故身重。阳气不足,所以尺中脉微。此时虽表证仍在,也不可强发其汗,而应当用和表实里之法,使表里之气恢复而充实,津液调和,病人自然能汗出而愈。

对于本条"须表里实,津液自和"一句,后世有医家解释为不需服药,静待人体正气自复,如尤在泾云:"尺中脉微,为里虚不足,若更发汗,则并虚其表,里无护卫,而散亡随之矣。故必候其表里气复,津液通和,而后汗出而愈,岂可以药强迫之哉!"(《伤寒贯珠集》)但从原文来看,病已"尺中脉微",说明里虚较甚,正气难于自复,表邪亦不能自解,若非要等待自复,则有可能延误治疗时机。如及时补虚扶正,调和营卫,则有利于疾病早日康复。桂枝新加汤和小建中汤可供选择。

脉浮紧者,法当身疼痛,宜以汗解之。假令尺中迟者,不可发汗。何以知然?以荣气不足,血少故也。(50)

【解读】

太阳伤寒表实证,脉浮紧,身疼痛,应当用麻黄汤发汗解表。"脉浮紧"应是寸关尺三部的脉象均浮紧,才是真正的太阳伤寒表实证。若尺脉迟缓,则属内有正虚,"何以知然?以营气不足,血少故也",张仲景的这一自注就是最好的说明。麻黄汤必须在气血充盈的情况下使用,才能得汗而解。

在气虚血少时强发其汗,不仅不能得汗,反而损伤正气,造成不良后果。因麻黄汤毕竟为峻汗之剂,当用于表实而里不虚者。虚人用之,每易损阳伤阴,致生他变。

脉浮者,病在表,可发汗,宜麻黄汤。(51)

【解读】

本条是以脉代证的表述法。脉浮而紧,兼见发热、恶风寒、头身痛、无汗,属于伤寒表实证者,可以使用麻黄汤辛温发汗。"可""宜"有斟酌选择之意。

脉浮者未必都是病在表，病在表也不一定都用麻黄汤发汗。本条文简意深，已含有症状、辨证、立法、处方等内容，需要脉证合参，全面分析，斟酌选择。

脉浮而数者，可发汗，宜麻黄汤。(52)

【解读】

脉浮而数者，常见于表热证候，但却未必都是表热证候。如果脉虽浮数，却见"未发热，必恶寒，体痛，呕逆"者，则仍属于太阳伤寒表实证，仍然可以用麻黄汤发汗解表。

麻黄汤证的脉象不一定都是阴阳俱紧，因人之体质有差异、感邪之轻重有区别，有时也可见浮数。这是正邪交争的一种反映，不可就此认定为表热或里热。麻黄汤证典型脉象为浮紧脉，但也可见浮数的脉象。由于脉证不甚典型，故不曰"麻黄汤主之"，而曰"宜麻黄汤"，言外之意，可根据病情，斟酌选择，甚或适当加减化裁。

证之临床，一些严重的风寒感冒病人，常有恶寒、发热，脉象也比正常人略快一些，但证候却依然是太阳伤寒表实证，仍然可以用麻黄汤治疗。因此，本条须与前面第1条、第3条、第35条原文的内容相参合，以利于作出正确判断。

病常自汗出者，此为荣气和。荣气和者，外不谐，以卫气不共荣气谐和故尔。以荣行脉中，卫行脉外，复发其汗，荣卫和则愈。宜桂枝汤。(53)

【解读】

自汗出的原因，为营气和，但卫气却不与之协调。因为在正常情况下，营行脉中，为卫之守；卫行脉外，为营之使，二者一内一外，一阴一阳，相互协调，相互为用，营卫和合，阴阳平衡，故为不病；若营卫失和，则发生病变。经常有自汗出的人，是其营气虽和，但卫气却不与之协调，是营卫相离而出现了异常变化。卫气不能固护营阴，营阴失去屏障，不能内守，故而经常有自汗出。给予桂枝汤发汗解肌，调和营卫，使营卫调和，则汗出自止。

桂枝汤与玉屏风散均能治疗自汗出，但两者的病理机制不同。前者因卫气受病，腠理开合失司所致；后者是单纯的卫阳气虚而腠理不固。

病人脏无他病，时发热，自汗出而不愈者，此卫气不和也。先其时发汗则愈，宜桂枝汤。(54)

【解读】

病人脏腑虽然没有什么明显的病变，但有时发热、自汗出，而不能自愈，究其原因，是卫阳浮盛而发热，营阴不能内守而自汗出。在其发热、汗出之前，给予桂枝汤发汗解肌，调和营卫，使营卫调和，则发热、汗出自止。

所谓"先其时发汗"，是指在发热汗出之前的间歇时间，也就是尚未发热汗出的时候给药，因此时人体营卫阴阳较平衡稳定而易于调节。若正当发热汗出之时给药，则难以调整营卫之偏，甚至还有可能因汗出过多而伤害正气。

伤寒，脉浮紧，不发汗，因致衄者，麻黄汤主之。(55)

【解读】

太阳伤寒表实证，应见有第1条和第3条的证候，这里特别强调了"脉浮紧，不发汗"，既揭示风寒郁遏、腠理闭塞严重，又提示未能及时治疗，当汗失汗，以致表闭更甚，邪气无从外泄，阳郁不能伸宣，上攻于阳络而为鼻衄。若衄后脉静身和，邪随衄解，则无须再用药物治疗；但本条却是衄血不畅、恶寒、头痛、不汗出、脉浮紧等太阳伤寒表实证依然严重，虽有少量衄血，但表邪未解，仍需要以麻黄汤开表发汗、宣散外邪。

本条的病机与第47条基本相同，前者为邪随衄解，而本条为衄后表邪未解，故仍需麻黄汤发汗。衄后病邪能否外解，这取决于体质强弱和邪气轻重等多种因素，不可执一而论，仍需"观其脉证，知犯何逆，随证治之"。

太阳病衄后不解治用麻黄汤，必须是太阳伤寒表实证仍在，且衄血量不多，病人体质壮盛，无内热之象，方可使用。若体虚、内热、易出血者，则绝不可孟浪冒进，以免伤及正气。

本条应与第46条、第47条合参。此3条均为伤寒表实证的衄血，但病因、病机、转归有所不同。第46条是已服麻黄汤，郁阳得药力之助，正邪相争激烈，伤及血络致衄，邪随衄解。第47条是未经服药，郁阳欲伸，伤及血络致衄，邪随衄解，病即自愈。本条亦是失于发汗而致衄，但衄血之后表证未解，故仍用麻黄汤发汗解表。不难看出，对于伤寒表实证的衄血，不能一概而论，有药后作衄，有不药而衄，有衄后邪解，有衄后表证仍在。是否治疗，应根据当时的具体情况决定。

伤寒，不大便六七日，头痛有热者，与承气汤。其小便清者，知不在里，仍在表也，当须发汗。若头痛者，必衄。宜桂枝汤。(56)

【解读】

伤寒，不大便六七日，头痛有热，既有可能属于太阳表证，亦有可能属于阳明里证，必须观察全身症状，综合分析。

若里热结实，腑气不通，胃气不降，浊热上攻，可有头痛、发热表现，并同时见有尿短色黄等里热征象。此从"其小便清者，知不在里，仍在表也"一句可以反推而知，对于本证的治疗，应当用承气汤攻其里热、泄热通腑。腑气通，浊气降；里热去，头痛即愈。肺与大肠相表里，若表邪郁闭于皮毛，肺气因之不能肃降，则大肠之气不能通畅，大便亦不能排下。邪气在表，头痛有热乃为常见症状。既然里无热结，小便必然清长。本证的主要矛盾是病邪在表，治当解表发汗，可以选用桂枝汤。"宜桂枝汤"四字应接在"当须发汗"之后，此处属于倒装文法。

服用桂枝汤之后，有可能出现头痛、鼻衄的反应，这是在桂枝汤中辛温药物的促进下，郁遏之阳气得以伸张，勃发于外，宣通于上，逐邪出表；同时也有可能因之导致阳络的轻度损伤，因此出现短暂的头痛，甚或有少量的衄血。

"其小便清者，知不在里，仍在表也"，是本条审度病机出入、辨别表里内外、施用汗下治法的关键。小便清白，不可能是里热证，肯定还是表证之头痛，因表气不和，也常常会引起里气不通，甚至是不大便六七日。再者，临床上，外感表证与习惯性便秘同时并见，也是常有的情况，未必都是阳明里实，故仍然使用桂枝汤解表。

反推之，小便黄赤，则属于里热，再加上不大便六七日，是为阳明腑实热结，因热气内郁，燥热上冲，则现头痛；发热也属于里热壅盛，治当泄热通便，故与承气汤。读《伤寒论》，确实需要举一反三，触类旁通。

伤寒，发汗已解，半日许，复烦，脉浮数者，可更发汗，宜桂枝汤。(57)

【解读】

太阳伤寒表证,经发汗后,表邪已解,半天左右,病人又出现烦闷不适,脉象浮数。辨证的重点是现症烦和脉数,分析原因:有可能是余邪未尽,移时复发,也可能病证新瘥,重感外邪,正邪交争,邪郁不解,发生烦闷。病还在表,仍然可以使用桂枝汤解表。

审度本证,烦闷之时,必并见发热、恶寒、头痛、脉浮诸证,方可使用桂枝汤解表。

烦与脉数并见,似属外邪化热入里。但细审病史,原证发汗邪解,并非误治;辨现症,病人虽脉数而仍浮,全身当无里热见证,是知证不在里,而仍在表,虽见烦闷,却非里热。

证之临床,一些风寒感冒的病人,常有恶寒、发热、烦闷不适等症状,脉象也比正常人略快一些,但证候却依然是太阳表证,仍然可以使用解表法治疗。脉浮数未必都是里热。

本证属于发汗后,太阳伤寒证已解,半天左右复现轻微表证,虽须再发汗。但因已发过汗,津气已经受到影响,肌腠疏松,阴液未济,再次用药就宜缓不宜峻,还是以桂枝汤解肌祛风、调和营卫、益阴和阳为妥。

凡病,若发汗,若吐,若下,若亡血^①,亡津液,阴阳自和者,必自愈。(58)

【注解】

①亡血:损伤阴血。

【解读】

无论什么疾病,如果采用发汗,或用涌吐,或用泻下的方法治疗,而致阴血损伤、津液亏耗者,如果阴阳之气能够渐趋调和的,就可自然痊愈。

汗、吐、下均为祛邪大法,本为有余之病而设,但如果使用不当,或用之太过,则损伤人体的气、血、津、液。示人治病应当药证相符,使用得当。如果邪去正衰,则不一定再用药物治疗,可以通过静养休息的方法,发挥人体自身的调节功能,使人体阴阳达到新的平衡,其病即可自愈。阴阳的相对平衡是人体健康的重要保证,借助药物或其他治疗,其目的也无非是调和阴阳,所以重视人体的

"阴阳自和"，有十分重要的意义。

大下之后，复发汗，小便不利者，亡津液故也。勿治之，得小便利，必自愈。(59)

【解读】

大下之后，又用发汗，以至小便不利，是损伤了津液的缘故。不可用利小便的方法治疗，等其津液自复，小便就可通利，病即自然而愈。

本条小便不利是因汗下之后津液损伤引起，是尿源不足，而非其他排尿机制障碍所致，患者体内津液恢复，小便自然通利。若不加辨证，误用渗利方药，则津液愈伤，小便更加短少。在病邪已去、津液损伤而小便不利的情况下，机体确有通过自身调节恢复津液的可能，适当饮用热水或米粥等，会有利于阴液的恢复。

下之后，复发汗，必振寒①，脉微细。所以然者，以内外俱虚故也。(60)

【注解】

①振寒：即振栗恶寒。

【解读】

攻下之后，已经损伤了机体的阳气和阴液，复用发汗，以攻其表，必然导致阳气阴液更伤，内外俱虚。由于全身阳虚，肌表失于温煦，故振栗而恶寒；由于阳虚已虚，无力鼓动血脉运行，阴也不足，脉道不能充盈，故脉微细。

本条未出治法方药，综合分析，虽是先下后汗，阴阳俱伤，但从振寒脉微等脉证表现分析，显然阳虚更甚。

本条未出具体治法方药，尤在泾认为：当用甘温之剂，和之、养之。此说可供参考。治疗上应以扶阳为主，兼顾津液，轻者可用桂枝加附子汤，重者可用茯苓四逆汤。

下之后，复发汗，昼日烦躁不得眠，夜而安静，不呕，不渴，无表证，脉沉微，身无大热者，干姜附子汤主之。(61)

干姜附子汤方

干姜二两、附子一枚（生用，去皮，切八片）。

上二味，以水三升，煮取一升，去滓，顿服^①。

【注解】

①顿服：指1剂药1次服完。

【解读】

攻下之后，已经损伤了机体的阳气和阴液，复用发汗，以攻其表，必然导致阳气阴液更伤，内外俱虚，已详于前条。其人昼日烦躁不得眠，是外有寒邪还是内有郁热？皆非也！张仲景在此明确指出：病人不呕、不渴、无表证。不呕是没有少阳证，不渴是没有阳明证，无表证是没有太阳证。三阳均被排除在外，剩下的就只能是阴证了。白天自然界阳气偏盛，天人相应，人体阳气尚能与阴寒相争，故其人"昼日烦躁不得眠"。夜间自然界阴气偏盛，天人相应，人体阳气虚衰，无力与阴寒相争，故其人"夜而安静"，实际是萎靡不振，即"少阴之为病，脉微细，但欲寐也"。"身无大热"，是其人有热，但却不是阳明大热，也非太阳、少阳之热，而是阳气虚衰，阴寒内盛，虚阳已无所依附，开始脱离命门，逐渐向上向外浮越，出现里真寒、外假热的证候。这种轻微发热，是虚阳浮越于外的征象，生死已命悬于一线之间，是垂危虚脱之败象。

正因为还有身热，表明阳气尚未尽脱，仍有可救之机。在此危殆将至时刻，张仲景急忙以辛热纯阳的干姜和生附子，小剂直入，力图挽救其将脱之阳气，而无暇它顾矣。

发汗后，身疼痛，脉沉迟者，桂枝加芍药生姜各一两人参三两新加汤主之。(62)

桂枝加芍药生姜各一两人参三两新加汤方

桂枝三两（去皮）、芍药四两、甘草二两（炙）、人参三两、大枣十二枚（擘）、生姜四两。

上六味，以水一斗二升，煮取三升，去滓，温服一升。本云：桂枝汤，今加芍药、生姜、人参。

【解读】

身疼痛是太阳病较为常见的证状，一般经用发汗的方法治疗后，邪气随汗外解则身痛应该减轻或消除。今身痛见于发汗以后，并见脉沉迟，可知这已不是表证的身痛，而是回力发汗太过，损伤营气，经脉失于濡养的缘故。脉象沉迟为里虚不足营气亏损，不能充盈脉道，血行无力所致。可见鉴别身痛究为表证或虚证在于发汗后身痛减与不减、脉象的浮与沉上着眼分析。故"发汗后"三字实为病变产生的根由，也是本条辩证分析的要点。

本方以桂枝汤原方为主，意在调和营卫；但因汗而营血耗损，故加重芍药用量，以和营血；加重生姜用量，以宣通阳气；加人参益气养营而补汗后之虚。本方之使用，不论有无表证；但见身疼痛，脉沉迟，而属营气不足者，均可用之。目前常用于治疗产妇外感发汗过多，半身麻痹不仁，手足拘急者；产妇遍身肌肉关节疼痛，头晕，失眠者；产后气阴两伤，感受外邪而致发热者。

发汗后，不可更行①桂枝汤。汗出而喘，无大热者，可与麻黄杏仁甘草石膏汤。(63)

麻黄杏仁甘草石膏汤

麻黄四两（去节）、杏仁五十枚（去皮尖）、甘草二两（炙）、石膏半斤（碎，绵裹）。

上四味，以水七升，煮麻黄减二升，去上沫，内诸药，煮取二升，去滓，温服一升。本云：黄耳杯②。

【注解】

①更行：再用。行，施也，用也。

②黄耳杯：黄色鼎耳之饮食器皿。杯，《千金翼》卷十作"杯"，第162条原方后亦作"杯"。耳杯，为古代饮器，亦称羽觞，椭圆形，多为铜制，故名。实容一升。

【解读】

本条的句法当读作：发汗后，汗出而喘，无大热者，不可更行桂枝汤，可与麻黄杏仁甘草膏汤。绝对不能误解为在发汗后就不能再用桂枝汤。因为"汗出而喘，无大热"是由于汗后表邪未尽、余热迫肺的缘故。在这种情况下不是桂枝汤所能奏效，故改用麻杏甘石汤。

本证发汗致喘，与桂枝加厚朴杏子汤不同。本证因发汗后邪气内传，热盛迫肺作喘，必伴汗出、脉数、舌红、苔黄等里热之证；后者为新感引动宿疾，肺寒气逆作喘，且伴有发热、恶风、汗出、脉浮等太阳中风表证。本证若误服桂枝加厚朴杏子汤，是以热助热，必转危证。

方中麻黄与石膏配伍，清宣肺中郁热，且石膏用量倍于麻黄，以监制麻黄辛温之性而为辛凉之用。故本证虽汗出而不忌麻黄，虽无大热而不忌石膏；杏仁宣肺降气，协同麻黄以平喘，甘草和中调和诸药，四味合用共奏清热、宣肺、平喘之功。

本方加地龙、夜交藤、葶苈子、半夏，治老年性慢性支气管炎；加连翘、银花、桔梗、贝母、桑白皮、黄芩、紫苏子，治疗支气管肺炎；加芦根、桔梗、贝母、桑白皮、黄芩、蝉蜕、浮萍，治小儿麻疹并发肺炎；加百部、饴糖、大枣、葶苈子，治百日咳。

有汗用麻黄、无大热用石膏似乎药证不符，要知用麻黄发汗，必合桂枝，其效始著；不合桂枝则但治咳喘水气。用石膏清热，必合知母，其力方伟，不合知母则但治烦渴；且方中石膏倍于麻黄，可监制麻黄的辛温之性。

发汗过多，其人叉手自冒心①，心下悸②欲得按者，桂枝甘草汤主之。（64）

桂枝甘草汤方

桂枝四两（去皮）、甘草二两（炙）。

上二味，以水三升，煮取一升，去滓，顿服。

【注解】

①叉手自冒心：病人双手交叉覆盖于自已的心胸部位。叉手，即两手交叉。冒，覆盖之意。

②心下悸：指心胸部位悸动不安。

【解读】

汗为心之液，由阳气蒸化津液而成，发汗过多，则阳气外泄。心脏失去阳气的温煦，则虚无所主，故心中悸动不安。里虚欲求外护，故其人叉手自冒心，以安心悸，是外有所护，则内有所恃。若据临床观察，此类患者亦可见胸满、气短、心前区憋闷不适等证。

本证的病机为心阳虚，治用桂枝甘草汤。方中桂枝辛甘，温通经脉，入心助阳，故能温补心阳；甘草甘温，补心以益血脉。二药相合，辛甘化阳，阳生阴长，化而奉心，心阳得复，心悸自愈。

发汗后，其人脐下悸①者，欲作奔豚②，茯苓桂枝甘草大枣汤主之。(65)

茯苓桂枝甘草大枣汤方

茯苓半斤、桂枝四两（去皮）、甘草二两（炙）、大枣十五枚（擘）。

上四味，以甘澜水③一斗，先煮茯苓，减二升，内诸药，煮取三升，去滓，温服一升，日三服。作甘澜水法：取水二升，置大盆内，以杓扬之，水上有珠子五六千颗相逐，取用之。

【注解】

①脐下悸：脐下有跳动感。

②奔豚（tún）：形容气上冲如小猪之奔突。豚，小猪，也泛指猪。

③甘澜水：用杓扬过数遍之水，又名劳水。

【解读】

过汗伤阳，心阳虚不能制摄于上，下焦寒水之气有上冲之势，其主症为脐下悸动，治宜温养心阳，化气行水，治用茯苓桂枝甘草大枣汤。

重用茯苓半斤，先煮，取其量大直达下焦以行水。用桂枝甘草汤辛甘发散为阳，以充实上焦阳气。再用大枣配桂枝甘草，以充实上中焦营气。上中焦营卫充实，心脾阳气恢复，则能下达以温肾水。肾水得阳气之温，则阴邪平而悸动止。以甘澜水煎，取其不助水邪。本方还有培土制水之功，土强自可制水，阳健则能御邪，欲作奔豚之病当可自消。

发汗后，腹胀满者，厚朴生姜半夏甘草人参汤主之。(66)

厚朴生姜半夏甘草人参汤方

厚朴半斤（炙）、生姜半斤（去皮，切）、半夏半升（洗）、甘草二两、人参一两。

上五味，以水一斗，煮取三升，去滓，温服一升，日三服。

【解读】

脾气素虚，一经发汗，则致阳气外泄，脾虚更显，运行失职，湿邪内阻，气滞于中，故腹满。治宜健脾除湿，宽中消满，用厚朴生姜半夏甘草人参汤。

方中厚朴苦温善消腹胀，生姜辛开理气，半夏开结燥湿，人参、甘草健脾培土以助运化。全方补而不腻，消而无伤，为消补兼施之剂。原方用药比例，朴、姜、夏之量大于参、草，为消大于补，又含治标宜急、治本宜缓之义。

腹胀满一症有虚实寒热之异，可因失治或误治而产生。其实者，多见于阳明腑实证，为燥实内结证，其腹满特征为腹满持续不减，按之不濡，多伴有大便燥结、腹痛、苔厚脉实等特征，宜用承气辈泄热通腑。其虚者，多见于太阴寒湿证，其腹满特征为腹满时减，喜温喜按，按之濡软，多伴有下利、口淡不渴、苔白舌淡等症象，宜用四逆辈温中散寒。本条所论病证以腹胀满一症最为主要，他症不甚突出，其腹满特征为腹满时减，减而不显，少时复作，喜温而不喜按，在病机上以脾虚失运为本，湿阻气滞为标，虚实挟杂。治宜攻补兼施，用厚朴生姜半夏甘草人参汤。

伤寒，若吐若下后，心下逆满①，气上冲胸②，起则头眩③，脉沉紧。发汗则动经，身为振振摇者。茯苓桂枝白术甘草汤主之。（67）

茯苓桂枝白术甘草汤方

茯苓四两，桂枝三两（去皮），白术、甘草各二两（炙）。

上四味，以水六升，煮取三升，去滓，分温三服。

【注解】

①心下逆满：指胃脘部因气上逆而感觉胀满。

②气上冲胸：即上逆之气有向胸膈顶冲的感觉。

③起则头眩：指起坐站立变换体位就头晕目眩，或本有头晕目眩在起坐站立时加重。

【解读】

病在太阳当汗，反用吐下，会损伤脾胃之阳。中阳受损，水津不化，饮停中焦，气机逆乱，症见心下胀满，时觉有气向胸胁冲撞。头为诸阳之会、精明之府，水饮阻滞于中，浊阴上逆，起坐站立更助冲逆之势，清阳更难达于头部，故尤觉头晕目眩。脉沉紧说明病在里而不在表，是寒饮停于内的征兆。由此可见，水饮既是一种病理性产物，又是一种致病因素。

由于脾阳不振、水饮停蓄是本证的关键，故治当温阳健脾，化饮利水，方用苓桂术甘汤。本方仍是桂枝甘草汤加味，用桂枝甘草辛甘化阳，充实胸中阳气；水气逆乱，用茯苓健脾利水；白术健脾化湿，与桂枝同用，即是"病痰饮者，当以温药和之"。

由于本病是中阳虚弱，故不能使用发汗的方法治法，否则汗多伤阳，经脉失于温煦，肢体就会出现震颤动摇，甚则不能自主。此与第15条"太阳病，下之后，其气上冲者，可与桂枝汤"的病机不同，彼属表证未解，下焦寒水之气上泛；而此则为中阳虚衰，水饮内停。二者不可混同。

本条是倒装文法，"茯苓桂枝白术甘草汤主之"应接在"脉沉紧"句下，其义方通。

饮邪为病，多基于阳气亏虚。阳虚寒凝，则水饮不化。故治疗饮病，首先温阳祛寒。饮邪为病，与脾失健运有关。湿邪不化，水无以制，聚而成饮，所以治疗饮病，还应健脾助运。水饮内停，常存在气化不利，而寒邪凝滞又加重气化不利，因而治疗寒饮内停必须温阳化气。水饮得化后还应有所出路，治疗上当淡渗利水，以畅其道。苓桂术甘汤具备了上述温、运、化、利的功效，所以苓桂术甘汤是治疗寒饮内停的代表方。

发汗，病不解，反恶寒者，虚故也，芍药甘草附子汤主之。(68)

芍药甘草附子汤

芍药、甘草（炙）各三两，附子一枚（炮，去皮，破八片）。

上三味，以水五升，煮取一升五合，去滓，分温三服。疑非仲景方。

【解读】

联系上条内容，可知患者同属于正虚之体。文中虽未言起于何病，但从治以汗法来看，可能原是太阳表证。既为表证，当有恶寒之证，然汗后表解，恶寒应罢；今汗后恶寒反而加重，且不见发热，可知恶寒并非表不解，而是表证虽解，但正虚更甚。"反恶寒者，虚故也"一语，就是对正虚病机变化的概括。本条述证简单，以方测证，可知这里的"虚"是指汗后伤阴伤阳，导致阴阳两虚。阳虚不能温煦肌表，故恶寒反剧；阴虚不足以濡润筋脉，可能会有肢痉挛急之变。表证已去而转为里虚，阳气衰弱则鼓动脉搏无力，阴液不足则脉道失于充盈。阴阳两虚，故脉不应浮而当见沉迟细弱之象。治以芍药甘草附子汤，扶阳益阴，而达到阴阳两顾。

本方芍药味酸微苦以滋营阴，甘草甘温和中缓急，二药相伍，是酸甘合化，以益阴养营；附子辛热扶阳实卫，与甘草同用，更有辛甘化阳之功。三药合之，共奏阴阳双补之效。

发汗，若下之，病仍不解，烦躁者，茯苓四逆汤主之。(69)

茯苓四逆汤方

茯苓四两、人参一两、附子一枚（生用，去皮，破八片）、甘草二两（炙）、干姜一两半。

上五味，以水五升，煮取三升，去滓，温服七合，日二服。

【解读】

若病家本有正虚，复感外邪，当表里兼顾，谨慎用药。如仅以太阳病论治，则汗不得法而伤阴伤阳；又误用下法，造成阴阳两伤更甚。汗下后"病仍不解"，是指病情有新的变化，非指太阳表证不解。太阳与少阴为表里，误治太阳，极易损伤少阴。

少阴为水火之脏，阴阳之根。少阴之阴阳两伤，水火失济，故见烦躁不宁。证以少阴阳虚为主，所以还应伴见恶寒、下利、厥逆、舌质淡、苔白滑、脉微细等。治当扶阳兼以救阴，用茯苓四逆汤。

本方由茯苓、人参、干姜、附子、炙甘草组成。干姜、附子回阳救逆；茯苓、人参益气生津，安精神，定魂魄，止惊悸；姜附与人参配伍，回阳之中有益阴之效，益阴之中有助阳之功；甘草益气和中，且能调和诸药。

本证与干姜附子汤证同为太阳病变证，又均见烦躁一症，所用的治疗方剂，皆由四逆汤加味或减味而成，临证时须认真区别。干姜附子汤证，为阳虚阴盛，证见昼日烦躁不得眠、夜而安静、身无大热、不呕、不渴、无表证，脉沉微，治当急救回阳，仅用干姜、附子，单捷小剂而顿服，功专救阳。茯苓四逆汤证的病机为阴阳两虚，以阳虚为主，证候是四肢厥逆烦躁、恶寒下利、脉微欲绝、舌质淡、苔白滑等，为阳虚阴损，烦躁不分昼夜，治当回阳益阴，故用四逆汤加茯苓、人参，复方大剂而分服，双救阴阳。

发汗后，恶寒者，虚故也。不恶寒，但热者，实也，当和胃气，与调胃承气汤。(70)

调胃承气汤方

芒硝半升、甘草二两（炙）、大黄四两（去皮，清酒洗）。

上三味，以水三升，煮取一升，去滓，内芒硝，更煮两沸，顿服。

【解读】

发汗本为太阳表证的正治法，但若汗不如法，可以伤阴，亦可伤阳，其变证每因体质的差异而有不同。

本条列举阳虚与阳盛之人，来说明疾病的不同转归。如阳虚之体，发汗过多，易损阳气，则病从寒化而转为虚寒证，其证见恶寒，治疗当以扶阳为主；若阳盛之体，发汗过多则易伤津化燥，热并胃腑，燥热成实，当见不恶寒，反恶热、谵语、不大便等证，可与调胃承气汤泻热和胃。临证辨别疾病的转归，辨别病性的阴阳，必须以客观脉证为依据。

不恶寒，但热者，用调胃承气汤治疗，仅是举例而言。栀子豉汤、白虎汤以及大小承气汤等都是治疗"不恶寒，但热"的方剂，临床应用，还必须辨证施治。

调胃承气汤的方药分析见后"阳明病"篇。

太阳病，发汗后，大汗出，胃中干，烦躁不得眠，欲得饮水者，少少与饮之，令胃气和则愈。若脉浮，小便不利，微热消渴①者，五苓散主之。(71)

五苓散方

猪苓十八铢（去皮）、泽泻一两六铢、白术十八铢、茯苓十八铢、桂枝半两（去皮）。

上五味，捣为散，以白饮②和服方寸匕③，日三服，多饮暖水，汗出愈。如法将息。

【注解】

①消渴：形容口渴之甚，饮不解渴。此处是症状，不是病名。

②白饮：即米汤。

③方寸匕：古代量取药末的器皿。其形如刀匕，容量为一方寸正方，量药时

以满而不溢出或滚下为度。

【解读】

本条述太阳病治当发汗，但因汗不如法，大汗出后而发生的两种情况：

一是汗后表症已除，唯因胃中津伤而干燥，以致烦躁不得眠，这不是里热伤津，只须注意调护，给予少量的汤水，使其慢慢咽下，以滋润胃燥，胃中津液恢复则胃气和，胃和则烦躁自除。切不可大量恣饮，因为胃气尚弱，恣饮则易酿成蓄水症。这是病后对口渴欲饮调护必须遵循的原则。

二是汗后而表邪未尽，仍然脉浮微热，但又见到小便不利、消渴。这主要是因恣饮的缘故，饮水太多而脾不转输，膀胱水蓄则小便不利，水津不能上布则消渴，愈饮愈渴，饮不解渴，饮入之水似乎已经内消，故称消渴。此时里有蓄水，外兼表邪，治当运脾布津，温阳化气，五苓散为应对方剂。脾之输转复，膀胱气化利，则小便利而蓄水除，津液布而口渴止，里得和而表亦随解。

本症小便不利，当然与膀胱有关，但是水气之所以蓄而不行，与脾的关系尤切。许多注家囿于绎腑之说，将蓄水症专属之膀胱腑症，并把五苓散看做太阳腑症的专方，未免以偏概全。

发汗已，脉浮数，烦渴者，五苓散主之。(72)

【解读】

此条承上条叙述发汗后，表不解，水饮内蓄之证。脉见浮数，为表邪未尽之象。烦渴乃口渴之甚，因汗后表邪随经入里，膀胱气化失职，下焦蓄水，津液不能上承所致。证属蓄水，应有小便不利等症，治宜解表利水，用五苓散。

上条言脉浮，本条言脉浮数，都揭示表证未解；上条谓消渴，本条谓烦渴，都揭示水蓄下焦，津液不能上承。两者病机基本相同，故都用五苓散利水解表，前后可以互参互证。

伤寒，汗出而渴者，五苓散主之；不渴者，茯苓甘草汤主之。(73)

茯苓甘草汤方

茯苓二两、桂枝二两（去皮）、甘草一两（炙）、生姜三两（切）。

上四味，以水四升，煮取二升，去滓，分温三服。

【解读】

伤寒汗出之后，口渴的，应当用五苓散治疗；不渴的，用茯苓甘草汤治疗。

同是伤寒汗出之后，以口渴与否为审证要点，一用五苓散治疗，一用茯苓甘草汤治疗。五苓散证是膀胱气化不利，水饮内停，水津不布，除口渴外，还有小便不利等症。茯苓甘草汤证叙述简略，结合后面的第 127 条"小便利者，以饮水多，必心下悸，小便少者，必苦里急也"以及第 356 条"伤寒厥而心下悸，宜先治水，当服茯苓甘草汤"，可以确认，茯苓甘草汤证除口渴外，应见心下悸而小便利，是伤寒发汗，汗不得法，损伤胃阳，水饮停聚于胃所致。

茯苓甘草汤由茯苓、桂枝、生姜、甘草四味药组成。方中重用生姜温胃散水，茯苓渗湿利水，桂枝温阳化气利水，甘草益气和中，合为温胃散饮、化气利水之剂。

中风发热，六七日不解而烦，有表里证，渴欲饮水，水入则吐者，名曰水逆①，五苓散主之。(74)

【注解】

①水逆：因里有蓄水，以致饮水不能受纳，饮入即吐。

【解读】

太阳中风，发热恶寒，已持续六七日，不但表证未解，反而增加心烦。邪气随经入里，扰乱气机，三焦水道不通，膀胱蓄水，经腑俱病，故有表里证。表证指太阳表证发热恶寒，里证指太阳膀胱蓄水，既有太阳表证，又有膀胱腑证。因水蓄于下，气化不利，津液不能如常输布，口中乏津，故渴欲饮水。胃失和降，所饮之水，拒不受纳，则逆而上行，故水入则吐，口渴不解，吐后再饮，再饮再吐，名曰水逆。此属蓄水重证，治疗上仍需化气行水，兼以解表，故仍用五苓散。

本条和第 71 条、第 72 条都是讨论蓄水证，虽表现不同，但内容相符、病机一致，故都用五苓散化气利水。

本证的辨证要点是"烦，有表里证，渴欲饮水，水入则吐"。

未持脉①时，病人手叉自冒心，师因教试令咳，而不咳者，此必两耳聋无闻也。所以然者，以重发汗，虚故如此。发汗后，饮水多必喘，以水灌②之亦喘。
(75)

【注解】

①持脉：即诊脉。

②灌：洗也，即以水洗浴。

【解读】

临诊见到病人手叉自冒心，是因于里虚心慌，跳动不安，患者当有心悸。实者拒按，虚者喜按，此心悸由正虚所致，因里不足而求助于外，故病人双手交叉，扣护于前胸，如此可使悸动稍有减轻，这是虚证心悸的主要特征之一。发汗过多，既可损伤心液，又能损伤心阳。心肾同为少阴，互相影响，故心虚亦可能下累及肾，引起肾阳不足。肾开窍于耳，故肾阳虚可见耳聋失聪。耳聋可通过观察病人对声音的反应以测试，如医师令病人咳嗽，病人罔闻，证明听力丧失。究其病因，心悸、耳聋皆由重发汗损伤心肾阳气所致，提示虚人不可过汗。

汗为阳气蒸化津液而成，发汗过多会导致伤阴损阳。津液受伤必然感到口渴，欲饮水自救者，应当少少与饮之，令胃气和则愈。若恣意多饮，则致水饮停聚为患，因汗后阳虚，无力行水，水饮上逆于肺，因而致喘。汗后肌腠空虚，必须善为调摄，若贸然洗浴，水寒之气易使毛窍闭塞，导致肺气不宣，因而致喘。

以上列举了汗后致喘的两种原因，说明形寒饮冷可以伤肺；并提示人们，在疾病、特别是大病的治疗过程中，注意病后调摄，是相当重要的。

发汗后，水药不得入口为逆。若更发汗，必吐下不止。发汗吐下后，虚烦①不得眠。若剧者，必反复颠倒，心中懊②，栀子豉汤主之。若少气者，栀子甘草豉汤主之。若呕者，栀子生姜豉汤主之。(76)

栀子豉汤方

栀子十四个（擘）、香豉四合（绵裹）。

上二味，以水四升，先煮栀子，得二升半，内豉，煮取一升半，去滓，分二服，温进一服。得吐者，止后服。

栀子甘草豉汤方

栀子十四个（擘）、甘草二两（炙）、香豉四合（绵裹）。

上三味，以水四升，先煮栀子、甘草，取二升半，内豉，煮取一升半，去滓，分二服，温进一服。得吐者，止后服。

栀子生姜豉汤方

栀子十四个（擘）、生姜五两、香豉四合（绵裹）。

上三味，以水四升，先煮栀子、生姜，取二升半，内豉，煮取一升半，去滓，分二服，温进一服。得吐者，止后服。

【注解】

①虚烦：因无形之热所致之烦。虚，非有形之实邪结滞，是相对概念。

②懊：指心中烦郁闷乱，莫可名状。

【解读】

发汗后，水药入口，即见呕吐，是发汗不当，使胃气受损所致。胃气虚弱，不能化饮，水药入口，停聚于胃，引动气逆，故而呕吐。胃气不降见呕，饮渍于肠则利。若再发其汗，则必胃阳更虚，水饮内停进一步加重，从而带来"吐下不止"的后果。

汗吐下后，表邪内陷，若与有形之物如宿食、痰水等相互搏结而烦者，是为实烦。但此虽因热邪内陷，却并未与有形之物相结，只是无形之热扰动胸膈，火郁而不伸作烦，故称为"虚烦"。其轻者，心烦"不得眠"；重者，"必反复颠倒，心中懊"。懊是心中特别难受，烦郁闷乱，莫可名状，足见其痛苦已非一般了。火郁当清之、发之，故用栀子豉汤清宣郁热，以除虚烦。

栀子豉汤由栀子、豆豉二药组成。栀子苦寒，可导火热下行，清泄邪热。豆豉轻清宣透，具解表宣散之功，与栀子配伍，则清中有宣，宣中有降，可除火郁虚烦之证。使用本方，需先煮栀子，后纳豆豉，才能发挥其清宣郁热的治疗作用。火热郁于胸膈，若药后热郁得伸，则有呕吐的可能，并且邪随吐解，但栀子豉汤并非"吐剂"。

若兼见病人自觉气息不足，是吐下后伤及正气，就应加入甘草以益气，即栀子甘草豉汤治之。若见呕吐，是胃气不和而上逆，当加入生姜以和胃降逆止呕，即栀子生姜豉汤治之。

发汗，若下之，而烦热胸中窒①者，栀子豉汤主之。(77)

【注解】

①窒：憋闷不适。

【解读】

发汗、攻下后可出现烦热、胸中窒的症状。烦热是指心烦而身热，或是指因热而烦，其烦较甚之意，显示火郁的程度较上条为重。胸中窒是指胸中有堵塞憋闷之感，是热邪留扰胸膈、胸肺之气运行不畅所致。本证是在上条所述心烦不得眠的基础上产生的，其证较上条为重。

但仅见窒塞，并无疼痛，说明火热之郁仅在气分而未及血分。本条虽较上条之程度为重，但其病机仍为无形热邪留扰胸膈，故仍治以栀子豉汤清宣郁热，是治病求本之法。因热郁得宣，则气机自然畅达，其证就会消失。

伤寒，五六日，大下之后，身热不去，心中结痛者，未欲解也，栀子豉汤主之。(78)

【解读】

伤寒五六日，大下之后，身热不去，是表邪入里化热，郁于胸膈，必见心烦懊等症。热邪郁于胸膈，即可能影响气机，引起胸中窒塞的症状；也可能由气及血，导致血行不畅，引起心中结痛等症状。身热不去说明邪气稽留于表。

此证由气及血，较之上条烦热胸中窒，其病更深一层。但是从病机上看，胸膈郁热仍为基本病机，故仍用栀子豉汤清宣郁热。郁热宣散则气机畅达，气机畅达则血脉流利，其痛自除。方中豆豉性味辛散，有解表之功，可解散在表的稽留之邪；栀子尚可通利血脉，正可以除心中结痛之症。

伤寒，下后，心烦腹满，卧起不安者，栀子厚朴汤主之。(79)

栀子厚朴汤方

栀子十四个（擘）、厚朴四两（炙，去皮）、枳实四枚（水浸，炙令黄）。

上三味，以水三升半，煮取一升半，去滓，分二服，温进一服。得吐者，止后服。

【解读】

伤寒下后，余热未尽，邪热留扰胸膈，故心烦；热壅气滞于腹，故腹满；胸腹气机壅滞，则卧起不安。病机为热扰胸膈，腑气壅滞，治以栀子厚朴汤，清热除烦，宽中除满。本证心烦、腹满非有形实邪阻滞，虽为胀满，但多按之濡软不痛，此与有形实邪阻滞所致的腹满硬痛而拒按不同，应作鉴别。

本方即栀子豉汤去豆豉加厚朴、枳实而成。方中栀子苦寒，清解郁热；厚朴苦温，宽中行气；枳实苦寒，破结消痞。因病变已波及脘腹，非栀子豉证局限于胸膈，故不用豆豉之宣透，而加入厚朴、枳实，以行气除满。

伤寒，医以丸药大下之，身热不去，微烦者，栀子干姜汤主之。(80)

栀子干姜汤

栀子十四个（擘）、干姜二两。

上二味，以水三升半，煮取一升半，去滓，分二服，温进一服。得吐者，止后服。

【解读】

伤寒误用丸药大下，损伤脾胃，致中焦虚寒；同时下后外邪乘机内陷，留扰胸膈，形成上焦有热与中焦有寒之证。上焦热郁则身热不去，微烦。言"微烦"者，指比上述之心烦不得眠，或心中懊憹，反复颠倒之证略轻而已。至于中焦有寒之证虽未明言，但可从大下之后，脾胃受损，方用干姜以温中散寒来认识，似可推测本证或有食少便溏、腹满腹痛等症。

本证病机，上热中寒。治当清上热、温中寒，用栀子干姜汤。方中栀子清上焦邪热以除心烦，干姜温中散寒以止下利，寒温并用，相反而相成。

脾胃虚弱、感受外邪、热扰胸膈者，亦可用本方治疗，不必拘泥是否误下。

本证与黄连汤证同具上下寒热错杂之病机，相比之下，彼以腹痛、欲呕吐为主，本证以烦热下利为主。

凡用栀子汤，病人旧微溏①者，不可与服之。(81)

【注解】

①旧微溏：平素大便略微溏薄。

【解读】

凡是使用前述（第76～80条）含有栀子的方药，都不能给予平素脾虚便溏的病人。

"旧微溏"是宿疾，脾虚易生湿，"湿胜则濡泄"。素日脾气虚、脾阳虚或脾肾阳虚之人，大便经常溏泄，即使有火邪郁于胸膈的虚烦证，也应慎用栀子诸汤。因为栀子苦寒质润，走而不守，不同于苦寒燥湿的黄连、黄芩，不但不能燥湿，反易滑泄大肠，易于伤脾肾阳气而使便溏更甚。

若非用栀子不可时，应当减少用量，或仿上条栀子干姜汤寒热并用之法，酌加温补脾肾的药物。热郁胸膈、中虚下利之用栀子干姜汤，属权宜之法。

太阳病发汗，汗出不解，其人仍发热，心下悸，头眩，身𥆧动，振振欲擗地①者，真武汤主之。(82)

真武汤方

茯苓、芍药、生姜（切）各三两，白术二两，附子一枚（炮，去皮，破八片）。

上五味，以水八升，煮取三升，去滓，温服七合，日三服。

【注解】

①振振欲擗地：身体振颤，站立不稳，欲仆于地。

【解读】

太阳病发汗后，其人仍发热，显示太阳表证未罢，但变证已经出现，如"心下悸，头眩，身𥆧动，振振欲擗地"等。产生这些变证的病机是过汗伤阳而致肾虚水泛。

阳虚水泛，水气凌心则心悸，清阳不能上升则眩，眩与悸同时出现便应该考虑阳虚水泛的可能。水气泛滥，阳气不得展布，清阳不能实四肢；水气泛滥，侵犯四肢经脉，因而出现身𥆧动，严重者振振欲擗地。本证即使没有全身水肿，但已属于阳虚水泛证，宜用真武汤治疗。

本证可以理解为阳虚水泛证的早期，既有阳虚水泛，又有太阳发热未罢，属于表里同病。病因是汗不如法，发汗太过，或是误发虚人之汗，使阳气受伤。虽然有表证发热未罢，但不用解表法治疗，而用真武汤温阳利水，因为本证脾肾阳虚，水气泛滥，里证较急较重，必须先治。表证发热为次要见证，此时解表，徒伤正气，不利于阳虚。

对于"发热"一症，历来注家见解不一，有的认为是表未解，有的认为是"虚阳外浮"，当以前者为是。表邪未解，用真武汤属先里后表之法。若为"虚阳外浮"，真武汤难以胜任。

真武汤是温阳利水的代表方。方中炮附子温肾阳，化水气；茯苓、白术健脾运，利水气；生姜温胃阳，散水气；芍药，《神农本草经》谓其有"止痛，利小便"之功。

真武汤，又名玄武汤。玄武意指传说中的玄武大帝，是坐镇北方的水神，能制水而镇摄水邪。因本方具有扶阳镇水之功，故以其命名。

咽喉干燥者，不可发汗。(83)

【解读】

咽喉是三阴经脉循行之处，有赖阴津的滋养。咽喉干燥，提示阴津虚少，不能上承。平素阴虚咽喉干燥者，若患风寒表证，不可单用汗法治疗。因阴津亏损，则汗源不足，强发其汗，不但表证不解，而且阴津更伤。

如必欲发汗解表，则以滋阴解表为妥，后世《通俗伤寒论》的加减葳蕤汤之类方药可选。若表证汗后咽喉干燥者，多属于化热入里之先兆，就更不可再用辛温发汗的方要来治疗了，宜参考少阳、阳明病篇，进一步辨证论治。

淋家①，不可发汗，汗出必便血②。(84)

【注解】

①淋家：久患小便淋沥与尿道疼痛的人。

②便血：此处指小便出血。

【解读】

素患淋证之人，大多肾阴亏虚而膀胱蕴热。阴虚有热之人感受外邪，不宜径用汗法。汗法，尤其是辛温发汗，既助热又伤阴，所以如果强发其汗，必然肾阴更虚，膀胱之热愈炽。邪热灼伤血络，就会发生尿血之变证。

疮家①，虽身疼痛，不可发汗，汗出则痉。（85）

【注解】

①疮家：久患疮疡的人。

【解读】

久患疮疡的人，长期流脓淌血，致气虚血少，不宜使用辛温发汗之法。虽复感受外邪而身体疼痛，也不可径用辛温发汗。若强发汗，则气血更加亏虚，筋脉失却濡养，就会发生强直拘紧、甚则抽搐等病症。

衄家①，不可发汗，汗出必额上陷脉②急紧，直视不能眴③，不得眠。（86）

【注解】

①衄家：经常有鼻腔或牙龈出血的人。

②额上陷脉：额部两旁凹陷处的动脉，在两侧太阳穴处。

③眴（shùn）：眼球转动。

【解读】

经常有鼻腔或牙龈出血的人，由于频繁出血，阴血必定亏虚，虽有外感之证，亦不可用辛温发汗。血、汗同源，若强发其汗则更伤阴血。

血虚，筋失所养则拘紧，见额上两旁的动脉搏动紧急，即"额上陷脉急紧"；阴血亏虚，目睛失却血液的濡养，则呆滞而直视，转动不灵活。血虚心神失养，或内热上扰心神，则不得眠。

第55条之衄血是因风寒束表，阳郁太甚，络脉受损所致，血量较少，且其衄后风寒表实之证仍在，所以用麻黄汤辛温发汗，开闭解郁。本条之衄血，时间长而量多，阴血虚少，并且衄之成因，亦非新感风寒郁闭，所以不能用辛温发汗方药治疗。

亡血家①，不可发汗，发汗则寒慄而振。(87)

【注解】

①亡血家：经常反复出血的病人。亡，此处作丢失解，非灭亡之义。

【解读】

失血有吐血、咯血、衄血、便血、尿血以及崩漏等多种形式。气为血之帅，血为气之守，气血相互依存。经常失血的病人，不仅阴血损伤，阳气亦不充沛，即使患有外感表证，也不可用发汗方法。

如果误用汗法，不但阴血更伤，而且阳气也必更伤。阴血伤则无以营养筋脉，阳气伤则无以卫外固表，因而发生寒慄振战的变证。

汗家①，重发汗，必恍惚心乱②，小便已阴疼③，与禹余粮丸。本方阙。(88)

【注解】

①汗家：平素汗出过多的人。

②恍惚心乱：神迷意惑，慌乱不宁。

③小便已阴疼：小便之后，尿道疼痛。

【解读】

汗家，是指平素经常自汗出的人。久汗则阳虚不固，阴血亦伤，因而阴阳俱虚，所以虽有外感表证，也应慎用发汗。若多次使用或过分使用发汗治法，必致心阴心阳更伤。心神失养，则会发生神思恍惚，心中慌乱无主；津液亏乏，尿道失滋，则小便已阴疼。

本条与以上数条不同，不仅有误汗变证，而且载有救误的方剂。可惜只提出了禹余粮丸的方名，却没有具体药物，因而又留下了缺憾。从禹余粮的性味功能，可推测其主治的大概。禹余粮甘淡性寒，有敛阴止汗、重镇固涩的作用。汗止神安，则恍惚心乱可愈；表固液复，则尿后阴疼自止。由此可见，方剂虽缺，规矩已备，临床上随证化裁，自能收到预期的功效。

病人有寒，复发汗，胃中冷，必吐蚘①。(89)

【注解】

①蚘：蛔虫。"蚘"是"蛔"的古字。

【解读】

病人有寒，是指原来就有脾胃虚寒。本为脏气虚寒，复感外邪，法当温中为主，兼解表邪，切不可强发其汗。若复发汗，必损伤脾胃之阳。阳虚阴盛，必然导致"胃中冷"加甚；若胃寒气逆，则见呕吐。古代卫生条件低下，常有肠道寄生虫病，蛔虫易见，因脏寒而扰动，可能导致吐蛔。

本发汗，而复下之，此为逆也。若先发汗，治不为逆。本先下之，而反汗之，为逆。若先下之，治不为逆。(90)

【解读】

表证当用汗法，使邪从汗解。若表里同病，则应根据表、里证的轻重缓急，决定先治表后治里，或先治里后治表，或表里同治。"本发汗"指病有表里证存在，本当发汗，若发汗后表不解，可以再汗。

"复下之"，指表不解而改用下法，这是治疗上的错误。"本先下之"，是指表里同病，里病已急，当先用下法。若"反汗之"，亦是错误的治疗方法。张仲景在此反复告诫医者，一定要掌握好汗下先后的顺序，否则，将变证丛生。

在一般情况下，外感病多是由表入里，里证多由表邪内传所致，这是六经病发生发展的一般规律趋势。这种表里同病，应该先解表，后治里，属于常法。然而也有变法，本条后半段就是里证危急时，表证虽未解，应以治里为先；而且由于表证已轻，往往里和之后，表邪即能自解。

表里同病、汗下有序的原则，在《伤寒论》中，具体运用的实例很多。如第36条："太阳与阳明合病，喘而胸满者，不可下，宜麻黄汤"，就属于"先发汗，治不为逆"一类。第124条"太阳病六七日，表证仍在，脉微而沉，反不结胸，其人发狂者，以热在下焦，少腹当硬满，小便自利者，下血乃愈"，用抵当汤，则属于"先下之，治不为逆"一类。究竟什么情况下先表后里，什么情况下先里后表，治里之法是温中、补虚，还是清热、攻下，均须视具体病情而定。

伤寒，医下之，续得下利清谷①不止，身疼痛者，急当救里。后身疼痛，清便自调者，急当救表。救里宜四逆汤，救表宜桂枝汤。(91)

【注解】

①下利清谷：泻下不消化的食物。

【解读】

表里同病，里虚为甚时，宜先里后表。太阳伤寒，误用下法，导致表邪内陷。如果患者素体肾阳不足，外邪内陷，则易形成少阴阳虚、阴寒内盛之变证。其临床表现主要为下利不止，夹杂不消化食物。在此状态下，即使表邪未尽，仍有身体疼痛等表证，也不可按常规方法的先解表后救里，而应当速用四逆汤急救回阳，否则便有阳亡阴脱之变。若服四逆汤后，脾肾之阳恢复，腹泻停止，而身体疼痛等表证仍在者，可转方用解肌祛风、调和营卫的桂枝汤治其表证。

救里宜急，是因为误治，里气大虚，如不立即止利，阳气阴液将进一步耗竭。此时虽有表证，亦不可强行解表，汗则亡阳。在里阳恢复之后，为何还要"急救其表"呢？这是因为少阴阳气初复，如不及时解表，恐邪气再次内陷。因为正气已经虚弱，即使解表也不可使用麻黄汤峻汗，只宜桂枝汤调和营卫、解肌祛风。

表里同病、里证属虚者，应按本条所论，先治其里，后治其表。若表里同病、里证属虚而较轻者，也可采用表里同治之法，如桂枝人参汤、桂枝新加汤、麻黄细辛附子汤、麻黄甘草附子汤等，皆属此类。

病发热头痛，脉反沉，若不差，身体疼痛，当救其里。四逆汤方。(92)

四逆汤方

甘草二两（炙）、干姜一两半、附子一枚（生用，去皮，破八片）。

上三味，以水三升，煮取一升二合，去滓，分温再服。强人可大附子一枚、干姜三两。

【解读】

太阳病虽发热头痛，但脉不浮反沉，反映里阳已虚，当以救里为急。此处

"脉反沉"是鉴别要点。

"病发热头痛"属表证，若是典型的太阳病，其脉当浮；而本证脉反沉，不当沉而沉故曰"反"。若头痛、发热、脉沉持续存在，且"身体疼痛"症状更加突出，则是表证未解而里虚寒殊甚，治当急温其里，方宜四逆汤。文曰"若不差，身体疼痛"乃是强调身体疼痛更加严重。

本句在《金匮玉函经》和《千金翼方》中作"若不差，身体更疼痛"，多了一个"更"字，说明"身体疼痛"这个症状始终存在，并逐渐加重，是阴寒内盛，说明少阴虚寒较甚，所以舍表救里，以四逆汤温经回阳。

太阳病，先下而不愈，因复发汗，以此表里俱虚。其人因致冒①，冒家汗出自愈。所以然者，汗出表和故也。里未和，然后复下之。(93)

【注解】

①冒：形容头目如物冒覆，蒙蔽不清。

【解读】

太阳病，本当发汗解表，反而先用泻下，是属误治，不但病证不愈，还会耗伤正气。此时再次发汗，是发虚人之汗，徒伤正气。先下后汗，以致"表里俱虚"，正虚邪恋，清阳之气不能上升，故而头目昏冒不清。

假若体虚不甚，正气还有自行恢复以祛邪外出之机。"阳加于阴谓之汗"，汗出是阳气已复，能够蒸化津液而出于表，外邪亦随汗而解，所以"冒家汗出自愈"。如果还有里实存在，可以再酌情使用下法治疗。

太阳病未解，脉阴阳俱停①，必先振慄汗出而解。但阳脉微者，先汗出而解。但阴脉微实者，下之而解。若欲下之，宜调胃承气汤。(94)

【注解】

①脉阴阳俱停：寸关尺三部脉搏都隐伏不现。

【解读】

太阳病表证未解，应见浮脉，今却寸关尺三部脉搏都隐伏不现。此处"脉阴阳俱停"与"阳脉微"并非是生机即将终止的绝脉，而是阳气欲驱邪外出，先积蓄力量，先屈后伸的反映。"振慄"，即病人身体振摇而寒冷的症状，是邪压正气，正邪相争，正欲胜而邪将退之征兆。太阳病，脉阴阳俱停，已虚之正气与邪相争，首先振栗，待正气伸展而见发热，继之汗出，邪随汗解。

"但阳脉微者"，阳主表，即寸部脉微微搏动，提示病邪在表，正气抗邪外出，故"先汗出而解"。"但阴脉微者"，阴主里，即尺部脉微微搏动，提示病邪在里，正气驱邪于下，须用下法而解，宜调胃承气汤和其胃气。

太阳病，发热汗出者，此为营弱卫强，故使汗出，欲救邪风①者，宜桂枝汤。(95)

【注解】

①欲救邪风：如果想要解除风邪。救，驱散之意。邪风，即风邪。

【解读】

发热汗出是太阳中风证固有之症，基本病机是"阳浮而阴弱"，亦即"卫强营弱"。所谓卫强，并不是卫气的正常功能强盛，而是由于风寒袭表，卫气浮盛于外，与邪相争，导致发热的病理性亢奋状态，亦即"阳浮者，热自发"之意。所谓营弱，亦不是营阴真正的虚弱，而是指卫外不固，营阴不能内守而外泄所致的汗出而言，亦即"阴弱者，汗自出"之意。由于汗出营伤，与"卫强"相比呈现出相对不足的状态，故称"营弱"。

营弱卫强，即后人所谓的营卫不和或营卫失调，其中以卫气的病理改变为主，而营气失和乃卫失外固所致。"欲救邪风者"提示太阳中风证的病因是风寒外袭，风邪偏胜，联系"宜桂枝汤"，可知桂枝汤具有解肌祛风的功效。综合分析，本条以"发热汗出"为太阳中风的主症，以"营弱卫强"为其基本病机，以"欲救邪风"展示其病因与治则，以桂枝汤为其治疗方剂，是由症状而分析病机，由病机而推断病因，由病因病机而决定治法方药，体现了理法方药兼备的辨证论治原则。

对"卫强营弱"的诠释：

①营行脉中，卫行脉外，营主内守，卫主固外，营卫相互依存。邪气侵犯肌表，卫分受邪，营阴失去卫阳的固护而外泄，所以造成"营弱"的原因是卫阳失却固护功能。

②邪气侵犯卫分，卫阳奋起抗邪，正邪相争则发热；卫分受邪不与营和，营

阴外泄，则汗出，发热、汗出是卫强营弱的表现形式。

③营阴虚弱，卫阳即无所依附而散越，导致卫阳的亢奋。所以，"卫强"是一种病理性的亢进，非生理性的卫阳强盛，而"营弱"，才是真正意义上的营阴亏虚。"卫强营弱"是因风邪所致，因此，治疗首先应驱散风邪，桂枝汤调和营卫，解肌祛风，为首选方剂，所以说"欲救邪风者，宜桂枝汤"。

伤寒五六日，中风，往来寒热①，胸胁苦满②，嘿嘿③不欲饮食，心烦喜呕；或胸中烦而不呕；或渴；或腹中痛；或胁下痞硬；或心下悸，小便不利；或不渴，身有微热；或咳者，小柴胡汤主之。(96)

小柴胡汤方

柴胡半斤，黄芩三两，人参三两，半夏半升（洗），甘草（炙）、生姜（切）各三两，大枣十二枚（擘）。

上七味，以水一斗二升，煮取六升，去滓，再煎取三升，温服一升，日三服。

若胸中烦而不呕者，去半夏、人参，加栝蒌实一枚；若渴，去半夏加人参，合煎成四两半，栝蒌根四两；若腹中痛者，去黄芩加芍药一两；若胁下痞硬，去大枣加牡蛎四两；若心下悸，小便不利者，去黄芩加茯苓四两；若不渴，外有微热者，去人参加桂枝三两，温覆微汗愈；若咳者，去人参、大枣、生姜，加五味子半升、干姜二两。

【注解】

①往来寒热：恶寒时不发热，发热时不恶寒，恶寒与发热交替而作。

②胸胁苦满：病人因胸胁部满闷而感到痛苦，即苦于胸胁满闷。

③嘿嘿：表情淡漠，静默不言。"嘿"通"默"。

【解读】

伤寒五六日中风，不是既伤寒又中风，而是说伤寒五六日，或者是感受风邪，都可以发生寒热往来等症候。往来寒热与太阳表症的恶寒发热同时并见不同，而是恶寒时不知有热，发热时不知恶寒，寒已而热，热已而寒，一来一往，交替发作。这是邪正相争，邪胜正则寒，正胜邪则热，相持互胜的缘故，为少阳病的主要热型。

此证与疟疾近似，但疟疾的寒热有定时，或一日一次，或间日一次，或三日一次；而少阳病的寒热往来，没有固定的时间。胸胁为少阳经脉的循行部位，由于少阳气机郁滞，所以胸胁部苦于闷满；少阳胆木受邪，势必影响脾胃，脾胃之气不畅，则神情沉默，不欲饮食；胆火内扰则心烦，胆胃气逆则喜呕。这些症候，既非太阳风寒表症，也非阳明燥热里症，而是由表入里、由寒化热，表里之间的半表半里症。正由于这个特点，所以有"少阳为枢"的譬喻，从而概括其病机为少阳枢机不利，而以小柴胡汤为主治方剂。

血弱气尽①，腠理开，邪气因入，与正气相搏，结于胁下。正邪分争，往来寒热，休作有时，嘿嘿不欲饮食。脏腑相连，其痛必下，邪高痛下，故使呕也。小柴胡汤主之。服柴胡汤已，渴者属阳明，以法治之。(97)

【注解】

①血弱气尽：气血不足之意。

【解读】

血弱气尽，腠理开，是言患者气血虚弱，营卫失和，卫气不固，腠理疏松，外邪得以乘虚而入，与正气相搏结于胁下。胁下乃少阳经循行部位，少阳受邪，经气阻结，枢机不利，所以胸胁苦满。

少阳属半表半里之位，邪入少阳，邪正处于相持局面，邪正交争，正胜则热，邪胜则寒，互有胜负，相争不已，故见往来寒热，休作有时；又因胆热内郁，疏泄不利，故见嘿嘿不欲饮食。

肝胆相连，脾胃相关，少阳受邪，脾胃多受影响。邪滞经脉则胁下痛；胆热内郁，疏泄失职，气滞于脾则腹痛；胆热犯胃，胃气上逆则呕逆。从部位而言，胆与两胁部位较高，邪从少阳而来，故云邪高；腹痛部位偏下，故称痛下。

病在少阳，用小柴胡汤应和解祛邪而病愈；若服后反见渴甚者，乃平素胃阳素旺之人，邪气深入，化燥伤津，邪入阳明，病已传变。当审证察因，对症治疗，大法只在清下之中。

得病六七日，脉迟浮弱，恶风寒，手足温。医二三下之，不能食，而胁下满痛，面目及身黄，颈项强，小便难者，与小柴胡汤，后必下重①。本渴，饮水而

呕者，柴胡不中与也，食谷者哕。(98)

【注解】

①下重：大便时肛门部重坠。

【解读】

得病六七日，脉浮弱，恶风寒，自是桂枝证。然桂枝证脉不迟，今兼脉迟，且手足温，据187条"伤寒脉浮而缓，手足自温者，是为系在太阴"推断，当系太阳中风兼太阴虚寒，治应温中解表，方宜桂枝人参汤。医生屡用攻下，诛伐太过，以致中气大伤，土虚湿阻，进一步影响胆汁的疏泄。脾胃虚弱，受纳、运化失司，故不能食；湿邪内阻，肝胆气机不畅，故胁下满痛；木郁不达，胆汁不循常道，溢于脉外，则面目及身黄。

后面的第278条阐述"太阴当发身黄，若小便自利者，不能发黄"，因小便自利，则湿有去路，不致内阻，故不能发黄。今发身黄，自然是因小便难，即小便不利，湿热不得下泄使然。"诸颈项强，皆属于湿"，故颈项强者，亦是湿邪之故。其中胁下满痛、不能食及面目身黄等胆经病证，颇与小柴胡汤证相似，但因其非胆热脾寒，而是单纯的脾虚寒湿之证，自非小柴胡汤所宜。若强与小柴胡汤，因方中有苦寒伤气的柴胡、黄芩，服之则戕伤脾胃，使中焦阳气虚弱更甚。大便时肛门部重坠便是阳气下陷的表现。

"本渴饮水而呕者"，是饮邪内停、气不化津、津不上承的"水逆证"，宜用五苓散治疗。误用小柴胡汤，进一步损伤中阳，以致胃气虚冷，食后引动胃气上逆而哕。

伤寒，四五日，身热恶风，颈项强，胁下满，手足温而渴者，小柴胡汤主之。(99)

【解读】

伤寒四五天，正是病邪向里传变之期。虽有"身热恶风，颈项强"之表证，但比重不大；胁下满为邪犯少阳，枢机不利；手足温而渴为阳明热盛达于四末，耗伤津液所致。三阳证见，邪气由表入里，表邪已微，里热未盛，邪郁少阳，汗吐下三法皆非所宜。治从少阳，法宜和解，主用小柴胡汤，使枢机运转，上下宣通，内外畅达，则三阳之邪，均可得解。但在运用小柴胡汤时，应根据表里轻重，详细分析，参照少阳病或然证之治法，适当加减，灵活运用。

伤寒，阳脉涩，阴脉弦，法当腹中急痛，先与小建中汤；不差者，小柴胡汤主之。（100）

小建中汤方

桂枝三两（去皮）、甘草二两（炙）、大枣十二枚（擘）、芍药六两、生姜三两（切）、胶饴一升。

上六味，以水七升，煮取三升，去滓，内饴，更上微火消解，温服一升，日三服。呕家不可用小建中汤，以甜故也。

【解读】

伤寒，阳脉涩，是脉浮取而涩，为气血不足；阴脉弦，是脉沉取而弦，弦是少阳主脉。脾为后天之本，气血生化之源，脾虚不能生化气血，所以脉涩。脾主大腹，脾虚又见少阳主脉，势必引起少阳之邪内侵，即"土虚木乘"，故而发生"腹中急痛"。"腹中急痛"是腹痛时自觉有紧缩拘急之感，触摸之则腹肌痉挛紧张而成条索之状。

病变的机制包括脾虚、气血不足和少阳枢机不利几方面，而以脾虚为主，并且是脾虚造成气血不足，是脾虚招致木邪横逆。而"木邪乘土"后势必加重脾虚的程度，也因其脾运失职，气血更加亏虚。所以用小建中汤建中补虚，缓急止痛。中气得建，化源充足，气血自然可复。若服药后，腹中急痛不止，说明少阳之邪太盛，此时须用小柴胡汤清疏肝胆，和解少阳。

小建中汤与小柴胡汤两方都是土木两调的方剂。前者偏重于温补，是培土以盛木，后者偏重于清疏，是伐木以救土。若病变以少阳为主，兼见腹痛，可用小柴胡汤去黄芩加芍药治疗（第96条小柴胡汤加减法）。

小建中汤是桂枝汤倍芍药加饴糖而成。方中重用饴糖，甘温补中；桂枝、生姜温中散寒；芍药和阴补血，缓急止痛；大枣、甘草补中益气，共成平补阴阳、建复中焦、生化气血、缓急止痛之剂。

伤寒，中风，有柴胡证，但见一证便是，不必悉具。凡柴胡汤病证而下之。若柴胡证不罢者，复与柴胡汤，必蒸蒸而振，却复发热汗出而解。（101）

【解读】

从"伤寒五六日，中风，往来寒热，胸胁苦满，嘿嘿不欲饮食，心烦喜呕，或胸中烦而不呕，或渴，或腹中痛，或胁下痞硬，或心下悸，小便不利，或不渴，身有微热，或咳者，小柴胡汤主之"中观察，小柴胡汤适应证的临床表现颇多，不可能在一个患者身上全部见到，也无需诸证俱备才可用小柴胡汤，"但见一证便是，不必悉具"就是这个意思。

"一证"应当以"主证"为据，如"往来寒热，胸胁苦满，心烦，呕吐，不欲饮食，神情淡漠"等。其次，"一证"应当与"不必悉具"两相对照理解，不要机械地认为是只有一个症状，也可以是二个、三个。只要其部分症状已经能够反映出少阳病病变的特点，就可以使用小柴胡汤。

少阳病属半表半里证，本不应攻下，误用攻下会有不同的变化。"柴胡证仍在"是其中之一，说明病邪未因误下而内陷。"有是证用是方"，所以"复与柴胡汤"。然而，毕竟下后正气受损，抗邪之力，服汤后正气得药力相助，奋起抗邪，正邪交争，所以，蒸蒸而热，阳气振发，继而汗出邪解。

第一节是强调使用小柴胡汤，要注意抓主证；第二节是强调灵活辨证，有是证用是方。

伤寒，二三日，心中悸而烦者，小建中汤主之。（102）

【解读】

伤寒二三日，病程尚短，又未经误治，故知是里气先虚，心脾不足，气血双亏，复被邪扰而致心悸而烦。"心中悸而烦"是本证的特点，然悸与烦又有虚实之分，本证即非水气凌心之悸，又非热扰胸膈之烦，更不是少阳胆火炽盛之烦悸证，此乃里虚邪扰气血不足，心无所主则悸，神志不宁则烦。此证里虚为先，故当先治其里，而建其中气，安内以攘外，用小建中汤外和营卫，内益气血，有表里兼顾之功。

本方由桂枝汤倍芍药加饴糖而成。方取桂枝汤，外能调和营卫，内能调和脾胃，滋生气血阴阳。在此基础上重用饴糖，甘温补中，调和脾胃，缓急止痛。又倍用芍药，酸甘化阴以滋阴养血。合甘草、大枣补脾益胃，助其建中之力。桂枝、生姜外散表邪以兼顾伤寒外感。辛甘酸合成，取其辛甘化阳、酸甘化阴。诸药组合，平调阴阳，协和营卫，能使脾胃健运，气血充盛。

本条与第100条都用小建中汤，一治腹中急痛，一治心中悸而烦，虽见证不同，但均是建中补虚、资生气血之法。

太阳病，过经^①十余日，反二三下之；后四五日，柴胡证仍在者，先与小柴胡。呕不止，心下急^②，郁郁微烦者，为未解也，与大柴胡汤下之则愈。(103)

大柴胡汤方

柴胡半斤、黄芩三两、芍药三两、半夏半升（洗）、生姜五两（切）、枳实四枚（炙）、大枣十二枚（擘）。

上七味，以水一斗二升，煮取六升，去滓再煎，温服一升，日三服。一方加大黄二两，若不加，恐不为大柴胡汤。

【注解】

①过经：病传他经。此处指太阳表证已病传少阳。

②心下急：胃脘部拘急窘迫。

【解读】

太阳病十余日，病邪未能外解，转而传入少阳，谓之"过经"。病入少阳，当以和解为主，汗、吐、下之法均属禁忌。今反二三下之，是为误治。误治可能产生变化，至于如何变化，还要看具体情况而定。

下后四五日，柴胡证仍在，表明邪气并未因下而内陷，病邪仍在少阳，故先与小柴胡汤，以和解少阳。服小柴胡汤后，如枢机运转，病即可愈。

若服小柴胡汤后，病未好转，反而加重，由喜呕变为"呕不止"，此乃邪热不解，内并阳明，热壅于胃，胃气上逆所致；由胸胁苦满变为"心下急"，是邪入阳明，胃热结聚，气机阻滞所致；由心烦变为"郁郁微烦"，是气机郁遏，里热渐甚。从呕不止、心下急、郁郁微烦说明邪由少阳误治，化燥成实，兼入阳明。少阳证不解，则不可下，而阳明里实已成，又不得不下，遂用大柴胡汤，和解与通下并行，双解少阳、阳明之邪。

本方为小柴胡汤与小承气汤合方加减而成，即小柴胡汤去人参、甘草，加大黄、枳实、芍药。方中柴胡、黄芩疏利少阳，清泄郁热；芍药缓急止痛；半夏、生姜降逆止呕；枳实、大黄利气消痞，通下热结；大枣和中。诸药配合，共奏和解少阳、通下里实之功，实为少阳阳明双解之剂。

大柴胡汤有一方两用之妙：原方组成无大黄，阳明里热不甚者用之得宜；一方加大黄，阳明里热已盛者用之适当。临证大黄运用与否及其剂量多少，可根据病证性质与里热程度，酌情调配。

伤寒，十三日不解，胸胁满而呕，日晡所①发潮热，已而微利。此本柴胡证，下之以不得利，今反利者，知医以丸药下之，此非其治也。潮热者，实也，先宜服小柴胡汤以解外，后以柴胡加芒硝汤主之。(104)

柴胡加芒硝汤方

柴胡二两十六铢、黄芩一两、人参一两、甘草一两（炙）、生姜一两（切）、半夏二十铢（洗）、大枣四枚（擘）、芒硝二两。

上八味，以水四升，煮取二升，去滓，内芒硝，更煮微沸，分温再服，不解更作。

臣亿等谨按：《金匮玉函》方中无芒硝。别一方云，以水七升，下芒硝二合，大黄四两，桑螵蛸五枚，煮取一升半，服五合，微下即愈。本云，柴胡再服，以解其外，余二升，加芒硝、大黄、桑螵蛸也。

【注解】

①日晡所：午后3~5时。日晡，指申时太阳明艳亮丽。所，表示约数，可译为"左右""上下"。

【解读】

伤寒十三日不解，有向里传变趋势；传变与否，据证而定。今见胸胁满而呕，知邪传少阳，胆火内郁，枢机不利，胆逆犯胃；日晡所发潮热，知邪入阳明，腑实已成，合为少阳兼阳明里实之证，多为大便燥结难下，可取和解兼通下之法，投以大柴胡汤，可诸证悉除；今反见下利，是与病情发展趋势不符，须探究其原委。

本证为少阳兼阳明里实证，应以大柴胡汤和解少阳，攻下里实，则病可愈，不应出现下利。今反下利者，是治不如法，乃医者不明其理，误用丸药攻下所致。丸药性缓力轻，但作用持久，不仅未能荡涤胃肠燥实，泻下之性却留中而致微利，故虽下利而潮热不除。

此证虽经误治，但病证未除，潮热未罢，仍为少阳兼阳明里实之证。但毕竟误下微利，正气已伤，故先用小柴胡汤以和解少阳，畅达枢机，透达表里之邪；若因燥实较甚，服汤不愈者，再以柴胡加芒硝汤以和解少阳，泻热润燥。

柴胡加芒硝汤证为邪犯少阳，枢机不利，误治伤正，化燥成实，是少阳兼阳明里实之证，治宜和解少阳，泻热去实。

本方药味组成如小柴胡汤，但加芒硝，然就其剂量而言，仅为小柴胡汤原量之三分之一，加芒硝二两。其组方意义为，小柴胡汤和解少阳，运转枢机；芒硝泻热去实，软坚通便。诸药合用，共奏和解泻热之功。因药量较轻，可称为和解泄热之轻剂，用于误治正伤之少阳兼阳明的证候。

伤寒，十三日，过经谵语者，以有热也，当以汤下之。若小便利者，大便当硬，而反下利，脉调和者，知医以丸药下之，非其治也。若自下利者，脉当微厥①，今反和者，此为内实也，调胃承气汤主之。（105）

【注解】

①脉微厥：脉象非常微弱。厥，甚、极。

【解读】

伤寒十三日，病仍不解，病邪则向阳明传变。发生谵语，是寒邪郁而化热，肠中有燥屎的象征。便燥是谵语之根，所以应当用汤药荡涤胃肠中的热结。患者小便自利且量多，是阳明燥热逼迫津液偏渗膀胱，而不能还入肠中，故曰"小便利者，大便当硬"。现在反而大便下利，这是不符合一般规律的，此时当参合脉象辨别虚实。如脉见"调和"，即阳明里实之脉未变，说明此"下利"并非虚证，而是前医误用热性丸药攻下所致。如果是虚寒性下利，脉象应该是微弱无力。

所以"今反和者，此为内实也"。但既经误下，胃气已经损伤，自不能再用峻剂。使用具有缓下作用的调胃承气汤，既下邪热，又和胃气，是的对之方。

太阳病不解，热结膀胱，其人如狂①，血自下，下者愈。其外不解者，尚未可攻，当先解其外；外解已，但少腹急结者，乃可攻之，宜桃核承气汤后云，解外宜桂枝汤。（106）

桃核承气汤方

桃仁五十个（去皮尖）、大黄四两、桂枝二两（去皮）、甘草二两（炙）、芒硝二两。

上五味，以水七升，煮取二升半，去滓，内芒硝，更上火微沸，下火，先食温服②五合，日三服，当微利。

【注解】

①如狂：将狂而未狂。

②先食温服：即饭前温服。

【解读】

本条提示太阳病过程中可能发生蓄血症，这是因为邪未能即时外解，化热内传由气入血，热与血结于膀胱部位，淤热上于神明，因而出现神志错乱的如狂症状。《内经》早有"血在下如狂"与"血并于阴，气并于阳，故为惊狂"的记载，可见如狂是蓄血症的主症之一。所谓如狂，指狂的程度尚轻，还未达到完全亲疏不辨的地步。

由于淤血初结，血被热邪所迫，有妄行下出的可能，如果自动发生下血，则邪热可随血下出而解，这是蓄血轻症机转的一个方面。另一方面，是淤热无下行之机，那就必须使用攻下，但是必须注意表症的有无。如果表症未罢，则应当先解其表，待表解之后，而蓄血症未除，再攻其蓄血，不得先攻蓄血，以免表邪内陷而导致其他病变，这是表里症同具而里实者，治应先表后里的原则。正如《内经》所说："从外之内，而盛于内者，先治其外，而后治其内也。"因为是淤血初结，症势较轻，所以用活血逐淤的桃核承气汤。

伤寒八九日，下之，胸满烦惊，小便不利，谵语，一身尽重，不可转侧者，柴胡加龙骨牡蛎汤主之。（107）

柴胡加龙骨牡蛎汤方

柴胡四两，龙骨、黄芩、生姜（切）、铅丹、人参、桂枝（去皮）、茯苓各一两半，半夏二合半（洗），大黄二两，牡蛎一两半（熬），大枣六枚（擘）。

上十二味，以水八升，煮取四升，内大黄切如棋子，更煮一两沸，去滓，温服一升。本云：柴胡汤，今加龙骨等。

【解读】

伤寒八九日，误用下法，伤其正气，邪气乘虚而入，变证由生。邪入少阳，枢机不利，胆热内郁则胸满而烦；胆火上炎，胃热上蒸，心神被扰则惊惕谵语；三焦不利，决渎失职，膀胱气化不行则小便不利；阳气内郁，不得宣达，气机壅滞则一身尽重而难于转侧。

本证是表证误下，邪气内陷，三焦不利，表里同病，虚实互见。故治宜和解少阳，通阳泄热，重镇安神，方用柴胡加龙骨牡蛎汤。

柴胡加龙骨牡蛎汤是由小柴胡汤去甘草，加龙骨、牡蛎、桂枝、茯苓、铅丹、大黄而成。因邪入少阳，故以小柴胡汤和解少阳，宣畅枢机，扶正祛邪。加桂枝通达郁阳；加大黄泄热和胃；加龙骨、牡蛎、铅丹重镇安神；加茯苓淡渗利水，宁心安神；去甘草，免其甘缓留邪。诸药相合，寒温同用，攻补兼施，安内解外，使表里错杂之邪，得以速解。

方中铅丹虽能镇惊安神，然而本品有毒，用之宜慎。目前本品内服较为少见，可用生铁落、磁石等品代之为宜。

伤寒，腹满谵语，寸口脉浮而紧，此肝乘脾也，名曰纵[1]，刺期门[2]。（108）

【注解】

①纵：五行相克的一种形式，乘其所胜曰纵，如木克土。

②期门：肝经之募穴，在乳头直下二寸处。

【解读】

腹满谵语，近似阳明腑实证，但脉搏并不沉迟实大，也没有见到燥结潮热等，所以非阳明腑实证。寸口脉象浮而紧，近似太阳伤寒表实证，但又没有头痛发热恶寒的表现，所以也不是太阳表证。

《辨脉法》中谓："脉浮而紧者，名曰弦也。"弦为肝脉，脉搏浮紧，是肝木气旺的表现。"纵"是肝胆之气放纵无制，顺势而往，克犯脾土，即"木克土"之甚者。木土俱病，腹满谵语，可以用刺期门的方法来疏泄肝胆邪盛之气。

伤寒，发热，啬啬恶寒，大渴欲饮水，其腹必满。自汗出，小便利，其病欲解，此肝乘肺也，名曰横[1]，刺期门。（109）

【注解】

①横：五行反克的一种形式，反乘其不胜曰横，如木乘金。

【解读】

肺主皮毛，通调水道，下输膀胱。肺病则毛窍为之闭塞，发热、啬啬恶寒。肺失肃降，不能通调水道，下输膀胱，水气为之不利，津液不得输布，所以渴而小便不利。水液内停，脾运受阻，故腹必满。金本克木，今肺气不利反受木侮，即"肝乘肺"也。"横"，指肝气横逆亢盛。治疗也用刺期门的方法，以泄肝木。

本条有倒装文法，"自汗出，小便利，其病欲解"应置于"刺期门"之后。说明经过刺期门后，使肺摆脱肝木之侮，其宣肃功能得到恢复，毛窍通畅则汗出，水道通调则小便利，病将痊愈。

太阳病二日，反躁。凡熨①其背，而大汗出，大热入胃，胃中水竭，躁烦，必发谵语。十余日，振慄，自下利者，此为欲解也。故其汗从腰以下不得汗，欲小便不得，反呕，欲失溲，足下恶风。大便硬，小便当数，而反不数及不多。大便已，头卓然而痛②，其人足心必热。谷气③下流故也。(110)

【注解】

①熨：火疗方法之一。古人将砖石等物烧热后，包裹起来，置于体表的某一局部，以取暖发汗。后有发展，用含药物的器具热熨取汗。

②卓然而痛：突然疼痛。

③谷气：水谷之气。此处指脾胃阳气。

【解读】

太阳病二日，邪尚在表，不当烦躁而见烦躁，故称"反躁"，显示表邪未解而里热已盛，治宜发表散寒，兼清里热；忌用辛温发汗，更忌用火法强迫发汗。

若误用熨法取汗，导致大汗出，则火热内攻，胃热津伤，里热更盛，是以烦躁益甚而发谵语。

病延十余日，火邪渐衰，津液渐复，正气欲祛邪外出、则有振慄、自下利，这是正胜邪却、病将向愈的佳兆。此之振慄下利，其理与战汗类似。

若误火后出现上半身汗出，小便欲出不能而反失控，足部恶风，呕逆便结，此为上盛下虚之变证。阳热盛于上，故见腰以上汗出，气逆欲呕；阳气虚于下，则见腰以下不得汗，欲小便不得，时欲失溲，大便硬，足下恶风等症。

大便硬，常因水液偏渗膀胱所致，故小便当数。今大便硬，而小便不数反少，是阳热郁于上，津液不能下达所致。

一旦大便通行，阳气骤然下达，反使头上的阳气一时乍虚，故头部突然疼痛。当大便通行、阳气下达之时，原来的足下恶风就会转为足心发热。"谷气下流故也"为自注句，说明"足心必热"的原因。

太阳病中风，以火劫发汗，邪风被火热，血气流溢，失其常度。两阳①相熏灼，其身发黄。阳盛②则欲衄，阴虚小便难。阴阳俱虚竭，身体则枯燥。但头汗出，剂颈而还③，腹满微喘，口干咽烂，或不大便，久则谵语，甚则至哕，手足躁扰，捻衣摸床④。小便利者，其人可治。（111）

【注解】

①两阳：风为阳邪，火亦属阳，中风用火法，故称两阳。

②阳盛：此处指阳热之邪炽盛。

③剂颈而还：从颈部以上。剂，通"齐"。

④捻衣摸床：手指不自觉地摸弄衣物和床铺。

【解读】

太阳中风，当以桂枝汤解肌发汗，而今误用火法取汗，不仅风邪不能外解，反致火邪为害。风火相助，热势更盛，必伤其血气，而使变证丛生。气受热则动荡，血受热则流溢，气血沸腾，势必失其运行之常度。风为阳邪，火亦属阳，风火相煽，即"两阳相熏灼"。

若火毒内攻，溶其血液，则身体发黄。火热上蒸，灼伤阳络则欲衄；火热下劫，阴液匮乏则小便难。火劫发汗，既能伤津，又能耗气，气血阴阳俱虚竭，肌肤失于濡养，则身体枯燥不荣。阳热蒸迫，津液外泄，本当周身汗出，今火劫津伤，不能全身作汗，故但头汗出，齐颈而还。火热上灼，则口干咽烂。燥热内结，腑气不通，浊热上攻，则腹满微喘，大便干结不下。久而不愈，热盛扰心，则生谵语；甚者胃津大伤，胃气败绝而为呃逆。

手足躁扰，捻衣摸床，神识昏糊，是热极津枯、阴不敛阳、阴阳欲离的危象，当视其津液之存亡以推断其预后。若小便利者，说明阴津尚未尽亡，生机尚在，故曰"其人可治"。若小便全无，则是化源告绝，阴液消亡，预后不良。在热性病诊治过程中，以小便的有无多少，来判断预后，有重要意义。

伤寒脉浮，医以火迫劫之①，亡阳②，必惊狂，卧起不安者，桂枝去芍药加蜀漆牡蛎龙骨救逆汤主之。(112)

桂枝去芍药加蜀漆牡蛎龙骨救逆汤方

桂枝三两（去皮）、甘草二两（炙）、生姜三两（切）、大枣十二枚（擘）、牡蛎五两（熬）、蜀漆三两（洗去腥）、龙骨四两。

上七味，以水一斗二升，先煮蜀漆，减二升，内诸药，煮取三升，去滓，温服一升。本云：桂枝汤，今去芍药加蜀漆、牡蛎、龙骨。

【注解】

①以火迫劫之：用火法强迫发汗。

②亡阳：此处指心阳外亡，心神浮越。

【解读】

伤寒脉浮，是病邪在表，当以麻黄汤发汗或用桂枝汤解肌。若用火法劫汗，则致大汗淋漓。心为火脏，汗为心液，汗多伤阳。心主神志，阳虚则不能养神，心神空虚无主则易浮越；加之心胸阳虚，痰浊内生，痰火扰心，于是发生惊狂、卧起不安，所以用桂枝去芍药加蜀漆牡蛎龙骨救逆汤。"救逆"者，有急救抢险的意义。

桂枝去芍药加蜀漆牡蛎龙骨救逆汤，即桂枝汤去芍药加蜀滕、龙骨、牡蛎。方中桂枝甘草辛甘，温通心阳，加龙骨、牡蛎，以潜镇浮越之神气。蜀漆有很好的涤痰开窍作用，然其腥臭有毒，易致呕吐，故而再用生姜、大枣，解毒去腥，减少蜀漆对胃的刺激，以防止呕吐等副作用的发生。

形作伤寒，其脉不弦紧而弱，弱者必渴，被火者必谵语。弱者发热脉浮，解之，当汗出愈。(113)

【解读】

形作伤寒是指其证候类似于太阳伤寒，有发热、恶寒、头身疼痛等症，然脉不弦紧而弱。这里"弱脉"是与伤寒紧脉对举而言，并非微弱之弱。"弱者必渴"和"弱者发热"两句当联系起来理解，即指其人不但脉弱，同时还有发热、口渴、脉浮等见症，当属温邪犯表之证，治宜辛凉宣散之法，故谓"解之当汗出愈"。若反误治以火发，则犹抱薪救火，助热伤津，以致发生神昏谵语等变证。

太阳病，以火熏之，不得汗，其人必躁，到经①不解，必清血②，名为火邪。(114)

【注解】

①到经：指病至七日，太阳一经行尽。

②清血：即便血。

【解读】

太阳病，当发汗解表。若误以火熏，不仅不得汗解，反而导致阳郁更甚，火热内攻，心神被扰，其人必躁扰不宁。

《素问·热论》有"七日巨阳病衰，头痛少愈"的记载，本论第8条也说"太阳病，头痛至七日以上自愈者，以行其经尽故也"，所以，七日则是太阳到经之日、行其经尽之期。当此之时，正气来复，驱邪外出，则其病当愈。

若"到经不解"，说明阳郁太甚，热不得从汗解，转入于里，下陷阴分，迫血妄行，发生便血。火熏不但不能解除病证，反而成了导致变证的原因，故被称为"火邪"。

脉浮，热甚，而反灸之，此为实。实以虚治，因火而动，必咽燥吐血。(115)

【解读】

脉浮，热甚，是太阳受邪，表阳闭郁，邪气因盛，故曰"此为实"。邪实在表，法当发汗以解表。今反用艾灸以助阳，其后果是逼火热内攻，火邪上逆，动血伤津，发生咽燥、吐血等变证。

艾灸之法能温阳散寒，多用于治疗里虚寒证或寒湿病证。今脉浮而发热，不宜用灸法。热甚反灸，是用治虚之法治实证，即"实以虚治"。火热亢盛，灼伤津液，则咽喉干燥；热伤血络，迫血妄行，则见吐血。

上条与本条均是误火，而所发生的病变却不尽相同。一则阳络受伤，血上溢而为吐血；一则阴络受伤，血下出而为便血。火法所产生的病变，主要是依人的体质而异。如病人下焦阴不足，则火热易伤阴络，迫血下行而便血；如病人阳盛体质，则火热易于上炎，伤及阳络而吐血。

微数之脉，慎不可灸。因火为邪，则为烦逆，追虚逐实①，血散脉中②，火气虽微，内攻有力，焦骨伤筋③，血难复也。脉浮，宜以汗解，用火灸之，邪无从出④，因火而盛，病从腰以下必重而痹，名火逆⑤也。欲自解者，必当先烦，烦乃有汗而解。何以知之？脉浮，故知汗出解。（116）

【注解】

①追虚逐实：损伤不足的正气，增加有余的病邪。此处是血虚火旺，更用火法，血更虚而火更旺。正虚者益虚，邪实者更实，是谓追虚逐实。

②血散脉中：血液流溢，失其常度，即血热妄行。

③焦骨伤筋：火热内攻，阴液损伤严重，筋骨失去濡养。此处是形容火热伤阴之甚。

④邪无从出：外邪不得从汗而出。

⑤火逆：误用火法治疗，形成坏病。

【解读】

脉数而微弱，是阴虚内热之征，治宜养阴清热，千万不能使用火灸法治疗。若误用火灸，则阴血愈虚，火热更甚，火毒攻冲，必致心胸烦闷气逆。

阴液本虚，反用灸法，则更伤其阴；火热属实，反用灸法，则助长火热，其结果是阴血更虚而火势更旺。正虚者益虚，邪实者更实，即追虚逐实，使血液散乱于脉中，而受到严重损伤。在热病阴伤的状态下，灸火虽微，内攻却非常有力，它可导致阴血难复，肌肤筋骨失却濡养，形成肌肤枯燥，甚至"焦骨伤筋"的严重后果。"焦骨伤筋"是强调火热内攻，阴液损伤严重，筋骨失却濡养，形容火热伤阴至甚，不易恢复。

脉浮主表，表证宜以汗解。若误用火灸，外邪不得随汗而解，反随艾灸之火气而入里化热，邪热壅滞而致气血运行不畅，故腰以下部位沉重麻木，名曰"火逆"。

如果其脉仍浮，则说明患者正气尚盛，仍有外解之机。正邪相争，是以烦躁，烦后汗出，而邪随汗解。

火疗是古代的一种物理疗法，以其散寒止痛之功效而盛行一时。用之得当，确有较好疗效。倘若误施于其禁忌病证，则必然导致各种变证。如今临床上火疗极少，来自火逆的变证也难复见，但并不因此就失去了学习火逆诸条的意义和价值。如温燥过剂，常与火疗异曲同工；外邪传里，六淫化火，未尝不是火热之患。审证求因，贵在通常达变。火逆条文均无治法及方药，若以辨证施之，则治法可求。火逆而热盛者，必当清泄；阴伤者，法宜滋阴；血热妄行者，务须凉血止血；火毒发黄者，以泻火解毒，凉血退黄为法。

烧针①令其汗，针处被寒，核起而赤者，必发奔豚②。气从少腹上冲心者，灸其核上各一壮③，与桂枝加桂汤，更加桂二两也。（117）

桂枝加桂汤方

桂枝五两（去皮）、芍药三两、生姜三两（切）、甘草二两（炙）、大枣十二枚（擘）。

上五味，以水七升，煮取三升，去滓，温服一升。本云：桂枝汤，今加桂满五两，所以加桂者，以能泄奔豚气也。

【注解】

①烧针：就是用粗针外裹棉花，蘸油烧之，俟针红即去棉油而刺人，是古人取汗之法。

②奔豚：以猪的奔跑状态来形容患者自觉有气从少腹上冲心胸、咽喉之证。该证时发时止，发作时痛苦异常。《金匮要略》记载："奔豚病，从少腹起，上冲咽喉，发作欲死。"豚，猪。

③一壮：放艾炷于穴位上，烧完一炷为一壮。

【解读】

烧针责令出汗，汗出则腠理开泄，针处被寒，邪留不去，故针处核起而赤；又因使用的是火劫发汗，损伤心阳于上，使水寒之邪乘机上冲，引发奔豚。

治法可分两步，先在赤核处艾灸，以温散寒凝之邪；再内服桂枝加桂汤，温通心阳，平冲降逆。

本方由桂枝汤加重桂枝剂量而成。桂枝、甘草辛甘合化，温通心阳而降冲逆。更用芍药配甘草，酸甘化阴以和卫阳。生姜、大枣能佐桂、甘以化生营卫之气。诸药共奏调和阴阳，平冲降逆之效。

桂枝加桂汤是加桂枝还是加肉桂，历代医家其说不一，但从"更加桂二两"和"今加桂满五两"等可分析，还是加桂枝为是。然而从临床应用看，可根据病情灵活掌握。如有表证，驱散外邪，则加桂枝；如有阳虚，温散下寒，则用肉桂。

关于诱发奔豚的病因，大多数医家认为是感寒入里，劫汗伤阳，阳虚阴乘；《金匮要略》中认为是"从惊发得之"，即发奔豚与精神因素有关。

火逆，下之，因烧针烦躁者，桂枝甘草龙骨牡蛎汤主之。(118)

桂枝甘草龙骨牡蛎汤方

桂枝一两（去皮）、甘草二两（炙）、牡蛎二两（熬）、龙骨二两。

上四味，以水五升，煮取二升半，去滓，温服八合，日三服。

【解读】

"火逆"是误用火法导致病情恶化。再行下法，损伤中气和阴液。继而又用烧针，心阳受损，神气不宁，发生烦躁不安等证，可用桂枝甘草龙骨牡蛎汤温复心阳、潜镇安神。

本条与第64条都属心阳虚证，但病情轻重也有别。第64条为发汗过多，损其心阳所致，以"心下悸，欲得按"为主症，故以温补心阳为治。本证因于火疗与攻下而致误，不唯心阳虚损，且加心神浮越，以"烦躁"为主症，病情重于第64条，故主以补益心阳，潜镇安神，所以在桂枝甘草汤中又加入龙骨、牡蛎。

烦躁一般多见于热证，而本条提出了心阳虚见烦躁的病证，有较重要的临床意义。

桂枝甘草汤中桂枝用四两，且一次顿服，而本方桂枝仅用一两，分三次服；桂枝甘草汤中桂枝倍于甘草，但本方甘草倍于桂枝。前证心阳受损，是由峻汗所致，其势较峻，但程度较轻，其用药宜急，故用大量桂枝顿服，以峻补心阳。本证心阳受损，是由火逆复加误下，一误再误所致，其势较缓，不仅有心阳受伤，且有心神浮越，程度较前证为重，若仍用大量桂枝，恐促其已浮越之阳外散，故用药宜缓；且甘草倍于桂枝，以安定中焦，并加牡蛎、龙骨潜镇安神。

太阳伤寒者，加温针，必惊也。（119）

【解读】

表实无汗的太阳伤寒证，用发汗解表，才是正治的方法，麻黄汤是首选。如果不用麻黄辛温发汗，而用烧针的方法，不但寒邪不能从外解，且易助热化火。如火热内攻，扰乱神明，则发生惊恐不安的病证。

太阳病，当恶寒发热，今自汗出，反不恶寒发热，关上脉细者，以医吐之过也。一二日吐之者，腹中饥，口不能食。三四日吐之者，不喜糜粥，欲食冷食，朝食暮吐。以医吐之所致也，此为小逆①。（120）

【注解】

①小逆：小的过失。此处指治疗有错误，但不严重。

【解读】

太阳病，当恶寒发热，今自汗出，不恶寒发热，知太阳病已解。脉细数，似为病传于里，但又不见少阳之往来寒热与阳明之身热恶热，是病尚未传里。

关上以候脾胃，从关上脉细数与自汗出同见，则知系因医生误用吐法所致。吐后太阳病虽解，而发越之势未尽消，故自汗出；吐后胃气受伤，故关上脉细数。

太阳病应用发汗解肌法治疗，今用吐法治疗，虽太阳病因吐得汗而解，但却造成胃气损伤的不良后果。这种治法是不合适的，故认为是医生误用吐法的过失。

发病一二日，邪气轻浅，误吐后胃阳虽受损伤，但并不十分严重，所以还知道饥饿，但究因胃气已伤，所以腹中虽饥而口不能食。

发病三四日，邪气已较为深入，误吐之后，胃阳之损伤亦较为严重，胃气虚冷，所以不喜糜粥。胃阳虚躁，所以反欲冷食。然此饮冷毕竟是假象，所以入胃之后，因胃寒不能运化，必逆而吐出，或朝食暮吐，或暮食朝吐，与胃热所致的食入即吐炯然有别。此时，若及时地给予温中和胃之剂，恢复也还不难，所以称为"小逆"。

小逆的意义：

①太阳病应发汗解肌，用吐法治太阳病不妥。

②用吐法虽不妥，但吐后得汗，太阳病还是可以治好的，因吐有发越的作用，与太阳病向外之机相类。

③此朝食暮吐是胃阳损伤，胃气虚冷，后果不很严重，经调治后可以获愈。

太阳病，吐之，但太阳病当恶寒，今反不恶寒，不欲近衣，此为吐之内烦[①]也。（121）

【注解】

①内烦：指内热引起的胸中烦闷。

【解读】

太阳表证，本应用汗法，使邪从肌表而解。如误用吐法，虽吐中亦有发散之意，间或能使表邪解除而不恶寒，但误吐伤及胃中津液，胃燥生热，所以有不欲近衣的内烦里热现象。本条与上一条同为误吐所致，一为胃阳虚，一为胃燥热，其治疗方法自然亦各不同。

至于为何出现不同的证状，这取决于感受病邪的性质和患者的体质：阳弱体质易转化为胃阳虚，阴虚胃热体质易转化为胃肠燥热。

病人脉数，数为热，当消谷引食，而反吐者，此以发汗，令阳气微，膈气[①]虚，脉乃数也。数为客热[②]，不能消谷，以胃中虚冷，故吐也。（122）

【注解】

①膈气：膈间正气。

②客热：这里指虚阳。

【解读】

脉数为热，脉迟为寒，这是一般规律。胃中有热，应当易饥易食。今脉数而反见呕吐，追究原因，是由于发汗不当，汗多伤阳。虚阳扰动也可见脉数，但必数而无力。

此数非实热所致，而是虚阳扰动而成，所以不能消化谷食。胃中阳虚，寒凝气逆，故而呕吐。

这一条提示，脉证均有假象，临床辨证当去伪存真，切不可被假象迷惑。

太阳病，过经十余日，心下温温欲吐①，而胸中痛，大便反溏，腹微满，郁郁微烦。先此时自极吐下②者，与调胃承气汤。若不尔者，不可与。但欲呕，胸中痛，微溏者，此非柴胡证。以呕，故知极吐下也。(123)

【注解】

①温温欲吐：自觉心中蕴郁不畅，泛泛欲吐。温，通"愠"，蕴郁不适之意。

②极吐下：即大吐大下。

【解读】

太阳病，已过经十多天，不转属阳明，便转属少阳。出现心中泛泛欲吐、心烦胸中痛、腹胀满、大便溏等，形成机制非常复杂。"先此时自极吐下"是本条的辨证关键。

误吐误下，有形之实邪虽已解除，而无形的热邪未能清泄。上述病证皆因热邪结滞导致，与调胃承气汤和胃泄热，只是权宜之计。如果不是极吐下所致，则非热邪结滞，就不能用调胃承气汤治疗。

"欲呕，胸中痛，微溏"与小柴胡汤证有相似之处，张仲景恐人误认，所以特别指出不是柴胡汤证。"以呕，故知极吐下也"，是补充说明本证的辨证要点。

热病中使用极吐极下的治疗方法，容易导致阴液严重损伤，因有些热病非一时所能痊愈，需要假以时日，不能急躁冒进。素体虚弱者，更不能极吐极下，否则，必戕伤中气，甚则伤阳败胃；过分吐下后，还有可能发生其他变化。结合前面有关坏病的描述，宜"观其脉证，知犯何逆，随证治之"，准确的辨证和正确的选方是十分重要的。

太阳病六七日，表证仍在，脉微而沉，反不结胸①，其人发狂者，以热在下焦，少腹当硬满，小便自利者，下血乃愈。所以然者，以太阳随经，瘀热在里②故也，抵当汤主之。(124)

抵当汤方

水蛭（熬）、虻虫各三十个（去翅足，熬），桃仁二十五个（去皮尖），大黄三两（酒洗）。

上四味，以水五升，煮取三升，去滓，温服一升，不下更服。

【注解】

①结胸：外邪与痰、水结聚于胸膈所引起的病证。

②太阳随经，瘀热在里：太阳本经邪热，由表入里，蓄结于下焦血分。

【解读】

太阳病六、七日，为表邪入里之期，即使表证仍在，也要注意脉象。若脉不浮而转为沉者，是外邪已内陷入里。内陷之邪，若结于胸膈，可以形成结胸证；若不结胸，邪陷不在中上二焦，深入下焦血分，血热互结则形成太阳蓄血证，故曰"以热在下焦"，"以太阳随经，瘀热在里故也"。

表证仍在，同时血蓄下焦，证属表里同病。表里同病者，治疗常法应该是先表后里，而本条不言先解表，直接使用攻逐之法，此乃表里同病治疗的变法，即里急者当先治里。说明此太阳蓄血证病势危急，病情严重，从病机上讲，则是血结较深，属蓄血重证。

太阳蓄血重证脉微而沉，是指脉象沉而略有滞涩。此处之微并非主虚证的微弱脉象，而是血蓄于里，瘀阻络道，血脉不利，所以脉沉而滞，甚则脉象沉结。病人表现出典型的狂躁症状，较桃核承气汤证"如狂"者严重，说明热在血分，瘀热直接上攻于心，心神被扰，神志错乱。少腹硬满，为邪热与瘀血结于下焦所致。"硬"是客观体征，医者触按时有坚硬抵触的感觉；"满"是自觉症状，患者自觉胀满不舒；小便自利，提示病在下焦血分，膀胱气化功能未受影响。

太阳蓄水证与太阳蓄血证，其病证均为太阳表邪循经入里，出现少腹硬满。前者病在气分，膀胱气化不利，水湿内停，小便不利；后者病在血分，血热互结，扰乱神志，但小便自利。所以小便利与不利，有无精神症状，既是太阳蓄水证与太阳蓄血证的鉴别要点，也是太阳蓄血证的辨证要点。

本条中使用了倒装文法，"抵当汤主之"应接在"下血乃愈"之后。"所以然者，以太阳随经，瘀热在里故也"为自注句，说明太阳蓄血形成的病因病机。

本证瘀热互结，为蓄血的危急重证，即使表证未解，也应急救其里，治以破瘀结、泻血热，方用抵当汤。

抵当汤由水蛭、虻虫、大黄、桃仁四味药组成。大黄、桃仁为植物药，大黄可入血分，泻热逐瘀，推陈致新；桃仁活血化瘀以滑利；水蛭、虻虫为虫类药，其药性峻猛，直入血络，善破瘀积恶血。四药相合，为破血逐瘀之峻剂。

太阳病，身黄，脉沉结，小腹硬，小便不利者，为无血也。小便自利，其人如狂者，血证谛①也，抵当汤主之。（125）

【注解】

①谛（dì）：证据确凿。

【解读】

太阳病是言其表证还有，但已经发生身黄，且脉沉结，小腹硬，其人如狂，显示里热已经非常严重，并已深入血分。热毒与阴血相搏结，影响血液的正常运行，并扰乱心神，导致病人出现神志症状。治当攻逐瘀热，用抵当场。

本条脉证与上条大致相同，少腹硬满，小便自利，如狂，脉沉结，都是瘀热结聚下焦的表现。由于瘀热结滞血脉，营气不能正常敷布，可见身目发黄。但此发黄必须与湿热发黄相鉴别。湿热发黄，当小便不利，其人不狂，治以茵陈蒿汤。今小便自利，说明此身黄与水湿无关，且见如狂，则蓄血证确信无疑，故曰"血证谛也"。

伤寒有热，少腹满，应小便不利，今反利者，为有血也。当下之，不可余药①，宜抵当丸。（126）

抵当丸方

水蛭二十个（熬）、虻虫二十个（去翅足，熬）、桃仁二十五个（去皮尖）、大黄三两。

上四味，捣分四丸，以水一升，煮一丸，取七合服之。晬②时当下血，血不下者更服。

【注解】

①不可余药：药液和药渣一同服下。

②晬（zuì）时：一昼夜的时间。

【解读】

伤寒有热是表证仍在，表邪不解，每多循经入里，病见少腹满。若为蓄水所致，则应小便不利。今小便反利，可以推知是下焦蓄血。治当攻下瘀热，用抵当丸。

因本证仅见"少腹满"，未见少腹硬，也未见如狂或发狂，说明其病情不急，故治以丸剂，减量缓攻。

抵当丸所用药物与抵当汤相同，其中水蛭、虻虫已减三分之一，且一剂分四丸，每次仅服一丸，所以一次服用量较抵当汤为小；加之以汤改丸，故其破血作用相对缓和。服药采取"煮丸之法"，连药渣一并服下，故云"不可余药"。大陷胸丸和理中丸亦是采用这种煎服法，值得研究和重视。

因丸药性缓，其下瘀血之力比汤药和缓而作用持久，故服药后"晬时当下血"。若不下者可再服。

太阳病，小便利者，以饮水多，必心下悸；小便少者，必苦里急①也。（127）

【注解】

①里急：小腹急迫不舒。

【解读】

太阳病患者，因饮水过多，造成水气内停。若水停中焦，则小便通利而心下悸，参照第73条原文，可与茯苓甘草汤。若水停下焦，则小便不利而苦里急，即小腹拘急，治当用五苓散。

问曰：病有结胸，有脏结①，其状何如？答曰：按之痛，寸脉浮，关脉沉，名曰结胸也。（128）

【注解】

①脏结：脏气虚衰、阴寒凝结的病证。

【解读】

结胸与脏结是两类不同性质的证候。结胸证是邪气与痰水结聚于胸膈引起，虽有寒热之分，但以热证为多。本条提出结胸"按之痛，寸脉浮，关脉沉"等为热实结胸的脉证特点。

邪热与有形之痰水相结于胸脘，所以胸脘部按之则痛；寸脉候上，脉浮说明阳热在胸；关脉主中，关脉沉，说明痰水结于中。寸浮关沉，反映了热与痰水相结的病机，因邪结而正气不虚，脉必沉而有力。

脏结证是脏气虚衰、阴寒凝结所导致，属虚、属阴、属寒。因两者在临床表现有相似之处，故需加以鉴别。脏结的脉证在下一条中叙述。

何谓脏结？答曰：如结胸状，饮食如故，时时下利，寸脉浮，关脉小细沉紧，名曰脏结。舌上白胎滑①者，难治。(129)

【注解】

①舌上白胎滑：舌上苔白而滑。

【解读】

脏结证也具有心下硬满疼痛的表现，犹如结胸的状态。因脏结是邪结在脏，胃腑无实邪阻滞，所以"饮食如故"，与结胸之不能食迥异。因脏结为阴，邪结在脏，阳虚有寒，故其人能食而时时下利；中州有寒，故关脉小细沉紧；然邪由表入，故寸脉亦浮。

从脉证可知脏结证属脏气虚衰、寒邪内结之证。脏结寒凝，若见舌上白胎而滑，则知气寒津凝，里阳已衰，而入结之邪更为深重，故对其凝结，则非攻不可。然脏气先虚，早已下利，而又不任其攻，故攻补两难，故云"难治"。但难治不等于无治，临床尚可采用温阳散寒之法。

脏结无阳证①，不往来寒热，其人反静，舌上胎滑者，不可攻也。(130)

【注解】

①阳证：发热、口渴等热象。

【解读】

脏结无发热、口渴、心烦等阳热证候，也不见往来寒热的少阳证。"其人反静"，谓无阳明病的烦躁证，排除了病在六腑的可能，进一步证实脏结病在五脏，证属阴寒的病理机制。舌苔白滑更是阳虚寒凝的确据，所以脏结虽有似结胸证之心下硬满疼痛的表现，但也不能治以攻法。

此证张仲景未出方治，有的注家提出用理中汤加枳实，以理中汤温补中阳，以枳实破气散结，可资参考。

病发于阳，而反下之，热入因作结胸；病发于阴，而反下之一作汗出，因作痞①也。所以成结胸者，以下之太早故也。结胸者，项亦强，如柔痓②状，下之则和，宜大陷胸丸。(131)

大陷胸丸方

大黄半斤、葶苈子半升（熬）、芒硝半升、杏仁半升（去皮尖，熬黑）。

上四味，捣筛二味，内杏仁、芒硝，合研如脂，和散，取如弹丸一枚，别捣甘遂末一钱匕，白蜜二合，水二升煮取一升，温顿服之，一宿乃下；如不下，更服。取下为效，禁如药法。

【注解】

①痞：心下如物填塞，胀闷不舒。

②柔痓：汗出而项背强直，角弓反张。亦作"柔痉"。

【解读】

胃阳素旺、体质较强之人，若兼有水饮留滞，患表病而误下后，邪热内陷，与水饮相搏，结于胸膈，易成结胸证。胃阳不足、体质较弱之人，患表病而误下后，胃气愈伤，邪气内陷，结于心下，易成痞证。

结胸、痞证之形成，既有因误下而致者，也有未因误下，邪气内入而成者，临床但以脉证为凭。表证下之太早，引邪入里，热入因作结胸。痞证因为体质较差，胃阳不足，无可下之理，故无下早下迟之说。

凡结胸证，必心下硬满疼痛。此处言"结胸者，项亦强，如柔痓状"，据此可知，本条所言之结胸证，除有心下硬满疼痛之外，尚有颈项强直、俯仰不能自如、汗出等类似柔痓的临床表现。这是因热与水结而病位偏高，邪结高位，项背经脉受阻，津液不布，经脉失其所养所致，尚可见短气喘促等肺气不利之证。由于邪热内陷，蒸腾水液外泄，故见汗出。治以大陷胸丸攻逐水热，水热既去，心下硬满疼痛等证自可解除；津液通达，水精四布，则项部亦转柔和，故曰"下之则和"。

大黄、芒硝、甘遂三药相伍，名为大陷胸汤。今变汤为丸，又加葶苈、杏仁、白蜜而为大陷胸丸。方中大黄、芒硝、甘遂合用，相辅相成，既可攻下邪热，又能荡涤积聚之痰水，此为本方之主要药物。因本证之邪结病位偏高，肺气不利，故加用葶苈以泻肺，杏仁以利肺，务使肺气通利，水之上源宣达畅通，有利于高位水饮诸邪的解除。

大黄、芒硝、甘遂，药性峻利，但本方芒硝、大黄、葶苈子、杏仁四药，取如弹丸一枚，用量较小；甘遂与诸品同煮，加上白蜜的应用，可减缓峻烈的药性，攻下不致过猛，可免药过病所。

结胸证，其脉浮大者，不可下，下之则死。（132）

【解读】

结胸证脉当沉实有力，与心下硬满疼痛并见，方为脉证相符，攻下才可无虞。若结胸证脉见浮大无力，则是正虚邪盛之候，不顾正虚而妄下之，则犯虚虚之戒，以致正气衰亡，故曰"下之则死"。

临床也有结胸证脉浮为邪盛于表而未全入里者，若其人脉浮为表邪未解，大脉则是里实未成。这种浮大之脉，反映了表邪未尽，里邪未实，则不宜过早攻下。

结胸证悉具，烦躁者亦死。（133）

【解读】

大结胸的证候皆备，如心下痛，按之石硬，甚则从心下至少腹硬满而痛，或不大便，或舌上燥而渴，日晡小有潮热等，这反映了水热胶结，邪气盛实，病情已重。又见烦躁不安，甚则躁扰不宁，是邪结已深，正不胜邪的表现。邪盛正衰，真气散乱，攻之则正气不支，不攻则邪实不去，进退两难，预后不良。

烦躁有虚实之别，结胸早期，正气不虚，邪热互结，阳热内盛，正邪相争激烈，可见烦躁。此时当用大陷胸汤，因势利导，泻热逐水则愈。"结胸证悉具"之时，病情十分严重，若出现烦躁，则属于正不胜邪、真气散乱、神不守舍的危候，预后尤其凶险，所以说"烦躁者亦死"。

上两条强调结胸之证不能下之过早，不应下而早下，会使邪陷正伤。本条意指结胸证治当及时，待病形悉具，再议治疗则为时已晚。前后条文联系体会，其义较为完备。从中可以吸取教训，临床诊治疾病，既要谨慎行事，脉证合参，在确保辨证无误的情况下，再予治疗；亦应果断行事，抓住治疗时机，防止延误病情而失治。

太阳病，脉浮而动数，浮则为风，数则为热；动则为痛，数则为虚。头痛发热，微盗汗出，而反恶寒者，表未解也。医反下之，动数变迟，膈内巨痛。胃中空虚，客气^①动膈，短气躁烦，心中懊，阳气^②内陷，心下因硬，则为结胸，大陷胸汤主之。若不结胸，但头汗出，余处无汗，剂颈而还，小便不利，身必发黄。（134）

大陷胸汤方

大黄六两（去皮）、芒硝一升、甘遂一钱匕。

上三味，以水六升，先煮大黄，取二升，去滓，内芒硝，煮一两沸，内甘遂末，温服一升，得快利，止后服。

【注解】

①客气：此处指外来邪气。

②阳气：此处指表邪而言，不是指正气。

【解读】

太阳病，脉浮而动数，浮主风邪在表，动为阴阳相击，动而不已，正被邪侮则痛。数为阳热，今动、数、浮脉并见，为风邪在表，内无实邪，故数则为虚，头痛发热，病在表，表气虚，故微微似盗汗出。医不解表，表里不澈，故反恶寒，表未解之故；医不解表，反下之，邪气陷于内．结于胸膈，其动数之脉变为迟，乃本气虚败，表邪内陷，正邪相争于膈间，故膈内痛。

下后中气虚，客气动膈，升降被阻，呼吸短促，躁扰不安，心中懊恼。心下硬者，为阳热逆于里，造成结胸，宜大陷胸汤，下其热结。若下后不结胸，头上汗出，余处无汗，剂颈而还者，谓之汗出剂颈而还，边缘整齐，无蚕蚀之状。小便不利者，因误下热入胃中．与湿凝聚，则热不得外越。小便不利，身必发黄，下伤脾胃，湿热不能运化，故不得从小便解。所以汗出不澈，小便亦不畅，邪热郁蒸，身必发黄。

伤寒六七日，结胸热实①，脉沉而紧，心下痛，按之石硬者，大陷胸汤主之。(135)

【注解】

①结胸热实：指结胸证的性质属热属实。

【解读】

误下而成结胸，不是绝对的，一是误下后不一定都成结胸，已如上条所述；二是误下并非是结胸形成的唯一条件。本条伤寒六七日，虽未经误下，但治不及时，以致邪热内陷与水相结，同样成为结胸证。沉脉候里主水，紧脉为实主痛，皆是热实结胸当见之脉。患者自觉心下疼痛，触按其病位，则有"石硬"之感，即上腹部腹肌紧张坚硬。结胸主脉主证已具，是大陷胸汤的主治病证。

伤寒十余日，热结在里，复往来寒热者，与大柴胡汤。但结胸，无大热①者，此为水结在胸胁也，但头微汗出者，大陷胸汤主之。(136)

大柴胡汤方

柴胡半斤、枳实四枚（炙）、生姜五两（切）、黄芩三两、芍药三两、半夏半升（洗）、大枣十二枚（擘）。

上七味，以水一斗二升，煮取六升，去滓再煎，温服一升，日三服。一方加大黄二两，若不加，恐不名大柴胡汤。

【注解】

①无大热：指外表无大热。

【解读】

伤寒十余日不愈，病邪入里化热，热结在里，已现阳明腑实；又见往来寒热，邪仍稽留在少阳，病属阳明热结而兼少阳不和，也即少阳阳明俱病，理当二经同治，用大柴胡汤和解少阳，泻下阳明。

伤寒十余日不愈，病邪入里化热，阳邪内陷，热与水互结在胸膈，而成结胸之证。虽有发热现象，但无少阳往来寒热，也无阳明蒸蒸大热，而上"但头微汗出"，周身无汗，此乃热郁水中，不能向外透越所致，治疗宜用大陷胸汤泻热逐水破结。

泻热逐水破结是治疗热实大陷胸汤证的主要治则。因结胸为水热互结之证，热入是结胸之因，水结是结胸之本，无热则不成结胸，无水也不成结胸。栀子豉汤系热留胸膈并无水结，十枣汤虽有心下痞硬满、胁下痛之证，但为悬饮，主要饮邪为病，并无热象。本条"水结在胸胁"却与热实有关，所以必须泻热逐水破结。

大柴胡汤证既是阳明热结在里，可能见有心下痞满而痛，少阳受邪，枢机不利，可能见有胸胁苦满等证。这些证候与结胸有相似之处，可从其热型、疼痛部位以及腹诊情况等几个方面，进行鉴别比较。

太阳病，重发汗而复下之，不大便五六日，舌上燥而渴，日晡所小有潮热，从心下至少腹硬满而痛，不可近者，大陷胸汤主之。(137)

【解读】

太阳病重发汗，伤其津液；而复下之，邪热内陷入里。津伤胃燥，故五六日不大便。舌上燥而渴，又见日晡所小有潮热，是阳明里实。从心下至少腹硬满而痛不可近，病变范围广，胀满疼痛严重，按之石硬，甚则痛不可近，拒绝触按，显系误下邪陷，邪热入里，与胸腹间的痰水凝结，形成大结胸证。本证是热实结胸兼阳明腑实。结胸、腑实，孰轻孰重，孰急孰缓？当从证候分析：腹痛范围从心下至少腹，较之阳明腑实的绕脐痛为广；腹痛性质是硬满而痛不可近，较之阳明痞满而痛更为严重。其热型是"小有潮热"，尚不及阳明的壮盛之势。由此可见，本证结胸重而急，腑实轻而缓。

用大陷胸汤治疗，既可逐水破结，又可攻下燥热，一举两得，最为适宜。而承气汤仅能泻下阳明之燥热，却无逐水开结之能，若用于大结胸兼阳明腑实证，虽肠胃之燥热可下，但胸腹间水饮之邪难除，故非其治也。

以上数条，论述了大结胸证的辨证和治疗。脉沉紧有力，心下硬满疼痛，按之石硬，是其脉证特点。邪热与水饮相结于胸膈，病位或偏于上，或旁及于胁，或涉及腹部。病偏于上见项强者，必须与柔痉相区别；旁及于胁者，应该与少阳阳明证鉴别；波及于全腹者，又当与阳明腑实相区别。

小结胸病，正在心下，按之则痛，脉浮滑者，小陷胸汤主之。(138)

小陷胸汤方

黄连一两、半夏半升（洗）、栝蒌实大者一枚。

上三味，以水六升，先煮栝蒌，取三升，去滓，内诸药，煮取二升，去滓，分温三服。

【解读】

小结胸病是与前述之大结胸病对比而言。本证病变范围小，病情比较轻，病势相对缓，症状不严重。"正在心下"是与大陷胸汤证"从心下至少腹硬满而痛不可近"对比，"按之则痛"是与"膈内拒痛"、"痛不可近"对比。

本证在病变范围和疼痛程度方面都比大陷胸汤证轻缓，按之始痛，不按不痛；脉浮滑主阳热浮盛，痰热互结。其病机与大陷胸汤证之热与水结在胸胁对比，则是痰与热结于心下，治以小陷胸汤。

小陷胸汤具有辛开苦降、清热涤痰散结之功。其中黄连苦寒，能泻心下热结；半夏辛温，善涤心下痰饮；瓜蒌实甘寒滑润，能荡热涤痰、导痰开结，并能助黄连清热，协同半夏化痰。三药配合，相得益彰，使痰热各自分清，结滞得以开散。

本方与大陷胸汤相比，则有大小、缓急之分。本证黄连之清泄热结，轻于大黄之泻热破结；半夏之化痰开结，缓于甘遂之涤痰逐水；瓜蒌实之清热润下，轻于芒硝之软坚泻实，故本方较大陷胸汤为缓。

小结胸证与大结胸证皆为热实结胸，但邪结有深浅，证候有轻重，病势有缓急，病位有大小。大结胸证是热与水结，病位在心下至少腹，证见硬满疼痛，脉见沉紧，证重势急，所以治疗当泻热逐水，用大陷胸汤。小结胸证是热与痰结，正在心下，证见按之则痛、脉见浮滑，证轻势缓，所以治疗当清热涤痰，用小陷胸汤。

太阳病，二三日，不能卧，但欲起，心下必结，脉微弱者，此本有寒分①也。反下之，若利止，必作结胸；未止者，四日复下之，此作协热利②也。（139）

【注解】

①寒分：此处作水饮解。

②协热利：夹表邪而下利。

【解读】

太阳病二三日，出现不能卧但欲起的证候，是心下邪气结滞。卧则气滞更甚，而起立活动可有所缓解。本病一是有太阳未解之表证，二是有邪结心下之里证。脉象微弱，是阳气虚弱的反映。阳气亏虚，以致水饮不化，停于心下，是所谓"此本有寒分也"。

证属阳虚饮停气滞，兼表邪不解，治宜温阳化气利水兼解表邪，不当下而下，故谓之"反"。若误下，不但表邪不解，而且阳气更虚，水寒浸渍于肠，必作下利。下利的同时又见表证的发热，是谓"协热利"。

下利性质属寒，若下利自止，说明病性由寒转热，是因误下后外邪化热内陷，与水饮相结的缘故。水热互结，下利止，而结胸成，故曰"若利止，必作结胸"。

太阳病，下之，其脉促，不结胸者，此为欲解也。脉浮者，必结胸。脉紧者，必咽痛。脉弦者，必两胁拘急。脉细数者，头痛未止。脉沉紧者，必欲呕。脉沉滑者，协热利。脉浮滑者，必下血。（140）

【解读】

本条以脉测证，论述太阳病误下后的变证。古今注家多有存疑，《医宗金鉴》对原文修改为："其脉促"改为"其脉浮"；"脉浮者"改为"脉促者"；"脉紧者"改为"脉细致"；"脉细致者"改为"脉紧"；"脉浮滑者"改为"脉滑数"。

太阳表证误下后，若其脉浮，是邪仍在表而未入里，故不作结胸，因表邪以微，所以"此为欲解也"。其脉促者，是阳热过盛、邪欲入里有结滞之势，所以"必结胸也"。若脉见细致，是阴伤而有虚热，故"必咽浦"。脉弦，为少阳之脉，少阳经气不和，故"两胁拘急"。脉紧主寒，太阳表寒未解，故头痛未止。沉脉主里，脉沉紧里有寒，胃气受寒上逆，故"必欲呕"。沉脉主里，滑脉主热，脉沉滑者表邪未解，下陷化热，热迫大扬，故作"协热利"。脉滑数为里有邪热，热伤阴络，故大便下血。

病在阳，应以汗解之，反以冷水噀^①之，若灌之，其热被劫不得去，弥更益烦，肉上粟起，意欲饮水，反不渴者，服文蛤散。若不差者，与五苓散。寒实结胸，无热证者，与三物小陷胸汤，白散亦可服。一云与三物小白散。(141)

文蛤散方

文蛤五两

上一味为散，以沸汤和一方寸匕服，汤用五合。

五苓散方

猪苓十八铢（去黑皮）、白术十八铢、泽泻一两六铢、茯苓十八铢、桂枝半两（去皮）。

上五味为散，更于臼中杵之，白饮和方寸匕服之，日三服，多饮暖水，汗出愈。

白散方

桔梗三分、巴豆一分（去皮心，熬黑，研如脂）、贝母三分。

上三味为散，内巴豆，更于臼中杵之，以白饮和服，强人半钱匕，羸者减之。病在膈上必吐，在膈下必利。不利，进热粥一杯。利过不止，进冷粥一杯。身热皮粟不解，欲引衣自覆，若以水噀之洗之，益令热劫不得出，当汗而不汗则烦。假令汗出已，腹中痛，与芍药三两，如上法。

【注解】

①以冷水噀（xùn）之：用冷水喷洒。噀，喷出口。

【解读】

同是水寒之邪，一则水寒在外而郁遏表阳，一则水寒在内而相结于中，所以同条论述，以资比较。

病在阳，应以汗解之，指太阳表症，当用汗法以解除在表之邪。今当汗不汗，反以冷水渫灌，非但表不得解，反使腠理更加闭郁，而发热更不得去，所以说，其热被劫不得去。由于寒水渫灌，腠理愈闭，邪不去而阳更郁，因而心烦更甚。弥、更、益叠用，意在形容烦的程度严重。寒主收引，水寒外束肌肤，所以肉上粟起。意欲饮水由于烦甚，但里无燥热，所以反不渴，这是表阳郁遏致烦与里热伤津之烦的鉴别要点。水寒郁遏表阳，所以治宜文蛤散。假如用文蛤散未效，再用通阳化气的五苓散。这是一症二法，可根据病情灵活选用。

寒实结胸，指结胸症的性质属寒属实，与热实结胸完全相反。既名结胸，自是具有心下硬痛等症，所以省略未提，与热实结胸的主要区别是"无热证"。那么，口中不干不燥，舌苔白腻滑润，脉象沉迟等寒症自不言而喻，也就无须赘举了。既然是寒与痰水相结，故宜三物白散以逐水祛寒破结。"小陷胸汤"四字应是衍文，不必深究。其实早在唐代孙思邈所著的《千金翼方》已经直接写作"三物小白散"。宋代庞安常所著的《伤寒总病论》与朱肱所著的《类证活人书》均作"三物白散"，庞氏并且明确断言"小陷胸者非也"。明清许多注家对此仍然多方曲解，未免徒乱人意。

太阳与少阳并病，头项强痛，或眩冒，时如结胸，心下痞硬者，当刺大椎第一间①、肺俞②、肝俞③，慎不可发汗。发汗则谵语，脉弦，五日谵语不止，当刺期门。(142)

【注解】

①大椎第一间：在第七颈椎和第一胸椎棘突之间。

②肺俞：当第三第四胸椎横突之间，在脊外方一寸五分。

③肝俞：当第九第十胸椎横突之间，在脊外方一寸五分。

【解读】

太阳病未罢，又出现少阳病，谓之太阳少阳并病。头项强痛是病在太阳，头目眩冒为少阳病见证。少阳之气疏泄不利，故心下痞塞硬满，有时郁结较甚者，还可发生疼痛，犹如结胸之状。证属太少并病，不能仅用治太阳病之汗法，此时刺大椎、肺俞以解肌表之邪，刺肝俞以解少阳之热。

三穴同刺，可治太阳少阳之并病。若误汗，则徒伤津液，少阳之邪热更重，热盛神昏而发生谵语。这种谵语与阳明谵语不同，脉弦为鉴别要点，所以谵语与脉弦并提。五日，谵语不止者，说明少阳邪热炽盛，故刺期门穴以治之。期门是肝之募穴，刺之则木火得泄，木火除则谵语自止。

妇人中风，发热恶寒，经水适来，得之七八日，热除而脉迟身凉，胸胁下

满，如结胸状，谵语者，此为热入血室①也，当刺期门，随其实而取之。(143)

【注解】

①血室：子宫。也有的认为是肝脏，或认为是冲脉。此病多见于月经期，自然与子宫关系密切，但其病理机制也与肝脏、冲脉相关。

【解读】

妇人中风，发热恶寒，时至七八日，适值经血来潮，血室空虚，表邪乘虚而入。外邪入内，所以表热退而身凉。脉迟，说明气血涩滞，邪有所结。冲脉起于胞宫，夹脐上行至胸中；肝为藏血之脏，主疏泄。

热入血室，热与血结，冲脉及足厥阴之脉经气壅滞，故见胸胁下满，甚或疼痛，犹如结胸状。心主血，血热上扰心神，则谵语。通过针刺肝之募穴期门，以泄肝经邪热，则血室之热可解。

妇人中风，七八日，续得寒热，发作有时，经水适断者，此为热入血室，其血必结，故使如疟状，发作有时，小柴胡汤主之 (144)。

小柴胡汤方

柴胡半斤、黄芩三两、人参三两、半夏半升 (洗)、甘草三两、生姜三两 (切)、大枣十二枚 (擘)。

上七味，以水一斗二升，煮取六升，去滓，再煎取三升，温服一升，日三服。

【解读】

妇人感受外邪，时至七八日，恶寒发热不再同见，而是间歇发作有时，恰在此时，经水突然中止，即月经不当断而断，此为热入血室、热与血结所致。血室血结，影响肝胆之气不利、少阳之气不和，故而寒热休作有时，犹如疟状。治以小柴胡汤清解少阳邪热，助正达邪。

根据一些注家意见，考虑到本证有经水适断、其血必结的病变特点，在治疗时应在小柴胡汤清解少阳、疏达气机的基础上酌加牡丹皮、生地黄、红花、桃仁等活血凉血之药，较之单纯小柴胡汤疗效为好。

妇人伤寒发热，经水适来，昼日明了，暮则谵语，如见鬼状者，此为热入血

室。无犯胃气及上二焦，必自愈。（145）

【解读】

妇女患伤寒发热，正值经水来潮，此时血室空虚，外邪容易乘虚侵入，热与血结形成热入血室证。热入血室除了可见胸胁下满如结胸状，或寒热发作有时等证，还会出现神志症状。因热在血分，不在气分，气属阳，血属阴，所以"暮则谵语，昼日明了"，即入夜则神识昏愦而谵语，白天神识清楚。这种谵语非阳明燥实，不可用攻下之治。邪不在表，亦不在胸，所以也禁用发汗及涌吐之法。"无犯胃气及上二焦"，就是告诫医生，不能用汗、吐、下三法。此证与热入血室的"经水适断"不同，其经水适来而血不断，邪热有可能随血外泄而解，故云"必自愈"。当然若血泄不畅，邪热不解，自可参照上两条之治。

《伤寒论》中关于热入血室的条文共四条。上述三条热入血室证，皆明言是"妇人"之病。阳明病篇还有一条热入血室证，因未言"妇人"，有人以此为由，提出男子也有本证，也因此对血室一词，除"子宫"以外，还有解释为"肝"和"冲脉"的。我们认为"血室"就指胞宫，肝及冲脉生理上相关，所以热入血室可见肝及冲脉的病理反应。热入血室证当是妇女所独有，多见于月经期，也可见于产后。张仲景在阳明病篇中不言本证为"妇人"病是属省文，因在此之前的太阳病篇中"热入血室"已明确指出是妇人之病，所以在阳明病篇的"热入血室"中自可略而不提。

伤寒六七日，发热微恶寒，支节烦疼①，微呕，心下支结②，外证未去者，柴胡桂枝汤主之。（146）

柴胡桂枝汤方

桂枝一两半（去皮）、黄芩一两半、人参一两半、甘草一两（炙）、半夏二合半（洗）、芍药一两半、大枣六枚（擘）、生姜一两半（切）、柴胡四两。

上九味，以水七升，煮取三升，去滓，温服一升。本云：人参汤，作如桂枝法，加半夏、柴胡、黄芩，复如柴胡法。今用人参作半剂。

【注解】

①支节烦疼：四肢关节疼痛之甚。

②心下支结：心下胃脘胀满并向两侧胁肋部支撑的感觉。

【解读】

伤寒六七日,证见发热微恶寒,肢节烦疼,属于太阳表证未解。此时又见轻微呕呃、胃脘胀满,支撑胸胁,是少阳疏泄不利,气机郁滞,胃气上逆所致,说明病已部分进入少阳。先病太阳,其邪未解,又病少阳,太少先后发病,故属于太少并病的范围。治用柴胡桂枝汤双解两经之邪。

柴胡桂枝汤,即取用小柴胡汤与桂枝汤各药物一半剂量,合成新方。意在用桂枝汤外解太阳之邪,以治发热微恶寒、肢节烦疼;用小柴胡汤内和少阳枢机,以治微呕、心下支结。合方使用,使太阳少阳之邪并解。

伤寒五六日,已发汗而复下之,胸胁满微结,小便不利,渴而不呕,但头汗出,往来寒热,心烦者,此为未解也,柴胡桂枝干姜汤主之。(147)

柴胡桂枝干姜汤方

柴胡半斤、桂枝三两(去皮)、干姜二两、栝蒌根四两、黄芩三两、牡蛎二两(熬)、甘草二两(炙)。

上七味,以水一斗二升,煮取六升,去滓,再煎取三升,温服一升,日三服。初服微烦,复服汗出便愈。

【解读】

伤寒五六日,已用发汗,但邪气未解,是汗不得法。此时表未解,仍应发汗解表,若用下法攻里,是为误治,引邪入里。邪传少阳,故胸胁满、往来寒热、心烦。胸胁满而"微结",提示与小柴胡汤证存在着不同的病理机制。因与小便不利同见,说明其不但有气机郁滞,而且有水饮停积。

少阳枢机不利,三焦决渎失职,水道不畅,则见小便不利;气不化津,津不上承,而见口渴;水饮不化,少阳邪热不得外泄而上蒸于头,故头汗出,而身无汗;邪气不及于胃,所以不呕。治疗用柴胡桂枝干姜汤,一则清解少阳枢机之邪,二则助气化以生津液。

柴胡桂枝干姜汤由小柴胡汤加减而成。柴胡、黄芩作为主药,仍用于清解少阳半表半里之邪,因津伤口渴而不呕,故去半夏加天花粉(栝蒌根),生津胜热以止烦渴;枢机不利,水饮停积,而胸胁满微结,故去人参、大枣,加牡蛎软坚散结,桂枝配干姜,通阳化饮以行三焦。诸药相伍,可使少阳得和,枢机畅利,气化以行，阳生津复，诸证悉愈。方后注云"初服微烦，复服汗出"，这是药后阳达津布之象，为正复邪却的反映。

《金匮要略·疟疾篇》柴胡姜桂汤的药物与本方完全一样，用以治疗疟疾寒多热少或但寒不热者。

伤寒五六日，头汗出，微恶寒，手足冷，心下满，口不欲食，大便硬，脉细者，此为阳微结①，必有表，复有里也。脉沉，亦在里也。汗出为阳微，假令纯阴结②，不得复有外证，悉入在里，此为半在里半在外也。脉虽沉紧，不得为少阴病，所以然者，阴不得有汗，今头汗出，故知非少阴也，可与小柴胡汤。设不了了者，得屎而解。(148)

【注解】

①阳微结：大便硬结不甚。阳微结，与阳结相对而言，谓热结犹浅。

②纯阴结：脾肾阳虚，阴寒凝结而大便不通。

【解读】

本条从"伤寒五六日"至"复有里也"，是论述阳微结的脉症及阳微结的病机特点。但是这些脉症，颇似阴症、虚症、寒症，较难确诊，因而接着反复讨论，指出了辨证的关键——头汗出，以阴不得有汗，据以推断症属阳微结，不是少阴的纯阴结；微恶寒，手足冷，是阳郁于里不得外达；脉沉细或沉紧，也是因阳郁于里而脉道滞塞，不是阳虚里寒。

既然已排除了里虚寒的阴结，那么，自应属于里实热的阳结了。但是大便虽硬，却无潮热腹满痛等症，仅见心下满、口不欲食，可见只是胆胃气滞的阳微结症。最后在明确诊断的前提下，作出针对性的治法，可与小柴胡汤。这是因为小柴胡汤和解枢机，不仅能和表里，而且能调经府，恢复胃气和降功能的作用，所以药后自能结开便通而愈。假使药后大便未通，症情还没有完全消除，所谓"不了了"，是指已经获效，但病情尚未完全解除的意思，只要大便一通，则自然痊愈，示人不必改弦易辙而投其他下剂，以免诛伐无过。

当然，也不能认为绝对禁下，在小柴胡汤中酌加一些泻下药物，也是可以的。关于"必有表，复有里"与"半在里半在外"，皆是对举之词，意在说明阳微结症的病机特点，热虽结于里但病势轻浅，所以既不可发汗，也不可攻下，更不能表里同治，只宜用小柴胡汤和解少阳枢机。因此，不应理解为表里症同具，更不能理解为一半表症与一半里症。

伤寒五六日，呕而发热者，柴胡汤证具，而以他药下之，柴胡证仍在者，复与柴胡汤。此虽已下之，不为逆，必蒸蒸而振，却发热汗出而解。若心下满而硬痛者，此为结胸也，大陷胸汤主之。但满而不痛者，此为痞，柴胡不中与之，宜半夏泻心汤。(149)

半夏泻心汤方

半夏半升（洗），黄芩、干姜、人参、甘草（炙）各三两，黄连一两，大枣十二枚（擘）。

上七味，以水一斗，煮取六升，去滓，再煎取三升，温服一升，日三服。须大陷胸汤者，方用前第二法。一方用半夏一升。

【解读】

伤寒五六日，出现呕而发热，是少阳病的表现，已具备使用小柴胡汤的条件。医者不用小柴胡汤和解，反以他药泻下，属于误治，可能会出现多种情况。

误下后的第一种表现是，病证未发生变化，柴胡证仍在，这时还可以使用小柴胡汤。此误下尚未造成邪气内陷，故云"不为逆"。但误下后，毕竟耗伤正气。小柴胡汤助正达邪，服药后正气得药力相助，与邪气相争，故发生"蒸蒸而振"的"战汗"的现象，发热汗出而解。

误下后的第二种情况是，心下满痛，按之石硬，形成结胸证。此因少阳邪热内陷入里，与水饮互结。与前太阳病误下而成结胸，途径虽然不同，但见证并无差异，故亦用大陷胸汤，以泻热逐水破结。

误下后的第三种情况是，出现心下满而不痛的痞证。此因误下之后，脾胃阳气受损，邪热内陷所致。脾胃阳气亏虚，不能温运水湿，寒湿内生，以致寒热错杂，虚实兼夹。中焦寒热虚实错杂，脾胃升降功能失常，气机壅滞，故发生心下痞塞不通。心下痞满，按之不痛，而若气机壅滞较甚，也可出现疼痛之症，但程度较轻，与结胸证之心下痛，按之石硬者，仍有显著差异。

本证除心下痞外，还有呕利肠鸣等症。气机痞塞于中，胃气不降而上逆，可见恶心、呕吐、嗳气；"中气不足，肠为之苦鸣"，脾胃气伤，可见肠中鸣响；

脾气不升而下陷，还可见下利及大便干湿不调。此心下痞满证纯属中焦气机壅滞，升降失常，与胸胁苦满的小柴胡汤证有着不同的病理机制，自然不是小柴胡汤的适应证，所以说"柴胡不中与之"，而应用半夏泻心汤辛开苦降，和中消痞。

半夏泻心汤中半夏、干姜辛能散结，温以散寒；黄芩、黄连苦能降浊，寒以泄热；人参、甘草、大枣甘温补脾益胃。辛开苦降，寒温并用，攻补同施，共奏泄热补虚、升清降浊、散结消痞之功。

半夏泻心汤是辛开苦降甘调之代表方，后面介绍的生姜泻心汤及甘草泻心汤都是在此方的基础上稍作加减而成，主治病证亦与此大同小异。

辛开、苦降、甘调，共成泄热补虚、升清降浊、散结消痞之功，开治疗脾胃病之一大法门。现代医学所谓急慢性胃炎、胃肠炎、溃疡病，以至肝、胆病等疾患，出现寒热错杂，升降失常者，运用此法，化裁得当，多能收效。

太阳少阳并病，而反下之，成结胸，心下硬，下利不止，水浆不下，其人心烦。（150）

【解读】

太阳病未罢，又出现少阳病，是谓太阳与少阳并病，当用太阳少阳两解之法治疗。攻下之法在此属禁用之列，不当下而下，故曰"反"，是误治。误下后，邪气内陷，热与水相结而成结胸，故"心下硬"。误下不仅使邪气内陷，而且损伤脾胃之气，使中气下陷，胃气败绝，所以下利不止，水浆不得入口；正虚而邪热内扰，故见心烦。

结胸证见下利不止，较之大便秘结者更为严重，是邪气壅盛，而正气大虚，预后大多不良。

脉浮而紧，而反下之，紧反入里，则作痞。按之自濡①，但气痞耳。（151）

【注解】

①濡：与"软"同，柔软的意思。

【解读】

此条说明痞证的病机。脉浮而紧，为太阳伤寒主脉，说明寒邪在表，应以麻黄汤辛温发汗解表。若误以下法治疗，则寒邪由表入里，即"紧反入里"，这里的"紧"是借脉象而指在表之寒邪。误下里虚，脾胃气伤，寒邪内陷，结于心下，郁而化热，致使脾胃升降失常，中焦气机痞塞，故作心下痞。痞证内无有形实邪，仅是无形气滞，所以心下痞满不痛，按之自濡，此即所谓"但气痞耳"。此应与结胸证心下硬满而痛、手不可近者，作出鉴别。

痞证是以胃脘部痞满不适为主证的证候名称。第 131 条已经提出痞证的成因是"病发于阴，而反下之"，第 149 条提到痞证的特点是"但满而不痛"，本条则明确了痞证的病理机制。

太阳中风，下利呕逆，表解乃可攻之。其人漐漐汗出，发作有时，头痛，心下痞硬满，引胁下痛，干呕短气，汗出不恶寒者，此表解里未和也，十枣汤主之。（152）

十枣汤方

芫花（熬）、甘遂、大戟。

上三味，等分，各别捣为散，以水一升半，先煮大枣肥者十枚，取八合，去滓，内药末，强人服一钱匕，羸人服半钱匕，温服之，平旦服。若下少，病不除者，明日更服，加半钱，得快下利后，糜粥自养。

【解读】

本条讨论太阳中风的外感表症兼下利呕逆的悬饮里症。在这种情况下，治疗应当遵循先表后里的原则，所以说"表解者乃可攻之"。未提中风的症状，属于省文，切不可将下利呕逆误作中风症候，否则，其后的"表解者乃可攻之"的治疗原则，就没有着落了。下利与呕逆，乃水邪上攻下迫所致，但是仅据下利呕逆，很难与太阳阳明合病相鉴别，因而颇有必要进一步指明辨证要点：其一，漐漐汗出颇似太阳中风之表虚症，但中风症的汗出不是发作有时，今阵发性地漐漐汗出，乃因水邪外迫肌肤，影响营卫的功能所致。其二，头痛似表，但表症头痛，必有恶寒，今不恶寒，因知这种头痛，亦为水邪攻冲所致。其三，心下痞硬满，颇似结胸和痞症，但痞症不痛，结胸症虽痛却不是引胁下痛，实际上悬饮以胸胁痛为主症，此处先举心下痞硬满，当是为了便于类比鉴别的缘故。悬饮的主症既具，那么，则不难看出干呕短气，也是因于水邪，犯胃则胃气上逆而干呕，犯肺则肺气不利而短气。这一切都是胸胁悬饮的症候，所以最后又着重指出"汗出不恶寒者，此表解里未和也"，这是辨表里的主要依据。胸胁悬饮症不同于大结胸症，自非大陷胸汤所宜，而应以十枣汤主治。

太阳病，医发汗，遂发热恶寒。因复下之，心下痞。表里俱虚，阴阳气并竭①，无阳则阴独②。复加烧针，因胸烦。面色青黄，肤瞤者，难治；今色微黄，手足温者，易愈。(153)

【注解】

①阴阳气并竭：表里之气都虚竭。阴、阳此处指里和表。

②无阳则阴独：无表证而里证独具。

【解读】

太阳病，医发汗，遂发热恶寒，此取汗不如法，淋漓不止，其病未除，反伤正气，故发热恶寒，属表虚之证。因莫下，益损其里气，表邪乘虚内陷，而痞结于心下。既汗复下，致表里俱虚，阴阳并竭，故外无阳证，内阴独盛，而医误为汗下不彻，竟复加烧针，更伤其血脉之气，故胸烦。

面色青黄，乃土虚木乘之色。肤瞤者，以火针却其心液，阴阳无所养，故有心悸肉跳，为难治之证。今色微黄，此土气渐复，手足温，此经脉渐通和，故病易愈。

心下痞，按之濡，其脉关上浮者，大黄黄连泻心汤主之。(154)

大黄黄连泻心汤方

大黄二两、黄连一两。

上二味，以麻沸汤①二升渍之，须臾绞去滓，分温再服。

臣亿等谨按：大黄黄连泻心汤，诸本皆二味。又后附子泻心汤，用大黄、黄连、黄芩、附子，恐是前方中亦有黄芩，后但加附子也，故后云附子泻心汤，本云加附子也。

【注解】

①麻沸汤：即沸水。

【解读】

心下痞满，按之濡软，是痞证的主要表现，只是因为气机阻滞而已。无形邪气痞结心下，与心下硬满疼痛的结胸证不同，也与腹满疼痛拒按的阳明腑实证大异。

关上脉浮揭示了痞证的病理属性。关脉居尺寸之中，主中焦病，用以候脾胃；"浮"主阳邪。关上见阳脉，反映中州有火热之邪。"心下痞，按之濡"与"关脉浮"并见，一证一脉，确定了本证的病位、病机。脉证合参，不难看出，此证属火热之邪壅滞心下，使胃气不和而作痞。治以泄热消痞，用大黄黄连泻心汤。

本条言简意赅，然在临床上本证除上述一脉一证外，还可见心烦、小便黄赤及舌红、苔薄黄等火热见证。

大黄黄连泻心汤，《伤寒论》原文记载仅大黄、黄连二味药，《千金翼方》注云"此方本有黄芩"，又林亿等亦认为本方中有黄芩，说明本方当有黄芩。"热虽无形，然非苦寒以泄之，不能去也"，故用三黄以泄热消痞。但三药苦味厚重，且大黄更具泻下之力，三药煎煮内服，容易下走肠道而具泄下之功，难于清泄胃中之热。妙的是，本方采用了特殊的煎服法。方后注云，"以麻沸汤"渍之，"须臾绞去滓"，是说三药并不能煮，而是用滚开水浸泡片刻，然后即去滓饮汤。如此可取其气以清中焦无形之邪热，薄其味而防药过病所。

心下痞，而复恶寒，汗出者，附子泻心汤主之。(155)

附子泻心汤方

大黄二两、黄连一两、黄芩一两、附子一枚（炮，去皮，破，别煮取汁）。

上四味，切三味，以麻沸汤二升渍之，须臾绞去滓，内附子汁，分温再服。

【解读】

承接上条，此"心下痞"也是热邪壅滞之痞。复见恶寒、汗出，是卫阳虚弱，失于温煦。卫出下焦，由肾阳所化生，经上焦开发，以温分肉，肥腠理，熏肌肤，司开合，固护肌表。今卫阳虚，温煦开合失职，故恶寒、汗出。此与恶寒汗出的同时见发热、头身疼痛的表证不同，应该注意鉴别。本证邪热有余，而表阳不足，所以治用附子泻心汤，一方面泄热消痞，一方面扶阳固表。

附子泻心汤即大黄黄连泻心汤加附子，方用大黄、黄连、黄芩，经麻沸汤浸渍，取其气而薄其味，意在清心下之热而消痞。附子另煮取，取使其发挥温肾阳、固肌表的作用。此寒热异其气，生熟异其性，药虽同行而功效各奏。

附子泻心汤亦是寒热并用的方剂，然与和解寒热的半夏泻心汤等方剂的立意不同，因其主治的病证是心下邪热壅盛而卫阳虚于外，寒热分踞内外，所以该方的使用必须达到既清在里之热，又驱在外之寒的目的。若苦寒与辛温四药同煮则药性相互牵制，不能发挥各自的功效。如何使寒药与热药并行不悖，取得应有的疗效，其特殊的煎服法就成了应用该方的关键。

本以下之，故心下痞，与泻心汤，痞不解，其人渴而口燥烦、小便不利者，五苓散主之。一方云：忍之一日乃愈。(156)

【解读】

因误用攻下法而形成痞证，改用泻心汤（包括半夏泻心汤、大黄黄连泻心汤）治疗，其痞不解，说明药不对证。从其人"渴而口燥烦、小便不利"分析，则知本证原为水饮内停、津液不能上承所致。水液停聚，气化不利，故小便不利；气不化津，津液不能输布故口燥而渴，口干渴甚则烦。水阻气滞，痞塞于中，气机不利，故作心下痞。其痞因水而作，自然非诸泻心汤所能解除，需温阳化气利水，宜用五苓散。

水液停聚常与恣饮过多有关，应该适量限制饮水，或劝患者暂时忍渴不饮，使外水不入，则内水渐行，不服药亦可痊愈。原文"一方云：忍之一日乃愈"，是经验之谈。

在临床上如果见有小便不利而心下作痞，并见舌体胖大、苔水滑者，即当考虑"水痞"而投用五苓散。

伤寒，汗出解之后，胃中不和，心下痞硬，干噫食臭[①]，胁下有水气，腹中雷鸣[②]，下利者，生姜泻心汤主之。(157)

生姜泻心汤方

生姜四两（切）、甘草三两（炙）、人参三两、干姜一两、黄芩三两、半夏半升（洗）、黄连一两、大枣十二枚（擘）。

上八味，以水一斗，煮取六升，去滓，再煎取三升，温服一升，日三服。

附子泻心汤，本云加附子。半夏泻心汤、甘草泻心汤，同体别名耳。生姜泻心汤，本云理中人参黄芩汤去桂枝、术，加黄连，并泻肝法。

【注解】

①干噫食臭：嗳气带有食物气味。噫，同"嗳"。臭，指气味。

②腹中雷鸣：形容肠间响声明显。

【解读】

原为太阳病，经发汗治疗后，表证得以解除，但遗留下心下痞硬、干噫食臭、腹中雷鸣、下利等症，是患者素有脾胃气弱，部分表邪入里化热，寒热错杂，升降失常，气机痞塞而致。一般地说，心下痞当按之软而不痛，此言心下痞硬，是指其人心下痞满为主，按之则有紧张感，较"心下痞，按之濡"为重，显示气机痞塞以外，还有水饮留结，所以张仲景作出了"胁下有水气"的判断。此虽"心下痞硬"或兼有疼痛，但与心下疼痛、按之石硬、痛而拒按的结胸证仍有本质区别。胃主受纳、腐熟，脾主消化运输，脾胃虚弱，不能腐熟运化水谷，饮食不消而作腐，胃气不降而上逆，嗳气时带有食物未消化的气味。脾虚气陷，水走肠间，肠鸣音亢进，并有腹泻下利。

从上分析可知，本证病理机制，较之半夏泻心汤证多了水食不化，临床表现还可见小便不利之症，治以生姜泻心汤和胃消痞、消食散水。

生姜泻心汤即半夏泻心汤加生姜并减少干姜的用量而成，其组方原则与半夏泻心汤基本相同，均属辛开苦降甘调之法。方中重用生姜之辛，旨在温散水饮。

伤寒中风，医反下之，其人下利日数十行，谷不化①，腹中雷鸣，心下痞硬而满，干呕心烦不得安。医见心下痞，谓病不尽，复下之，其痞益甚。此非结热，但以胃中虚，客气上逆②，故使硬也，甘草泻心汤主之。(158)

甘草泻心汤方

甘草四两（炙）、黄芩三两、干姜三两、半夏半升（洗）、大枣十二枚（擘）、黄连一两。

上六味，以水一斗，煮取六升，去滓，再煎取三升，温服一升，日三服。

臣亿等谨按：上生姜泻心汤法，本云理中人参黄芩汤，今详泻心以疗痞，痞气因发阴而生，是半夏、生姜、甘草泻心三方，皆本于理中也。其方必各有人参，今甘草泻心中无者，脱落之也。又按，《千金》并《外台秘要》治伤寒食，用此方，皆有人参，知脱落无疑。

【注解】

①谷不化：食物未消化。

②客气：邪气。

【解读】

伤寒、中风等表病，都应该使用解表法以疏散外邪，不能使用攻下法治疗，以免引邪入里，导致其他变证。医生违背常理，使用下法，是为误治。

误下后损伤中焦脾胃之气，表邪乘虚内陷，以致中焦寒热错杂，气机痞塞，升降失常，而见心下痞、呕吐、下利、心烦等。病人下利次数甚多，完谷不化，较之半夏、生姜泻心汤证的下利为甚，说明脾胃气虚的程度很重。其心下痞满而"硬"，亦是因脾胃重虚，推动无力，气机壅滞较甚所致，不是邪热与有形之邪相结，故曰"此非结热，但以胃中虚，客气上逆，故使硬也"。不可见"痞硬"就与结胸之"石硬"相等同，而用攻下之法。若误用攻下，势必更伤脾胃之气。气虚运化无力，则气机也易于停滞。脾胃正气遭受重创，气机壅滞尤为严重，所以"其痞益甚"，其余症状也会相应加剧。总属中焦虚甚，寒热错杂，治当补中和胃，消痞止利，用甘草泻心汤。

甘草泻心汤在《伤寒论》中无人参，恐属遗漏。半夏泻心汤与生姜泻心汤均有人参，《金匮要略》《千金方》与《外台秘要》中所载的甘草泻心汤也都有人参，而本证为脾胃重虚、痞利俱甚，按理应该使用补脾益胃的人参。本方与半夏泻心汤药味一样，同为辛开苦降甘调之法。较之半夏泻心汤，本方重用甘草以补脾胃之气。

本证与半夏泻心汤证、生姜泻心汤证均有心下痞、呕、利等证，但本证之特点在于痞利俱甚，以此可作鉴别。

伤寒服汤药，下利不止，心下痞硬。服泻心汤已，复以他药下之，利不止。医以理中与之，利益甚。理中者，理中焦。此利在下焦，赤石脂禹余粮汤主之。复不止者，当利其小便。(159)

赤石脂禹余粮汤方

赤石脂一斤（碎）、太乙禹余粮一斤（碎）。

上二味，以水六升，煮取二升，去滓，分温三服。

【解读】

原为伤寒，"服汤药"后却"下利不止"，说明服的"汤药"是泻下剂。伤寒误用下法，以致正伤邪陷，而见心下痞硬、下利不止。痞利俱见，按理可用甘草泻心汤或生姜泻心汤治疗，以和胃消痞，升清降浊。但服泻心汤后，病情不减，这可能是暂时药力未达，应作具体分析。可是医者未加仔细辨证，再次使用攻下药，导致下利不止。

伤寒误下后，可能出现多种变化，文中举例分析了三种可能，并提出相应的治法。

一是中焦虚寒，用理中汤温中祛寒，健脾燥湿。误下容易损伤脾阳，误下所致下利，首先考虑脾虚寒湿的病机，故而以理中汤治疗，药后下利当逐渐减轻并停止。

二是下焦滑脱，用赤石脂禹余粮汤涩肠固脱。"医以理中与之，利益甚"，即用理中汤治疗，其下利不仅不止，反而加重。本是下利不止，又复加重，说明其下利已至"滑脱不禁"的程度。此时自然要考虑病证由脾及肾，病已发展到下焦，这是因为"理中者，理中焦，此利在下焦"，即理中汤是治疗中焦虚寒的方剂，对于下焦关门不固、滑脱不禁的下利证，用理中汤自然不能够取效。下焦不能约束二便而导致的滑脱不禁、下利不止之证，非用赤石脂禹余粮汤填补下焦、固涩止利不可。

三是水湿内停，清浊不分，治以利小便而实大便。某些下利之证，经用理中汤及赤石脂禹余粮汤后仍未好转，推测其下利可能是由于三焦气化不利，泌别失职而水液偏渗大肠之故，"利小便"之法较为适用，即"利小便而实大便"。原文中未明确方药，后世注家大都主张用五苓散。

赤石脂禹余粮汤由赤石脂、禹余粮二药组成，二药均属收涩固脱之药，用于久泄滑脱不禁有良好效果。

伤寒，吐下后，发汗，虚烦，脉甚微，八九日心下痞硬，胁下痛，气上冲咽喉，眩冒，经脉动惕者，久而成痿[①]。（160）

【注解】

①痿：证候名，两足软弱无力，不能行动。

【解读】

病本伤寒，当发其汗，吐下之法均为误治。吐下之后，再行发汗，是误上加误，势必损伤正气。脉象甚微，是阳气大虚的标志，其"烦"亦是因虚所致，由虚阳内扰而成。时过八、九日，正气未复，阳气更虚。一方面，阳不制水则水邪上泛。水邪变动不居，逆于心下成心下痞硬，留于胁下使胁下作痛，上冲咽喉而使咽喉有梗塞之感，上蒙清阳而致头目眩晕。另一方面，阳虚不能化生津液以濡养筋脉，而水饮之邪又滞于其中，故发生筋惕肉𥆧之证。阳气不复，水邪久留而津液不生，皮、肉、筋、骨、脉失其润濡，以致肢体痿废不用，所以，"经脉动惕者，久而成痿"。

本证与苓桂术甘汤证比较，阳气虚衰更重，可考虑用苓桂术甘汤加附子治疗。

伤寒，发汗，若吐若下，解后，心下痞硬、噫气不除者，旋覆代赭汤主之。（161）

旋覆代赭汤方

旋覆花三两、人参二两、生姜五两、代赭石一两、甘草三两（炙）、半夏半升（洗）、大枣十二枚（擘）。

上七味，以水一斗，煮取六升，去滓，再煎取三升，温服一升，日三服。

【解读】

伤寒经发汗、或吐、或下等治疗之后，表证虽解，但中阳受损，腐熟运化功能失职，则痰饮内生，气机不畅。痰阻气滞，胃气上逆，故见心下痞硬，而噫气不除。"噫气不除"包含有三层意思：一是噫气频作，持续不断，久久不能除掉，言其噫气之重；二是虽噫气频作，但心下痞不能解除；三是或曾用泻心汤治疗，噫气仍然不除。噫气不除是辨证眼目，据其推断，本证还不仅仅是痰气痞塞，而且存在肝气横逆，即"土虚而木贼"之机，所以用调和脾胃、涤痰化饮和镇肝降逆的旋覆代赭石汤治疗。

旋覆代赭汤以旋覆花为主药。"诸花皆升，旋覆独降"，旋覆花味咸又有下降的作用，又能消散痰结。代赭石，入肝经而具镇肝降逆之功，配旋覆花，使肝气条达而下行为顺。半夏、生姜辛辣健胃，消痰涤饮、降逆和胃。人参、甘草、大枣甘温扶虚，补中益气。诸药配伍，既治痰气，又疏肝气，同时还补脾胃之气，为治中虚痰阻气逆之良方。

本方即半夏泻心汤去黄芩、黄连、干姜，加旋覆花、代赭石而成。本证里无热邪，非寒热错杂，故不用芩、连；阳虚不甚，故不用干姜。因本方同属和解剂，故在煎服时，要去滓重煎，以使药性充分和合。

使用本方时，代赭石一药的用量须特别注意：原方中代赭石用量与生姜、甘草、人参、旋覆花的比例，是1：5：3：2：3；本证病本中虚，因虚生痰，痰生气阻，代赭石重镇降逆，但用量宜小不宜大，因其质重性坠，易伤胃气。

下后，不可更行桂枝汤。若汗出而喘，无大热者，可与麻黄杏子甘草石膏汤。（162）

麻黄杏子甘草石膏汤方

麻黄四两、杏仁五十个（去皮尖）、甘草二两（炙）、石膏半斤（碎，绵裹）。

上四味，以水七升，先煮麻黄，减二升，去白沫，内诸药，煮取三升，去滓，温服一升。本云：黄耳杯。

【解读】

本条与第63条虽然有汗后与下后之别，但热邪壅肺、肺气闭郁的病理机转一样，所以治法相同，也用麻黄杏子甘草石膏汤，以清热宣肺、降气平喘。

太阳病，外证未除，而数下之，遂协热而利^①，利下不止，心下痞硬，表里不解者，桂枝人参汤主之。（163）

桂枝人参汤方

桂枝四两（别切）、甘草四两（炙）、白术三两、人参三两、干姜三两。

上五味，以水九升，先煮四味，取五升，内桂，更煮取三升，去滓，温服一升，日再夜一服。

【注解】

①协热而利：夹表证发热而下利。热，此处指表寒证的发热症状。

【解读】

太阳表证，屡用攻下，致使表证不解而里气先伤。中阳受损，运化失司，寒湿中阻，气机痞塞，因而出现"利下不止，心下痞硬"之症。这种既有太阳表证存在，同时又有下利不止的病证，则称之谓"协热利"。此"热"，不是热邪、热证，而是指表证之发热而言，是夹有发热恶寒等太阳表证。因其"表里不解"，表里皆寒，故用桂枝人参汤，以温中解表，是表里兼顾的治疗方法。

桂枝人参汤即人参汤加桂枝。方用干姜、白术温中以去寒湿之邪，人参、甘草补中益气以治脾气之虚，桂枝以解太阳在表之邪气。

人参汤的药物组成与理中汤相同，只是用药剂量略有差别，其功效和主治病证与理中汤相近。

本方煎服法要求先煎人参汤四味，使其发挥温中散寒、健脾益气的效用。后下桂枝，使其先越出表邪，而不受人参、干姜的羁绊。否则五药同煎，会使桂枝芳香走表之力变为温里之用，而达不到表里两解的目的。

后世某些注家将第34条之葛根黄芩黄连汤证亦称为"协热利"，其病理机制与此有寒热虚实的不同，需要加以鉴别。本证是里虚寒兼表寒证发热的"协热下利"，症见恶寒发热，心下痞硬，下利稀溏，而肛门部无灼热感，舌淡苔白；而葛根芩连汤证是热性的下利兼表热之证，症见发热恶寒，喘而汗出，下利黏秽，暴注下迫，肛门灼热，口渴，舌红苔黄，脉促。二者虽皆有发热、下利，但疾病性质完全不同。

伤寒，大下后，复发汗，心下痞、恶寒者，表未解也。不可攻痞①当先解表，表解乃可攻痞。解表宜桂枝汤，攻痞宜大黄黄连泻心汤。（164）

【注解】

①攻痞：治疗痞证。攻，此处是治疗的意思。

【解读】

伤寒表证，当以汗解。大下之后，不但表证不解，而且使邪气内陷，热遏中焦，气机壅滞，以致"心下痞"。此时虽复发汗，但因汗法不当，表邪仍未解除，所以还见恶寒。据理推测，当有发热之证。"热痞"而兼表寒，不如上条表里俱寒，可用表里两解之法。因"热痞"较轻，故而采用先表后里之法。若先"攻痞"，可能有引邪入里之弊。解表以桂枝汤，表解后可"攻痞"，攻痞用大黄黄连泻心汤。

桂枝人参汤证是脾气虚寒而兼表寒，用温中益气之药不但无碍予解表，且能助正驱邪，而辛温解表之药亦有助于温里，所以用表里两解之法；本条所论是邪热内陷之痞证而兼表寒，里证之实且不重急，故治先发汗解表，然后攻痞。

伤寒发热，汗出不解，心中痞硬，呕吐而下利者，大柴胡汤主之。（165）

【解读】

伤寒发热，汗出之后，其热不解，说明此热已非表热；更见心中痞硬，说明邪热已经入里。心中痞硬，与第103条"心下急"的病机相同，邪入少阳，枢机不利，气机阻滞，是"邪在胆，逆在胃"的一种表现。胆热犯胃，胃气上逆，而呕吐，此与第103条"呕不止"同义。胆热内迫肠腑，则见下利。较之小柴胡汤证，其邪热较盛，故用大柴胡汤清泄少阳，通下邪热。

病如桂枝证，头不痛，项不强，寸脉微浮，胸中痞硬，气上冲喉咽，不得息者，此为胸有寒①也。当吐之，宜瓜蒂散。（166）

瓜蒂散方

瓜蒂一分（熬）、黄赤小豆一分。

上二味，各别捣筛，为散已，合治之，取一钱匕，以香豉一合，用热汤七合，煮作稀糜，去滓，取汁和散，温顿服之。不吐者，少少加，得快吐乃止。诸亡血虚家，不可与瓜蒂散。

【注解】

①胸有寒：此处之寒，泛指邪气，包括痰涎宿食。

【解读】

疾病有类似于桂枝证的表现，如恶寒发热、汗出脉浮等；细察之，患者头不痛，项不强，又不支持原有"桂枝汤证"的推测，结合"胸中痞硬，气上冲喉咽不得息"的症状分析，进而推翻了原有的判断，提出了"此为胸有寒也"的结论。胸居阳位，为上气海，是阳气会聚之处。卫阳之气出于下焦，开发于上焦，即由胸中开发，以温分肉、熏肌肤、肥腠理、司开合。

胸中有痰实阻塞，故"胸中痞硬"，胸阳被遏，卫阳不能正常地宣发布散，营卫不和，因而出现发热、汗出、恶风之证。痰实阻塞于上，正气驱邪外出，则有气上冲喉咽不得息的表现，寸脉亦显浮象。根据《素问·阴阳应象大论》所指出的"其高者，因而越之"的治疗法则，本证应因势利导，用瓜蒂散吐之。吐出胸中痰实邪气，则胸阳得伸，其病自愈。

瓜蒂散中瓜蒂味极苦，性升催吐，本方以此作为主药，涌吐胸中痰实实邪；赤小豆味酸苦，能行水气，二药合用可奏"酸苦涌泄"之功。香豉轻清宣透，可助二药涌吐之力。瓜蒂及赤小豆药后所注"一分"的"分"，不是重量，而是指所占方剂总量的份额。两药都是一分，说明用药比例相等。

瓜蒂散是涌吐剂的代表方，涌吐之力甚强，虽能祛邪，亦易伤正，故使用时首先应严格掌握适应证，对血虚、体弱或肺、心、脾胃有病者，以及老年、小儿、孕妇等当禁用。其次应少量开始，中病即止。另外，在服用过程中可能会出现以下情况，事先应告知病人及其家属：①服用本方后，因阳气受到鼓动上冲，可见头目眩晕、汗出等反应。病人不必惊慌，只须闭目静待，勿受邪风即可。②服药后痰实难于吐出者，可以用物探喉以催吐。③痰实吐出，大邪已去，而吐势不止者，可以葱白煎汤饮服而抑制其吐。

病胁下素有痞，连在脐旁，痛引少腹，入阴筋①者，此名脏结，死。（167）

【注解】

①阴筋：男性外生殖器。

【解读】

病人平素在胁下就有痞积或痞块，说明病程日久，阴寒凝结，气血郁滞，脉络闭阻。发作时从脐旁到少腹牵引疼痛，甚至痛引阴筋，致阴筋缩入。胁下为厥阴肝部，脐傍乃太阴脾位，肝脉络阴筋，少腹由肝肾所居。阴寒凝结于三阴，阳气告竭，病情十分危重，难于救治。

胁下素有痞，连在脐旁，乃有形症结，实际是肝脾肿大，与气滞而致的心下痞硬完全不同，不应混为一谈。肝脾大又见疼痛牵引少腹及外生殖器，说明全身阳气虚竭，气血不通，已至病危阶段。此时用大艾团灸丹田、气海，或可救治，但总的预后不佳。

伤寒，若吐若下后，七八日不解，热结在里，表里俱热，时时恶风，大渴，

舌上干燥而烦，欲饮水数升者，白虎加人参汤主之。(168)

白虎人参汤方

知母六两、石膏一升（碎）、甘草二两（炙）、人参二两、粳米六合。

上五味，以水一斗，煮米熟汤成，去滓，温服一升，日三服。此方立夏后、立秋前，乃可服；立秋后不可服；正月、二月、三月尚凛冷，亦不可与服之。与之则呕利而腹痛，诸亡血虚家，亦不可与，得之则腹痛利者，但可温之，当愈。

【解读】

伤寒表证，误用吐、下之法，致使病证延迟七、八日不解。吐、下之后，津液损伤，胃中干燥，邪气入里化燥化热。"热结在里"即是指邪已离开太阳之表而聚于阳明之里的意思。热结在里，邪热蒸腾，充斥于表里内外，故而"表里俱热"。热由里向外蒸腾，逼迫津液外泄，见汗出。热蒸汗出，则气随津泄，气阴两伤。"时时恶风"是因汗出肌疏，腠理开泄所致，而非表邪未解。

邪热炽盛，胃中津液耗损严重，故其人大渴"欲饮水数升"；"舌上干燥"，是形容津伤之甚，连舌上都见干燥，若以净手摸其舌面，也可感到干燥无津。"舌上干燥而烦"的"烦"字，有心烦与燥渴至甚的两层意思，都是热盛津伤的必然见证。由此可见，本证不但阳明邪热炽盛、充斥内外，而且津气耗伤严重，所以用白虎加人参汤清热益气生津。

伤寒，无大热，口燥渴，心烦，背微恶寒者，白虎加人参汤主之。(169)

【解读】

与上条"表里俱热"相较，本条是邪热深伏于里，所以肌表"无大热"。口燥渴、心烦是里热之确据。"背微恶寒"与上条"时时恶风"的病机相同，只是表现形式不一。治疗仍用白虎加人参汤，以清热益气生津。

本条"无大热"是指体表的温度不很高，并非是里无大热。表无大热，与"口燥渴，心烦"同见，说明其里热仍然很盛。表"无大热"非绝对无热，而是相对于炽盛的里热而言，体表之热较轻而已。里热炽盛而表热较轻，可能是由于热迫汗出的同时带走部分表热所致。

同样是热迫汗出，腠理疏松，而见"背微恶寒"一证。由于背为阳之府，是阳气会聚的地方，故当热迫汗出，津气两伤，卫阳失于固密和温煦职能时，则背部恶风寒较为明显。

"无大热"与"背微恶寒"的病理基础都是里热炽盛，"口燥渴，心烦"是其辨证眼目，可与少阴阳虚证鉴别。少阴阳虚证虽也见背恶寒，但必是口中和而不燥渴，并见脉微厥逆等虚寒征象，与本证截然不同。

伤寒，脉浮，发热无汗，其表不解，不可与白虎汤。渴欲饮水，无表证者，白虎加人参汤主之。(170)

【解读】

脉浮，发热，无汗，是太阳伤寒见证，当有恶寒身疼等。邪在表，当治以汗法。此时即或兼见烦渴等里热之证，亦应表里两解，或先解表后清里，而不可先以白虎汤清其里热，即所谓"其表不解者，不可与白虎汤"。这是因为白虎汤是甘寒清热的重剂，在表寒证存在的情况下，径用白虎汤，每可冰伏表邪，郁遏阳气，甚或引邪内陷，故"其表不解者，不可与白虎汤"。既然白虎汤不可早用，自然白虎加人参汤也不可早用。

白虎汤和白虎加人参汤都应该在太阳表证已罢、阳明里热已成的情况下，才能使用。

"渴欲饮水，无表证者，白虎加人参汤主之"，此渴欲饮水，非一般的口渴可比，必是大渴引饮，此系使用白虎加人参汤的重要特征。如果患者已经烦渴引饮，即使无大热表现，亦可使用白虎加人参汤。

太阳少阳并病，心下硬，颈项强而眩者，当刺大椎、肺俞、肝俞，慎勿下之。(171)

【解读】

太阳少阳并病即太阳先病不解而后又病少阳，"颈项强"是太阳经邪不解；"心下硬"、眩冒是少阳病见证，治疗用刺大椎、肺俞、肝俞之法。因邪虽由表及里，因未至阳明燥实内结，所以禁用下法。

本条与第142条相呼应，讨论太阳少阳并病的治法及治禁。两条所举症状大致相同，其治疗均采用针刺三穴的方法。不同的是，第142条指出禁汗并交待了误汗后的变证及其救误之法；本条仅指出禁下，而未说明误下后的病证变化。

太阳少阳合病，自下利者，与黄芩汤。若呕者，黄芩加半夏生姜汤主之。（172）

黄芩汤方

黄芩三两、芍药二两、甘草二两（炙）、大枣十二枚（擘）。

上四味，以水一斗，煮取三升，去滓，温服一升，日再夜一服。

黄芩加半夏生姜汤方

黄芩三两、芍药二两、甘草二两（炙）、大枣十二枚（擘）、半夏半升（洗）、生姜一两半（一方三两，切）。

上六味，以水一斗，煮取三升，去滓，温服一升，日再夜一服。

【解读】

太阳与少阳合病，即太阳与少阳的病证同时俱见。少阳火郁不伸，邪热内迫，下趋大肠，故"自下利"。张仲景以"自下利"作为本条的主证，对表证略而不提，说明病证偏重于里。下利因少阳之热移行胃肠所致，病证当见大便不爽、腹痛下重、肛门灼热以及有红白黏秽等，具有少阳疏泄不利、气机不畅等热性下利的特点，治以黄芩汤清热止利。

黄芩汤用黄芩之苦寒，清泄肝胆邪热，燥湿止利；芍药酸寒，养阴补血，制肝胆横逆之气，缓急止痛。两药相合，为治热利之主药。甘草、大枣益气滋液，而顾护正气。

若少阳邪热逆于胃，胃气上逆而呕，于黄芩汤方中加半夏、生姜和胃降逆止呕。

黄芩汤寒以清热，苦以燥湿，酸苦涌泄，酸甘缓急，体现了治疗湿热痢方的基本配伍思想，故被《医方集解》称此方为"万世治痢之祖"。后世治疗痢疾的名方芍药汤，即由黄芩汤发展而来。

伤寒，胸中有热，胃中有邪气，腹中痛，欲呕吐者，黄连汤主之。（173）

黄连汤方

黄连三两、甘草三两（炙）、干姜三两、桂枝三两（去皮）、人参二两、半夏半升（洗）、大枣十二枚（擘）。

上七味，以水一斗，煮取六升，去滓，温服，昼三夜二。疑非仲景方。

【解读】

素体胸腹寒热失调者，阳气不宣，若感受外邪，易引而为病。"伤寒"是感受外邪之意。"胸中有热"，即胸中有邪热，可见心烦、懊、口苦等。"胃中有邪气"，是指病邪阻滞于胃肠。腹中有寒，气机凝滞，不通则痛，故见腹中痛。"欲呕吐"是邪阻中焦，胃失和降而上逆。上热下寒，阴阳升降失其常度，阳在上不能下交于阴，则下寒者自寒，阴在下不能上交于阳，则上热者自热。治用黄连汤清上温下，交通阴阳。

黄连汤以黄连清在上之热而除烦。用半夏降逆止呕，干姜温中散寒以止痛，配用参、草、枣益胃安中，以复中焦之升降。桂枝既能助干姜温中，又可和解在表之余邪。妙在与黄连配伍，交通心肾阴阳，有助于上热下寒证的解除。

黄连汤与半夏泻心汤药味相近，但主治病证迥然有别。半夏泻心汤，有黄芩无桂枝，去滓再煎，用治寒热错杂于中焦，气机壅滞，以心下痞为主的病证。本方用桂枝无黄芩，用治上热下寒、寒热分踞上下，表里不和，以心烦、腹痛为主的病证。

黄连汤证与栀子干姜汤证病机同为上热下寒，但病位稍异，症状各有特点。黄连汤证病位涉及胸膈、胃肠，以"腹中痛、欲呕吐"为审证要点；栀子干姜汤证病位涉及胸、肠，以心烦、下利为审证要点。

伤寒，八九日，风湿相搏，身体疼烦，不能自转侧，不呕不渴，脉浮虚而涩者，桂枝附子汤主之。若其人大便硬，小便自利者，去桂加白术汤主之。(174)

桂枝附子汤方

桂枝四两（去皮）、附子三枚（炮，去皮，破）、生姜三两（切）、大枣十二枚（擘）、甘草二两（炙）》

上五味，以水六升，煮取二升，去滓，分温三服。

去桂加白术汤方

附子三枚（炮，去皮，破）、白术四两、生姜三两（切）、甘草二两（炙）、大枣十二枚（擘）。

上五味，以水六升，煮取二升，去滓，分温三服。初一服，其人身如痹；半日许复服之；三服都尽，其人如冒状，勿怪，此以附子、术并走皮内，逐水气未得除，故使之耳，法当加桂四两。此本一方二法，以大便硬，小便自利，去桂也；以大便不硬，小便不利，当加桂。附子三枚恐多也，虚弱家及产妇，宜减服之。

【解读】

伤寒，泛指感受外邪。八、九日，言其病程日久。究其原因，是病入卫阳虚，风、寒、湿三邪杂揉所致。风寒与湿邪相搏，痹着于体表，经络受阻，气血运行不畅，故见身体疼痛以致到了难以转侧的程度。"不呕，不渴"，说明邪未入里。脉浮主邪在表，虚乃卫阳不足，涩因寒湿留滞不解。脉浮而"身体疼烦"，与麻黄汤证类似，应仔细鉴别。本证风、寒、湿三气杂合，痹阻肌表，患者卫阳复虚，邪盛而正衰，故使病证缠绵日久而留恋不愈。此时治法，当以桂枝附子汤温经散寒，祛风除湿。

桂枝附子汤即桂枝汤去芍药加附子。方用桂枝既能疏散风寒邪气，又能温经通阳；附子辛热，善温经扶阳，散寒逐湿，用量较大，可以达到止痛的目的；生姜助附子、桂枝以温散风寒湿三邪；甘草、大枣减缓桂、附燥烈之性，又因"辛甘化阳"，故可助桂、附温补、振奋阳气。本方与桂枝去芍药加附子汤药味完全相同，惟桂、附用量较上方为大，故二方主治的重点也就不同。彼方主治胸阳不振兼表阳不足，以脉促、胸闷、微恶寒为主证；此方主治卫阳不足，风湿困于肌表，身疼烦、不能自转侧。

"大便硬，小便自利"，是在上述见证基础上的发展变化，同时也说明上述桂枝附子汤证，当见大便溏、小便不利。一般而言，外感风湿者，往往里湿较重。湿邪困脾，若分清泌浊功能失司，可见"大便溏，小便不利"；但若脾输布津液功能障碍，脾不能为胃行其津液，则见"大便硬，小便自利"。

桂枝有通阳化气利水之功，"利小便"可"实大便"，桂枝附子汤适用于"风湿相搏，身体疼烦，不呕，不渴，脉浮虚而涩"而"大便溏，小便不利"者。

如"大便硬，小便自利"时再用桂枝，则其利小便之功，不但无益，反而有害，使大便硬结更加严重。而白术为脾家之主药，益气健脾，助运化湿，既能止泻，又可引津液还于胃中，通利大便；并且白术还可协助附子搜逐在表之寒湿。所以风湿相搏，"其人大便硬，小便自利者，去桂加白术汤主之"。

服上述两方后，或出现身如痹状，或药尽而其人如冒状者，这是用大剂量附子可能出现的毒副反映，应予重视，宜适当减少用药剂量。

风湿相搏，骨节疼烦，掣痛不得屈伸，近之则痛剧，汗出短气，小便不利，恶风不欲去衣，或身微肿者，甘草附子汤主之。(175)

甘草附子汤方

甘草二两（炙）、附子二枚（炮，去皮，破）、白术二两、桂枝四两（去皮）。

上四味，以水六升，煮取三升，去滓，温服一升，日三服。初服得微汗则解，能食汗止复烦者，将服五合。恐一升多者，宜服六七合为始。

【解读】

本条"风湿相搏"而"骨节疼烦、掣痛不得屈伸，近之则痛剧"，与上条相比，病位较深，病情较重。风寒湿邪留注关节、筋脉，气血闭阻，故肢体关节牵引疼痛，难以屈伸。卫阳不固，不胜风袭，所以汗出，恶风不欲去衣。湿阻于里，三焦气化失司，所以在上焦表现为呼吸短气，在下焦表现为小便不利；湿邪溢于肌肤，则身微肿而沉重。治用甘草附子汤温经散寒，祛风除湿，通痹止痛。

甘草附子汤由甘草、附子、白术、桂枝组成。桂、术同用，目的在于加强对表里湿邪的祛除。本证病变深重，难于速除，方中术、附用量均比前方为少，每次服药仅六七合，又不欲尽剂，其用意即在于峻药缓行。

伤寒，脉浮滑，此以表有热、里有寒①，白虎汤主之。(176)

白虎汤方

知母六两、石膏一斤（碎）、甘草二两（炙）、粳米六合。

上四味，以水一斗，煮米熟汤成，去滓，温服一升，日三服。

臣亿等谨按：前篇云，热结在里，表里俱热者，白虎汤主之。又云，其表不解，不可与白虎汤。此云脉浮滑，表有热，里有寒者，必表里之字差矣。又阳明一证云，脉浮迟，表热里寒，四逆汤主之。又少阴一证云，里寒外热，通脉四逆汤主之，以此表里自差明矣。《千金翼方》云白通汤，非也。

【注解】

①里有寒：应是里有热。

【解读】

此"伤寒"是广义伤寒，属于"人伤于寒，传而为热"（《素问·水热穴论》）的热病类型。痹证本由风寒湿三气杂至所成，现已转化为表里俱热的证候。表里热盛，鼓动气血外达，故脉显浮滑。痹证由寒化热，局部可见红肿热痛之象，全身尚有发热、汗出、口渴、心烦等里热见证。治用白虎汤清泄表里邪热。

此为热痹，俗称白虎历节。本证列于"风湿相搏"三证之后，是针对痹证寒已化热而设，提示痹证寒可化热的病理变化形式，为临床诊治痹证提供了另一思路。

对"表有热，里有寒"一句，宋代林亿在校正时已发现有误，指出"此云脉浮滑，表有热，里有寒者，必表里之字差矣"，并引前篇"表里俱热者，白虎汤主之"为证，意在说明此证当属表里俱热。征之临床，"表有热、里有寒"者，不大可能出现浮滑脉。此处的滑脉当为里热亢盛之象，后第350条云"伤寒，脉滑而厥者，里有热，白虎汤主之"，可资证明。

如证属表热里寒者，不宜使用白虎汤。若里已化热，而体表寒象尚未消失者，可用白虎加桂枝汤，兼顾表寒。

伤寒，脉结代，心动悸，炙甘草汤主之。(177)

炙甘草汤方

甘草四两（炙）、生姜三两（切）、人参二两、生地黄一斤、桂枝三两（去皮）、阿胶二两、麦冬半升（去心）、麻仁半斤、大枣三十枚（擘）。

上九味，清酒七升，水八升，先煮八味，取三升，去滓，内胶烊消尽，温服一升，日三服。一名复脉汤。

【解读】

结脉与代脉都是歇止脉，同主心脏气血不足。气血虚衰，运行无力，脉搏不能续行。两者不同处，结脉的成因除气血不足外，还有邪气结滞的一面。若心气血不足，心无所养，则有慌慌然跳动不安之感。病起"伤寒"，而见"脉结代，心动悸"，是因病人禀赋不足，气血阴阳亏虚，易受外邪侵袭。此等患者，常因感受外邪而诱发宿疾，并非原来健康者感邪后必见脉结代、心动悸。以炙甘草汤滋阴养血，通阳复脉，属于"治病求本"之道。

方中用炙甘草、人参、大枣，补脾益气，化生气血，以复脉之本；用生地黄、麦冬、阿胶、麻子仁，滋阴补血，以充脉之体；桂枝、生姜、清酒（米酒）温通阳气，鼓动血行。全方共收滋阴养血、益气通阳、宁心复脉之效。

脉按之来缓，时一止复来者，名曰结。又脉来动而中止，更来小数，中有还者反动，名曰结，阴也。脉来动而中止，不能自还，因而复动者，名曰代，阴也。得此脉者，必难治。(178)

【解读】

结代脉属于间歇脉，以脉有歇止为主要特点。间歇脉有三种，即促、结、代。数而中止者为促脉；结脉与代脉则属于缓而中止的一类，但二者又有区别。脉搏跳动迟缓，时有歇止，歇止后又能很快递补者，是为结脉。因歇止之后的脉搏与下次搏动间隔较小，表现为"更来小数"。由于是"更来小数"，在至数上已将停歇的脉搏补上，即"中有还者反动"。

《濒湖脉学》认为"结脉缓而时一止，独阴偏盛欲亡阳"，揭示结脉常有阳气虚衰，阴寒偏盛，气血凝滞，属于阴脉、阴证，故曰"阴也"。若脉搏有比较规律的歇止，歇止之后不能即刻递补，即"不能自还"，要减少一次或几次后才能重新搏动者，是为代脉。《濒湖脉学》认为"代脉都因元气衰，腹痛泄利下元亏"，揭示代脉常有脏气虚衰，元气不足，也属于阴脉、阴证，故也曰"阴也"。结脉与代脉均属于阴脉、阴证，均主正气虚衰，不易恢复正常，故曰"得此脉者，必难治"。

结脉与代脉虽均属于阴脉、阴证，但二者之间仍有差别。结脉的歇止不规律，大多能够自行递补，尚带有偶发、可改变的特征，病情相对较轻，通过积极的治疗和适当的调养，仍有恢复正常的可能性。代脉病程大多已久，歇止已经具有一定的规律性，一般不能自行递补，带有固定、难改变的特征，病情相对严重，通过积极的治疗和适当的调养，可以阻止病情继续发展，但欲恢复正常，则甚为难矣。

第二章　辨阳明病脉证并治

问曰：病有太阳阳明，有正阳阳明，有少阳阳明，何谓也？答曰：太阳阳明者，脾约①是也；正阳阳明者，胃家实②是也；少阳阳明者，发汗、利小便已，胃中燥烦实，大便难是也。（179）

【注解】

①脾约：因胃热肠燥，津液受伤，脾的输布功能受到胃热的制约，导致肠中干燥、大便秘结的病证。

②胃家实：胃与肠中有燥热等实邪。《伤寒论》中"胃家"包括了胃与大肠两方面。

【解读】

太阳阳明、正阳阳明、少阳阳明是三种不同的病症，其中太阳阳明证，就是指脾约证，即胃燥律伤而引起的便秘证；正阳阳明，是指胃家实证，即肠胃燥热积滞而成的病症；少阳阳明则是指误用发汗、利小便之法，损伤津液，导致津枯肠燥而成实，形成大便欢以解出的病症。

阳明病以燥热实为特征，其成因有多种。本条主要是从三阳病的发生规律及其相互传变而论，提出三种成因：

一是太阳阳明是指阳明病由太阳转属而来。太阳主表，表病误治失治，病邪入里化热，导致胃热肠燥，损伤津液，约束脾土的转输功能，形成大便秘结的阳明腑实病证。此类病人，多因素有胃热肠燥，外邪易于化热化燥而入里，脾阴被燥热约束，不能为胃行其津液，形成腑实便秘，故又称本证为"脾约"。"脾约"为阳明病的证候之一，后边的第247条有专门讨论。

二是正阳阳明是由阳明本身病变为主所形成的胃家实证。其形成有两种可能：其一，如成无已所说："邪自阳明经传入府者，谓之正阳阳明"；其二，为宿食化热成燥，由燥成实。总之，凡是未经太阳或少阳的传经过程而形成的阳明病，均为正阳阳明。然而，"未经太阳或少阳的传经过程"并不排除外邪直犯阳明，因胃阳亢盛之人，易感燥热之邪，与积滞相搏，阻滞肠道，而成燥热里实、腑气不通之候，即"胃家实"是也。"胃家实"与提纲同义，故可与提纲互参。因燥热发自阳明者，更具有明显的阳明病特征，故与提纲并论，互相发明，而非提纲之外另有"胃家实"也。

三是少阳阳明是由半表半里热证进一步发展，转化为阳明里热实证。少阳主相火，治宜和解清热；如误用发汗、利小便等法，重伤津液，则火热易于化燥，归并阳明。胃肠受燥热搏击，必不能传化，壅而成实，大便不通，即"胃中燥烦实，大便难"是也。"大便难"为阳明病的主要症状之一，可与"胃家实"对勘。

本条是相对而言的描述方法，不能绝对看待。也就是说，不论是太阳阳明，还是正阳阳明，亦或少阳阳明，其所成之证候，均有"脾约""胃家实""大便难"之可能，读者不得以词害意，更不得以固定来路而限制其病证。参考第181条之阳明病，缘于太阳病汗下之后，其证有"不更衣、内实、大便难"等，可资为证。如果将三者相互比较，当以正阳阳明的证候为最重，太阳阳明和少阳阳明则稍次之。不过，这也仍是相对而言，不能绝对看待。

阳明之为病，胃家实是也。(180)

【解读】

宋版将此条列为阳明篇第二，而《金匮玉函经》《千金翼方》则以此条冠于阳明篇之首，后世注家多谓此条为阳明病提纲。这句话的意思是说，阳明病的主要病变特征，是胃肠燥热实。

阳明胃腑为水谷之海，多气多血，又位居中焦，主土，万物所归，无所复传。若阳明化燥，则积滞尽归中土，留而不传；或燥热炽盛，充斥全身，均系实证，故历来以此条为阳明病提纲。

胃家，包括足阳明胃和手阳明大肠。《灵枢·本输》谓："大肠、小肠，皆属于胃。"盖胃腑下连小肠、大肠，俱为传化之腑，更实更虚，生理功能彼此密切配合，故在功能上大肠小肠亦皆属于胃。实，为邪气实，《素问·通评虚实论》谓"邪气盛则实"，但此处也寓有正邪抗争有力之意。盖阳明主燥，邪入阳明，多从燥化。燥化则邪热炽盛，津液受伤。其为病有二：

一是燥热亢极，充斥全身内外，症见大热、大渴、大汗、脉洪大等，此时胃肠虽无积滞，但邪热炽盛。《素问·热论》描述阳明病为"身热，目疼而鼻干，不得卧也"。

二是燥热之邪与胃肠宿滞相搏，结为燥屎，以致肠道不通，见腹满硬痛、不大便，甚或谵语、潮热等，形成腑实热结。

以上阳明燥热之邪充斥，以及肠道燥结不通，皆为邪气实，故阳明病以"胃家实"为提纲。

提纲者，提挈一经病证之纲领也。张仲景列六经之提纲，多以脉证论病机；而此处却以病机推脉证，这并非体例不严格，而是要使读者广开思路，避免偏见，以掌握辨证之要点。

"胃家实"反映了阳明病的病变部位与病变性质，是对阳明病主要病机及病证的高度概括，这对于揭示阳明病的病机实质确有帮助。因阳明燥化太过，易于形成燥热实证，为阳明病之特征，故标于提纲之中，以明确疾病本质，能一语破的。但这并不是意味着阳明病只此一种病情，它还有湿热证、瘀血证、虚寒证。任何脏腑的功能都有太过与不及，其感受的病邪，既有燥热，也有寒湿，故其为病，亦有胃中虚冷与阳明中寒等。

因此，要全面认识阳明病的实热证与虚寒证，既不可因阳明病提纲的"胃家实"而否定虚寒证，也不可以胃虚寒证而怀疑燥热实证为阳明病的主要特征。对"胃家实"要灵活看待，所谓"心有灵犀一点通"。

问曰：何缘得阳明病？答曰：太阳病，若发汗，若下，若利小便，此亡津液，胃中干燥，因转属阳明；不更衣①，内实②，大便难者，此名阳明也。(181)

【注解】

①不更衣：不大便。更衣，即换衣服。古人上厕所后有更换衣服的习惯，所以"更衣"是大便的雅称。

②内实：指肠道有燥屎结滞不下。

【解读】

阳明病的成因不一，前面已有说明。本条进一步讨论太阳病转属阳明的过程及其机制。

太阳病若汗不得法，或错误地用了泻下与利小便的方法治疗，不仅其病不解，反而伤亡了津液。阳明主燥，喜润而恶燥。胃为水谷之海，亡津液者，首先伤亡肠胃的津液，以致肠胃干燥，大便不下，而转属为阳明病。转，是指病证中太阳向阳明的转变；属，是指病变已归属于阳明，意味着阳明腑实已成，燥屎结于肠胃，腑气不通，所以"不更衣"。"不更衣""大便难"是言证候，"内实"是对病变实质的概括。由于见到以上证候即可确诊为阳明病无疑，故曰"不更衣，内实，大便难者，此名阳明也"。

太阳病发汗，原属正治之法，为什么会转属阳明呢？因为发汗总以遍身微似有汗者为佳，而实际使用过程中却常有太过与不及。若发汗不当，则祛邪之法反成引邪入里之弊。汗出津伤，更兼邪气入里，则易于化燥而转属阳明；或应汗反下，更易引邪入里，促使病邪化热化燥；或利小便而损伤津液，也促使病邪化燥化热而入里。燥热与糟粕相搏，致腑气结塞不通，而为阳明病。是误治虽有不同，而病情转归则一。推而论之，不拘误治与否，亦不拘何种误治，只要病情演变，化热入里，形成燥热实证，便是阳明病。

问曰：阳明病，外证①云何？答曰：身热，汗自出，不恶寒，反恶热也。（182）

【注解】

①外证：表现在外的证候。包括病人表现出的症状及体征。

【解读】

上条论述了阳明病的成因及其内实的见证，本条接以补充阳明病的外证。外证与表证含义不同，表证是对邪在肌表的所见脉证的概括，具体指太阳病，而外证则是里证表现于外的证候。里热外达，外证必见身热。三阳受邪虽俱见发热，但热型各有不同。

太阳病为邪伤营卫，阳郁于体表，故见"翕翕发热"；少阳病为邪在半表半里，正邪分争，故见"往来寒热"；而阳明病则为邪结于里，热由里向外腾达，故表现为"蒸蒸发热"，即像炊笼之热气腾腾。若以手扪患者皮肤之热比较，太阳病初扪尚觉灼手，但扪之时久则热度渐逊；而阳明病之热，则扪之愈久，热感愈甚，以此可作临床鉴别。阳明里热外蒸，逼迫津液外泄，必见汗出，故汗出亦为阳明外证之一。

六经为病见汗出者，非仅阳明一经。太阳病中风证有自汗漐漐，少阳病有合目汗出，少阴病亦有因阳虚不能固表的自汗出等，但均不及阳明病汗出为甚。阳明病由于里热炽盛，不断地向外发越透达，迫使津液大量外泄，而表现为汗出连绵不断，所谓"阳明病，法多汗"，其理即在于此。阳明病的汗出虽有一定的散热作用，但其热并不因汗出而退，这又与太阳表证之热随汗解不同。"不恶寒，反恶热"是阳明病与太阳病以及少阳病的鉴别要点。

病在太阳，发热与恶风寒同时并见；邪在少阳，正邪交争于半表半里，故寒热往来；而阳明则由于热结于里，里热外达，表里俱热，故不恶寒、反恶热，此乃阳明确实不移之候。盖不恶寒，则表证已罢，悉入阳明，并与三阴无关。恶热之前加一"反"字，是画龙点睛之笔，可将太阳之恶风寒与阳明之恶热的本质揭示无遗。

或谓三阴病证有时也可发热，然而三阴证之发热者，不外以下几种情形：其一，三阴证兼表，有发热恶寒之可能，然必与阴寒证并见；其二，少阴、厥阴热证，以邪从热化，故有发热，然必与该经证候齐发；其三，少阴、厥阴之阳气未复，于厥利脉微诸证中，见发热、四肢转温等，是病情向愈之佳兆；其四，阴盛格阳，或阴盛阳脱证，以其残阳外扰，而有假热外见。这些发热，与阳明燥热有性质上的不同，是不可同日而语的，必须予以严格鉴别，切勿混淆。

阳明燥热反映于外的证候，表现多端，何以确定以上诸证为外证？如上所述，此证足以独立于其余五经之外，并完全具备阳明特征，为外邪深入阳明化热化燥之标志。换言之，凡具此证者，皆可称为阳明病。至若潮热、谵语之类，亦为阳明外见之象，于外证中不加标明者，是因病情显著，已入危重之期。若必持危重证毕见，方识阳明面目，岂不晚矣？

问曰：病有得之一日，不发热而恶寒者，何也？答曰：虽得之一日，恶寒将自罢，即自汗出而恶热也。（183）

【解读】

据上条所述，阳明病外证本应见身热、汗自出、不恶寒、反恶热；而今"病有得之一日"，即阳明病初起，却见不发热而恶寒。

这说明疾病的变化是复杂的，其临床表现既有普遍规律，也有特殊性。据本论所载，阳明病而见恶寒证的有两种情况：一是由于阳明内热蒸腾，大汗出使腠理开泄，卫表不固而见背微恶寒者；另一种情况即本条所述，在阳明病初起阶段，亦即经表之邪欲向阳明之里传变，而又未完全入里之时，由于经表仍有邪气，故亦可见短暂恶寒。但由于阳明里热业已开始形成，故这种恶寒的时间不长，很快就将自行解除，而出现身热、自汗出、不恶寒、反恶热等阳明病的典型证候。

"病有得之一日"是病程尚短，为阳明初感外邪之时。惟其初感，病证尚在演变过程之中，故有不典型证候，即不发热而恶寒。从形象而言，此时虽有轻微恶寒，但常兼舌红、烦躁之象，故不同于太阳病之啬啬恶寒，亦非三阴病之形寒怕冷。从过程而言，阳明病初起恶寒，一般为时短暂，往往不经治疗，迅速自行消失。从病机而论，病入阳明无非燥热。

既属燥热，何以恶寒？盖外邪初入阳明，气机闭遏，未得伸展，故有短暂的轻微恶寒现象。阳明燥化较为迅速，故已入之邪旋即化燥；未入之邪可继续深入，无须多时，则阳明燥热明显，其本象发露于外，则恶寒自行解除，即自汗出而恶热也。据本条全部演变过程来看，病至自汗出而恶热阶段，诊断为阳明病，应无疑难。然则初时恶寒而有热象隐伏其中之时，亦能知其阳明病将至，提高预见性，才是明智之举。

问曰：恶寒何故自罢？答曰：阳明居中，主土①也，万物所归，无所复传，始虽恶寒，二日自止，此为阳明病也。(184)

【注解】

①主土：根据五行学说，土是五行之一，土的方位在中央，脾胃同属于土，所以有阳明居中主土的说法。由于脏腑生理功能及病理机制不同，所以又有脾属己土（阴）、胃属戊土（阳）的区别。

【解读】

本文接上条论述阳明病恶寒自罢的机制。恶寒为什么会自行解除，张仲景以五行学说解释了病变机制。阳明居于中焦，按五行属性，归类属土，这就是"阳明居中，主土"的意思。阳明胃是五脏六腑之大会，为水谷之海，营卫气血生化之源，其性能就如五行的土一样，既能长养万物，也是万物之归宿，故曰"万物所归"，这主要是从生理方面来讲的。

若就病理而言，邪传阳明，形成燥热结实，燥屎留而不去，此即所谓"无所复传"。也就是说，胃家之实，别无去路。以此说明有形之邪在胃腑凝结的时间较长，有六七日、八九日，甚至直到津液亏耗、正气受伤、生命垂危之时，其主要矛盾仍为阳明胃腑之燥热实证。

正因为阳明病初得病时，阳郁不伸，故可见短暂的轻微恶寒，待里热外发，则恶寒自止而转见汗出恶热之证。这种"始虽恶寒，二日自止"的证情，正反映了阳明病的特点，据此即可确立诊断，故曰"此为阳明病也"。

本条所论病机，属于阳明燥化，故不论时间长短，恶寒皆得自罢，而见阳明特征。其时间长者，变化过程明显，易察易觉；其时间短者，变化过程匆匆而过，前后病情似乎一体，难以辨明，故特设问答以明之。

病初恶寒，其迅速自罢者，为阳明燥气偏胜，太阴湿气不及，不能滋润胃燥，故燥热亢极，有如焦燎之势。有热邪发自中焦者，其化热化燥更速，则恶寒必将自罢。阳明中土为"万物所归，无所复传"，是揭示阳明病变化的主流，即阳明病演变的一般规律。如果清下太过，损伤阳气，也有传陷三阴之可能，并非一概不传。

本太阳，初得病时，发其汗，汗先出不彻①，因转属阳明也。伤寒发热无汗，呕不能食，而反汗出濈濈然②者，是转属阳明也。(185)

【注解】

①不彻：不透彻。

②汗出濈濈然：汗出连绵不断。濈（jī），流水貌。

【解读】

本条可分两部分来读。

第一部分说明当太阳病初起之时，汗而发之，本为正治之法，然而汗出不透彻，病邪入里化热，归于阳明，故曰"因转属阳明"。何谓汗出不彻？如汗出过少，或为时过短，或乍出乍收，或微汗而未至遍身漐漐等皆属之。如此既不能达到腠理宣畅，正气鼓邪外出，邪去人安之目的，病邪稽留，随胃气偏盛，而转入阳明。

第二部分说明太阳伤寒发热无汗，按治法亦可汗而发之。所谓体若燔炭，汗出而散。而原文未及发汗与否，是病转阳明，未经误治。可知大凡病邪传变，在阳旺者，多入三阳之腑；阴盛者，多入三阴之脏。今阳旺而入阳明之腑，何以明之？盖初病即呕不能食，则胃阳偏旺，气逆而不受纳之机，已隐伏其中。本来无汗，而至反汗出溅溅然，是必太阳之恶寒已罢，而见发热汗出、不恶寒、反恶热等，则病证悉入阳明无疑。

伤寒三日，阳明脉大。（186）

【解读】

此处"伤寒"应理解为广义伤寒；三日亦约略之数，言其经过一段时间。不可依日程而计传变之期，是否传至阳明，要以脉证为据。"脉大"，是言脉形宽阔洪大，其势如波涛汹涌。阳明为水谷之海，多气多血，阳气最盛，病入阳明，正邪斗争有力，正盛邪实，阳热亢盛，气血鼓动于外，故脉应之而大。"大"为阳明主脉，故诊得脉大，而知燥热之盛于中也。

《素问·脉要精微论》曰"大则病进"，王冰注云"大为邪盛，故病进也"。此虽不专为阳明病立言，然阳明病邪盛正实而脉大，与此相符。阳明无形燥热充斥，内外鼓动，则脉之将至，犹洪水拍击，因见洪大滑数之象。但由于病程短，邪陷时间不长，仍在阳明气分，而未与糟粕凝结，仅为弥散之热而尚未敛结成实，故只能见到洪大之脉，而不能见到实脉。

洪大脉与实脉不同，李濒湖作了比较，"洪脉来时拍拍然，去衰来盛似波澜，欲如实脉参差处，举按弦长幅幅坚"，说明洪脉是浮取有力、脉形宽大，而实脉则是举按皆有力、脉形弦长。

伤寒，脉浮而缓，手足自温者，是为系在太阴。太阴者，身当发黄；若小便自利者，不能发黄。至七、八日，大便硬者，为阳明病也。（187）

【解读】

本条论述太阳与太阴、太阳与阳明的脉证鉴别，说明阴阳病证有出入转化之机，并重点讨论太阴病转属阳明的临床特征。

太阳表实证之伤寒，当见脉浮而紧。若见"脉浮而缓"，即脉由紧变缓，说明太阳之寒邪已经化热。表邪化热则脉变缓而有入里之机，入里又有阴阳之别，入阳明少阳者为阳也，入少阴太阴者为阴也。入何经都有其特殊的证候表现，是为辨证之根据。如果见有口苦、咽干、目眩、心烦喜呕、嘿嘿不欲饮食为传于少阳；如见有一身手足尽热、烦躁、汗出而渴的为转入阳明；如见有脉微细、但欲寐则为传于少阴。今见手足自温而身不发热，又手足不厥冷的，则知是脾经有热的表现，故谓"系在太阴"。系者，联系之意。这里讲的是太阳之邪化热入里而联系于太阴。

太阴为阴土主湿。若脾经热邪影响运化水湿的功能，则热与湿合，湿热蕴郁熏蒸，"身当发黄"。言外之意，必见无汗、小便不利等证。如果小便自利，说明湿有出路，故"不能发黄"。若湿去热留，至七、八日，太阴之热不解，外出阳明，从燥化而见大便硬者，则是太阴转出阳明，形成了胃家实证，故"为阳明病也"。

本条反映阴阳表里病证在其发展过程中，依据一定条件可以相互转化，表证可以入里，里证可以出表；阳病可以转阴，阴病亦可以转阳。这种相互转化的规律，在六经病中具有普遍意义。

伤寒转系①阳明者，其人濈然微汗出也。(188)

【注解】

①转系阳明：转入。

【解读】

本条以"伤寒"二字冠首，未必专指太阳伤寒，应理解为广义伤寒，即外感热病的总称。凡病转阳明，皆得濈然汗出，非独太阳。伤寒转系阳明，必然燥热蒸迫津液，出于肌腠，故汗出为阳明病的特征之一。濈然汗出，是形容持续微汗貌。本条文字简略，言阳明主证，仅及濈然微汗出一端。须知阳明之汗，必然发热不恶寒、反恶热，否则即令汗出，未必便是阳明。

此外，若属阳明无形燥热，多伴口渴、脉洪大等；若属燥热与有形之积滞相搏，多伴腹满硬痛、不大便、潮热谵语等。故需前后互参，综合全部脉证辨析，方能准确无误。

阳明中风，口苦，咽干，腹满微喘，发热恶寒，脉浮而紧，若下之，则腹满小便难也。（189）

【解读】

阳明中风乃为阳邪所伤，而与伤寒不同。阳邪伤人，易于化热。阳明在外之邪不解，故见发热恶寒、脉浮而紧。这里需要指出的是，阳明之脉浮紧与太阳之脉浮紧不同，太阳脉浮主表、紧为寒，即风寒伤于体表的脉象；而阳明脉浮表示在外之邪不解，紧主里实，故其人必大便秘结。

治应先解其表，后攻其里，或者表里两解。倘若以其有腹满微喘、大便秘结之里证，而忽视寒热脉浮之表证，急用泻下之法，则为下之太早。下之太早，则使在外之邪乘机内陷，聚集于里，而使病情加重。热更盛，里益实，故腹满不解；热盛津伤，则小便难。

有的注家认为本条是三阳合病，即发热、恶寒、脉浮紧为太阳病；口苦咽干为少阳病；腹满微喘为阳明病。虽对病证的解释有所不同，但对不能过早使用下法的认识还是一致的。

发汗与泻下是两种不同的治法，病在太阳之表宜汗；病在阳明之里宜下。前人谓："伤寒下不厌迟，汗不厌早"，是根据伤寒病的特点总结出来的经验之谈，说明及时解除表邪，使之不至于内传，故要早发汗。而当有表邪存在，或里犹未成实之际，则又不宜下之过早，以防引邪入里或损伤脾胃阳气。不当下而妄下之，必正虚邪陷，津液损伤，而使腹满加重、小便难也。

阳明病，若能食，名中风；不能食，名中寒。（190）

【解读】

胃主受纳与腐熟水谷，因此，胃有寒热则必然反映到饮食方面来。阳明中风，风为阳热之邪，热则消谷，故"能食"；若中寒，寒为阴邪，易伤胃中阳气，胃阳受伤则不能腐熟水谷，故"不能食"。

阳明病的来路有二：一为传经之邪，一为本经受邪。一般认为，传经之邪多为化热之后而传于阳明；本经受邪则不然，可受于热，亦可中于寒。本条以饮食情况来辨寒热，主要是针对阳明自身受邪而言。然而，辨证的指导思想应该是："外因是变化的条件，内因是变化的根据，外因通过内因而起作用。"因此，无论是传经还是自受，归根到底是与人体胃气的盛衰有关。

胃为水谷之海，以其阳气充足而能纳食、腐熟。病入阳明，损伤胃气，影响纳谷，故可从能食、不能食来探测胃阳之盛衰、胃腑之冷暖、胃气之强弱，此法既朴素又灵验。在阳明中风者，风为阳邪，主乎动，胃阳为之鼓动，故能进食。然必竟由阳邪所致，故能食者，并非本人能食，就临床表现而言，约有数端：其一，病邪不重者，饮食大致如常；其二，病重者，纳食虽不能与平人相比，但较诸寒证，则尚能进食而已；其三，胃中邪火亢盛，鼓舞胃肠，故善饥，此为消渴，属杂病范畴，非外感所致。总之，风热之邪侵犯胃腑，饮食情况大抵如此，概以能食名之。在阳明中寒者，寒为阴邪，主乎静；又因寒踞胃腑，其阳必衰，阳衰不能消谷，故不能食者，名中寒。

阳明病，若中寒者，不能食，小便不利，手足濈然汗出，此欲作固瘕①，必大便初硬后溏。所以然者，以胃中冷②，水谷不别③故也。（191）

【注解】

①欲作固瘕：即将作固瘕而未成，是因胃中虚冷、水谷不消化而结积所形成的一种病患，其特征为大便初硬后溏。

②胃中冷：胃中虚寒。

③水谷不别：大便中有不消化的食物与水液杂下，因水湿不能从小便而去，导致与不消化谷物相混。

【解读】

阳明中寒，胃中必冷，腐熟无权，故不能食。然阳明胃与太阴脾以膜相连，同居于中焦，病变常相互影响。胃寒及脾，脾运失职，水谷不别，清浊不分，则见小便不利、大便溏泄而水谷夹杂。由于胃中冷，寒气凝结，则又可见大便初硬后溏而"欲作固瘕"。"固瘕"为证候名，固则定而不移，瘕寓假象，时聚时散。

此乃欲作而未作之证。欲作者，言其脾胃有寒，谷食不化，寒主凝敛，有将作之势也；未作者，终因水谷混杂，清浊不分，大便初硬后溏，尚可排出故也。反映其阳虚不能化的特点，与阳明的燥热实证有本质区别。阳明主四肢，四肢为诸阳之本，胃阳虚不能敛摄津液，故手足渗出冷汗而溅溅然。"以胃中冷，水谷不别故也"，是对小便不利、大便初硬后溏等证的病机概括，指出以上诸证，皆因胃脾虚寒、腐熟运化无权所致。

此言胃中虚冷，手足溅然汗出，而阳明腑实亦有手足溅然汗出，何以别之？曰：彼之溅然汗出，根源在阳明燥实，其证虽或不能食，然腹满硬痛，不大便，小便数，甚或潮热谵语、舌苔黄燥、其脉沉实，自是热实之象；此之手足汗出，根源在胃中虚冷，以水谷不别、不能食为主证，且小便不利、大便初硬后溏、苔白脉弱，自是寒冷之征。

阳明病，初欲食，小便反不利，大便自调，其人骨节痛，翕翕如有热状，奄然①发狂，溅然汗出而解者，此水不胜谷气②，与汗共并，脉紧则愈。（192）

【注解】

①奄然：即突然。

②谷气：一般指水谷之精气，此处指人体之正气。

【解读】

阳明病中寒，本不能食；今欲食者，说明寒去而胃阳得复。若阳复太过而从燥化，则小便数多而大便当硬；今小便反不利而大便自调，说明湿热内蕴而未成燥实。湿留关节，筋脉不利，故骨节疼痛；湿热郁蒸，则"翕翕如有热状"。由于胃阳得复，正气充盛，能以驱邪外出，湿热邪气得以外越，其人则可突然狂躁、溅然汗出而愈。"此水不胜谷气"，是作者对本病自愈机制的概括说明。阴不胜阳，有胃气为盾，故其病向愈。

本条承阳明中风之意，申言水湿郁于肌肉骨节，犹是表浅之证。阳明初病欲食，是为阳明中风，知胃气尚强；大便自调，知腑中尚未结实。就一般而论，若小便自利，则湿有出路，阳明虽受风邪，而无水湿之患。今小便不利，则水湿停留，复因风邪所激，则水湿郁于表分，而流注肌肉关节，故有骨节或肌肉疼痛。水湿停留，外不能发泄，内不能通利，但郁蒸于表，化而为热，故翕翕如有热状，此为水湿郁于肌肉关节所致，脉必不浮，亦无恶寒等证。

因患者胃气尚强，腑中亦无燥结，正气抗邪，正邪激烈交争，心神一时为之扰乱，故奄然发狂，为时暂短，狂躁后必然汗出邪解，则诸证随之而愈。其汗出者，乃正胜邪却之象，亦水湿得以宣泄之机，故曰"水不胜谷气，与汗共并"。"脉紧则愈"是补述正邪交争时之脉象，为正气振奋、驱邪有力之反映。

关于"脉紧则愈"，历代医家认识不同。有的认为，紧言脉象有力，是邪去正复的标志，故脉紧则愈；也有的认为，寒邪为病，多见紧脉，今胃阳来复，阳能胜阴，故当为"脉紧去则愈"；还有的认为，脉者，血脉也，因阳气得复，血脉紧因而外邪不入，故病愈等。尽管诸家见解有所不同，但就其正胜邪却这一点来讲，则是一致的。

阳明病，欲解时，从申①至戌②上。（193）

【注解】

①申：15~17 时。

②戌：19~21 时。

【解读】

申至戌是指申、酉、戌 3 个时辰，即现在的 15~21 时。这段时间，正是太阳落山前后的 6 个小时，自然界的阳气由午后的隆盛状态逐渐衰减下来。阳明病本属阳热过亢之实证热证，此时在里之邪热也顺应自然界阳气之衰减而下挫，有利于泄热于外，故为阳明病欲解时。

通常认为：阳明胃属燥金。金气旺盛之时，在于酉时前后。六经之气均有旺时，且与自然界六气相应。"从申至戌上"这段时间，人体正气可借助于自然界旺气而有利于阳明病外泄。古人常从"天人相应"的角度认识人体的生理功能和病理变化，但论述得比较抽象。

张隐庵曾经对此作过解释："日西而阳气衰，阳明之所主也。从申至戌上，乃阳明主气之时，表里之邪欲出，必随旺时而解。"此说有助于加深对本条文的理解和认识。

阳明病，不能食，攻其热必哕①。所以然者，胃中虚冷故也。以其人本虚，攻其热必哕。（194）

【注解】

①哕：呃逆呕吐。

【解读】

阳明病不能食，本为胃中有寒所致。若误认为是胃家实热，用苦寒药攻之，则必使中气更虚，胃寒益甚。胃寒气逆则发生呃逆呕吐之变，即所谓"攻其热必哕"。"所以然者，胃中虚冷故也。以其人本虚，故攻其热必哕"为自注句，说明产生哕证的原因。这里有两方面的因素：一是胃中虚冷，属于内因；二是外受寒邪或治以寒凉药物。内外合邪，使寒者更寒，胃气上逆，则成哕逆。

阳明病"不能食"：有的属于燥屎阻塞，腑气不通；有的属于胃中虚冷，不能纳谷，情形较为复杂。本条之"不能食"，属于胃中虚冷，从"攻其热必哕"可知。如果不能食因于燥热结实，攻其热必胃气因和而纳食。今攻其热反发哕逆，知胃气本为虚冷，攻之更伤其气，故"不能食"而"哕"。阳明腑实证也有"不能食"，但与本证大有区别，除不能食外，当有腹满硬痛、不大便、潮热、谵语、脉沉实、苔黄燥等，如第215条"阳明病，谵语，有潮热，反不能食者，胃中必有燥屎五、六枚也"，应予以鉴别。

阳明病，脉迟①，食难用饱，饱则微烦，头眩②，必小便难，此欲作谷疸③。虽下之，腹满如故，所以然者，脉迟故也。（195）

【注解】

①脉迟：脉搏跳动缓慢。

②头眩：头昏眼花。

③谷疸：因水谷湿邪郁滞而导致的黄疸。谷疸根据其性质有湿热与寒湿的区分，此处指后者而言，即寒湿黄疸。瘅，通"疸"。

【解读】

阳明病脉迟，迟主寒，为阳明中寒之象。本证脉迟腹满，系中阳不足、寒湿内阻所致。如因腹满而误下，则中焦更受损伤，而腹满如故。由是言之，寒湿之脉迟，必迟而无力。一般来讲，阳明中寒本不能食，此虽能食，但不能饱食，即所谓"食难用饱"，说明胃气虚寒，腐熟无权。若强求饱食，则虚弱的胃气就会被谷气所抑制。胃气郁遏，水谷不能化生精微物质，而反变生湿邪。寒湿凝滞，影响气机升降，胃气壅遏，则发微烦；清阳不能上荣头目，则头眩；下焦之气不行，水道不通，则小便难。

寒湿郁滞不化，久之则有可能发生黄疸，故谓"此欲作谷疸"。欲作，是将作而未作之意。据《金匮要略》所述，谷疸生于脾胃，因于"风寒相搏……谷气不消，胃中苦浊，浊气下流"所致。发黄有多种原因，但因湿邪蕴郁而发者，常有两种：一是湿热熏蒸，发为阳黄；二是寒湿郁滞，发为阴黄。据上述脉证，此之谷疸当属阴黄。寒湿发黄，应治温中化湿，兼以渗利。若因其微烦、腹满等而误认为是阳黄，妄用苦寒泻下，则不仅不能祛除寒湿病邪，反而还会更伤脾胃阳气，使寒湿郁滞更甚，故曰"虽下之，腹满如故"。

从"腹满如故"可知，前证中有腹满，下后腹满不仅不减，反而更加严重。为什么欲作谷疸的腹满不能用泻下？其原因就在于本证属于脾胃阳虚而兼有寒湿凝郁。"所以然者，脉迟故也"，是通过脉象探测病机，借以申明寒湿发黄不可下的道理。

阳明病，法多汗，反无汗，其身如虫行皮中状者，此以久虚故也。（196）

【解读】

阳明病，一般是指胃肠燥热实证。胃为水谷之海，是津液化生之源。阳明热盛，蒸腾津液外越，必见濈濈然汗出，或大汗出，故汗出被列为阳明病的重要外证之一。三阳为病，均有发热、汗出，但各有各的特点。太阳病见汗出者，为中风表虚证；无汗者，为伤寒表实证。阳明病"法多汗"，是讲阳明热实证的一般规律是多汗；而今无汗，故曰"反"。

阳明病无汗，常见于以下两种情况：一是湿热蕴郁，不能泄越，而致发黄，可见无汗或仅头汗出而身无汗；二是本条所述，因阳明气虚，水谷无以化生津液，则无以作汗。因虚不仅无汗，同时还有"身如虫行皮中状"之感。"皮中"，即皮肉之间。阳明之气主肌肉，阳明气虚，津液不足，无以作汗，热邪不能透发外出，壅遏于肌表，故身痒"如虫行皮中状"。因为中虚并非短期形成，故曰"此以久虚故也"。

《伤寒论》中第23条二阳并病，也有身痒证，与此条病机不同。彼证身痒，虽曰二阳并病，而阳明里热不重，因发汗不彻而邪郁肌表，太阳证候未罢。其身痒之机制，重在表郁不宣，故宜小发其汗。此证无太阳之表，而属阳明之里，但以久虚无汗，热不透达而身痒，故不可发汗，而宜清热益气生津。

阳明病无汗，尚有兼太阳之表未罢以及湿热熏蒸发黄者，需作鉴别，不得概以久虚论之。

阳明病，反无汗，而小便利，二、三日呕而咳，手足厥者，必苦头痛；若不咳，不呕，手足不厥者，头不痛。（197）

【解读】

阳明病法多汗，本于燥热；而反无汗者，则非虚即湿。今小便利，说明三焦水道通利，可知本证非湿郁之患，而属阳明虚寒。阳明虚寒，腐熟无权，则易生水饮。寒饮上犯，使胃气上逆则作呕；使肺气不降则作咳；上蒙清阳则头痛；胃气虚寒，不能充养四末则手足厥冷。然而阳明胃气，毕竟还没有一蹶不振，若阳明气虚不甚，内无寒饮，则不呕、不咳、手足不厥，头也不痛。

三阳病均有头痛，太阳头痛以头项为主，且伴发热、恶寒、脉浮等；阳明头痛，以额颅为主，属寒饮者，其证如本条所述；少阳头痛，多在两侧，且伴口苦、咽干、目眩或往来寒热等症。

阳明病，但头眩，不恶寒，故能食而咳，其人咽必痛；若不咳者，咽不痛。（198）

【解读】

足阳明胃脉之支，从大迎前下人迎，循喉咙。手太阴肺经起于中焦，下络大肠，还循胃口，上膈属肺至喉部。可见肺与胃以经脉相连，关系非常密切。若阳明内有邪热，热邪上迫于肺，肺失清肃则咳，热邪循经上咽喉，则咽喉作痛。

上条阳明有寒，则寒饮上犯清阳而苦头痛；本条阳明有热，易动风阳，上扰清空，故头目眩晕。阳明热盛于内而蒸腾于外，故不恶寒。阳明热盛，能消磨水谷，故能食。

本条实为阳明热证的补充，与上条比较：从病因病机来讲，一为虚寒夹饮上犯，一为实热夹风上扰。从症状表现来看，一为不能食，一为能食；一为手足厥冷，一为不恶寒；一为苦头痛，一为但头眩。两相对比，可加深认识。

阳明病，无汗，小便不利，心中懊憹者，身必发黄。（199）

【解读】

阳明病无汗，或因于虚寒，或因于湿郁。本条所论乃阳明之热被湿邪所郁遏，湿热纠缠，难解难分，热不得越，湿不得泄，故身无汗；或即使是有汗，也只是头汗出，剂颈而还，余处无汗。湿热蕴郁于里，三焦水道不通，故小便不利。

湿热蕴郁内扰，故心中懊而烦郁特甚。若湿热不解，蕴郁熏蒸，影响胆液的正常排泄，则身必发黄。湿热发黄之因，在于湿热交阻而不能泄越，故这里的"无汗，小便不利"既是证候，又足以说明病因病机。心中懊是湿热蕴郁不能泄越的必见证，故亦常是湿热发黄的前驱证候。

阳明主燥化，燥热亢盛，逼迫津液外出，则多汗；汗多而小便利，其病多易燥化，而不发黄。然其病并非全从燥化，若太阴湿盛，则脾失转输之职，以致小便不利，湿邪内停，湿热相合，胶结不解，气机阻滞，其身无汗。小便不利，则湿热无下行之路；无汗，则湿热亦无外泄之机。

因而湿热愈重，熏蒸肝胆，以致胆汁外溢，而为身黄、目黄、尿黄之证，即黄疸。此类发黄属于阳黄，常伴有胸脘痞闷、恶心呕吐、发热、无汗或头汗出、腹满便秘、溲赤而短少、舌红、苔黄腻、脉濡数等。

心中懊烦是发黄的主证之一，但此症还可见于虚烦、结胸、阳明病等，总由热郁所致。本证应与栀子豉汤证鉴别。彼证为无形邪热上扰所致，虽心烦懊，却不发黄，亦无湿郁之征象。本证由湿热熏蒸而成，其心中懊必伴有目黄、身黄、尿黄等发黄症状，且有明显的湿热征象。由于湿热交结，热欲外发，但又被湿邪壅遏而不得泄越，故其人烦郁特甚而有无可奈何之感。

阳明病，被火，额上微汗出，而小便不利者，必发黄。(200)

【解读】

阳明病发热常为蒸蒸而热，或伴有濈然汗出。但也有发热而不汗出者，此即湿热蕴结之证。若不明此理，而将阳明湿热认作表热，或以火劫发汗，则误之甚也。《伤寒论》中曾言："火气虽微，内攻有力"，因而导致阳明之热更盛。

阳明之热的发展有两种机转：一为热从燥化，即热迫津液外泄，汗出津伤，胃中干燥，大便硬结，形成腑实证；另一种是热与湿合而变为湿热证。今阳明之热虽盛，但被湿邪所郁遏，不能外越而为汗，故周身无汗，仅是额头微汗出，而且小便不利。热不得越，湿不得泄，湿热相蒸，故身必发黄。

阳明病，脉浮而紧者，必潮热①，发作有时；但浮者，必盗汗②出。(201)

【注解】

①潮热：发热定时而作，犹似潮水如期而至。

②盗汗：寐中出汗，犹如盗贼出没于夜间一般。

【解读】

浮紧之脉，多见于太阳病伤寒表实证。但阳明病有时亦可出现浮紧之脉，此则非风寒所致，而是里热邪实的征象。阳明热盛，充斥表里内外，其脉应之而浮；紧脉主邪气实。潮热亦为阳明腑实燥结之征，发作有时者，谓发热盛于申酉之时，仍是对潮热的具体描述。

若其脉不紧，但浮，是阳明之热虽盛，而腑未结实。不见潮热，亦是热而未实之象。脉浮主表是言其常，主里热则是言其变。盗汗也是热盛于里而逼迫津液外泄使然。寐则阳入于阴，卫表不固，邪热逼迫津液外泄，故睡中汗出。就病机而论，盗汗可分属多种，并非阴虚所独见，临床必须参合全部脉证判断。如属于阴虚盗汗，必有阴伤之象；如属于阳明盗汗，必有燥热之征。

阳明病，口燥，但欲漱水，不欲咽者，此必衄。(202)

【解读】

阳明病因燥热亢盛，消耗津液，故口渴常为主证之一。尤以白虎汤证为甚，所云"大烦渴不解""渴欲饮水数升者"是也。此为热在气分，以气分燥热，汗出又多，则津液耗伤严重，故饮水自救。热入血分，阴液未有不伤者。但因血属阴类，血热蒸腾，营阴尚能敷布，故渴反不甚，但欲漱水不欲咽。因热入血分，血热妄行，灼伤阳络，故为衄血。

阳明病，本自汗出，医更重发汗，病已差①，尚微烦不了了者，此必大便硬故也。以亡津液，胃中干燥，故令大便硬。当问其小便日几行，若本小便日三、四行，今日再行，故知大便不久出。今为小便数少，以津液当还入胃中，故知不

久必大便也。（203）

【注解】

①差：临床症状基本解除而尚未完全康复。通"瘥"。

【解读】

阳明病本有发热、汗自出的外证，医者不明清热之旨，反误以发热、汗出为太阳表病，"更重发汗"，损伤津液。发汗后可能暂时汗出减少，发热亦随之减轻，医生以为"病已差"。其实不然，发热、汗出虽有减轻，但因发汗更伤津液，以致胃中干燥，邪热入里，又出现心烦不了了之证。津伤胃燥则大便必硬，"以亡津液，胃中干燥，故令大便硬"，是对误治伤津化燥的自注之词。

由于二便相关，故此时应当问其小便情况。如果原来小便较多，日三、四次，而"今日再行"，即减少为每天两次，则可断定"大便不久出"。其道理是小便由三、四次减为两次，说明津液已经还入胃中，而不偏渗于膀胱，则肠胃有津液以濡润，"故知不久必大便也"。对于这种胃燥津伤的大便硬，不宜贸然使用攻下法，可待其津液自复，还入胃肠。津液自和，则大便自下。

本条以小便次数减少推测其津液当还入胃中，故知不久必大便出。后边的第233条蜜煎导法谓"小便自利者，此为津液内竭"，推测其大便硬；第247条脾约证从"小便数"推测其"大便则硬"；第250条小承气汤证也从"小便数"推测其"大便因硬"，均可为反证。此等以小便利或数，说明津液偏渗膀胱，胃肠干燥，大便转硬，与本条前半段"以亡津液，胃中干燥，故令大便硬"相一致。本条后半段继而申述小便减少，即由三、四次减为两次，是津液自复，还入胃肠。

阳明病不大便诸证，有燥热结实与津液内竭之不同。前者可以苦寒泻下，而后者则宜候其津液回复，大便自通；若津伤便秘，多日不下，可润下、导下。而本条因其阴阳尚能自我调节，使津液还复于胃肠，故属于不治而愈。

伤寒呕多，虽有阳明证，不可攻之①。（204）

【注解】

①攻之：此处指泻下。

【解读】

"伤寒"二字当系广义，若是狭义，则断无攻下之理。外感热病，呕逆的症状明显，是胃气上逆的反映，病变在于上，即使有阳明病的表现，也不宜贸然使用攻下法。因病位偏于上，有上越之机，如过早使用攻下法，则引邪入里，或损伤中阳，故禁用承气汤攻下。正如成无己所说："呕者，热在上焦，未全入府，故不可下。"

此外，呕为少阳之主证，若阳明病兼有少阳枢机不利时，亦可见呕多。由于少阳病禁下，故虽有阳明证，亦不可攻。总之，无论从病位上讲，还是从病机上讲，凡见呕多者，均不可攻下；否则，必引邪内陷，以致后患无穷。

阳明病，心下硬满者，不可攻之。攻之利遂不止者死，利止者愈。(205)

【解读】

阳明病有可攻之证，必硬满在腹，且疼痛拒按，或绕脐痛而硬，是燥热成实，燥屎阻塞肠道，腑气不通之候。今虽为阳明病，但仅见心下硬满。心下者，胃脘也，其位偏高；且未言疼痛拒按，知非有形之邪所结，尚未构成肠腑燥实阻结，而是无形热气壅滞，故不可攻下。

若误用攻下，平素禀赋薄弱者，必伤阳败胃，泻利不止，病及少阴，肾关不固，肾气衰败，预后不良，故云"利遂不止者死"。如果攻下之后，虽有下利，但能自止，表明脾气未败，尚有自复之机，故曰"利止者愈"。

本证的心下硬满应与结胸证相鉴别。结胸证为水热互结胸膈，是有形之实邪，故心下硬满，疼痛拒按，甚则从心下至少腹硬满而痛，法当泻热逐水。本证为无形邪热壅滞于心下，虽有硬满，但无疼痛，故禁用攻下。

阳明病，面合色赤①，不可攻之，必发热。色黄者，小便不利也。(206)

【注解】

①面合色赤：满面通红。合：整个、全部。

【解读】

阳明经脉布于颜面，火热之邪，郁于阳明经脉，不得宣泄，而熏蒸于上，则面合色赤。热蒸于上，而肠腑燥结未成，故"不可攻之"。冒然攻下，必虚其脾胃之气，脾虚不运则生湿，而在上在外的火热之邪又易乘虚内陷，入里与湿邪相合，湿热熏蒸，则发热身黄；影响三焦水道之疏通，湿邪不能下泄，则小便不利。

阳明病，不吐不下，心烦者，可与调胃承气汤。(207)

调胃承气汤方

甘草二两（炙）、芒硝半升、大黄四两（清酒洗）。

上三味，切，以水三升，煮二物至一升，去滓，内芒硝，更上微火一二沸，温顿服之，以调胃气。

【解读】

阳明病，未经吐下，则实热留中，燥结为患，故心烦。胃脉通于心，胃中燥实热邪，循经上扰，则神明不安而心烦。本条是接前阳明病不可下证之后，又论述其司下之证，显示阳明病既有禁下之证，又有当下之证。当下之证意味着阳明燥实已成。但当下之证也要分清病位深浅、病势缓急以及燥结程度的轻重。若病位深，病势急，燥结程度严重者，则可用大承气汤；若病位深，病势缓，燥结程度不甚者，可用小承气汤；若病位浅，病势缓，燥结程度轻者，则用调胃承气汤。张仲景遵循由上到下、由浅入深、由轻到重的病变层次，首先论述调胃承气汤证的辨治。

历代医家对本条"不吐不下"的解释一直有争议。最早注解《伤寒论》的成无己认为，"吐后心烦，谓之内烦；下后心烦，谓之虚烦。今阳明病不吐不下心烦，则是胃有郁热也，与调胃承气汤，以下郁热"。后世多数注家依照成氏见解，把"不吐不下"作为治疗过程来看。但也有一些注家把"不吐不下"看作是患者的临床症状，即病人既不呕吐，又不泻利。

结合临床推敲文意，后者的解释亦是颇有道理的。因心烦常在多种病证中见到，吐而心烦者，属少阳；不吐不下而心烦者，属阳明胃燥，因此"不吐不下"就有鉴别诊断的意义。若将这两种意见结合起来，则更较全面，即未经吐下而见不大便、心烦等证，说明非属栀子豉汤证的虚烦，而属于阳明胃家热实的实烦；又因不见腹痛拒按、日晡所发潮热、濈濈汗出等大肠燥实证，故不用大承气汤，而用调胃承气汤以泻热润燥，调和胃气，冀燥热得解，胃气调和，则心烦自止。

调胃承气汤方义，在前面已有论述。因本方中有甘草与大黄、芒硝同用，泻下之力较缓，以缓下之法而使胃气调和，故名曰"调胃"。承者，顺也，有承继、接续之意。"气"，指肠胃之气。因为承气类泻下之药，可使胃肠之气承之以下，故取名"承气"。调胃承气汤的服法有二：一是"少少温服"，多用于和胃；一是顿服，主要用于燥热内结，如本条。临床应视证情而选用适当的服药方法。

阳明病，脉迟，虽汗出不恶寒者，其身必重，短气，腹满而喘，有潮热者，此外欲解，可攻里也。手足濈然汗出者，此大便已硬也，大承气汤主之。若汗多，微发热恶寒者，外未解也，一法与桂枝汤。其热不潮，未可与承气汤；若腹大满不通者，可与小承气汤微和胃气，勿令至大泄下。(208)

大承气汤方

大黄四两（酒洗）、厚朴半斤（炙，去皮）、枳实五枚（炙）、芒硝三合。

上四味，以水一斗，先煮二物，取五升，去滓，内大黄，更煮取二升，去滓，内芒硝，更上微火一两沸，分温再服。得下，余勿服。

小承气汤方

大黄四两、厚朴二两（炙，去皮）、枳实三枚（大者，炙）。

上三味，以水四升，煮取一升二合，去滓，分温二服。初服汤当更衣，不尔者尽饮之；若更衣者，勿服之。

【解读】

本条从"阳明病"至"大承气主之"为第一层次。阳明热证，其脉多为洪大滑数；阳明腑实证，其脉多为沉实有力。今言阳明病脉迟，并非寒盛于中，实为阳明腑实之燥热与糟粕相搏，结为燥屎，阻塞肠道，腑气壅遏不通，气血流行因而受阻，脉道不利，故必迟而有力，为内实之象。其证虽汗出不恶寒，一则知太阳表证已罢，再则热归阳明已经明显。阳明里实热盛，充斥内外，阳气不得流通，气机为之壅滞，故见身重。肠实胃满，腑气不通，气机不利，邪热上迫，壅塞于肺，故短气腹满而喘。阳明之气，旺于申酉二时，若见有日晡潮热者，说明腑实确已形成，故曰"可攻里也"。

在上述证候的基础上，又见手足濈然汗出，则是大便已硬、燥屎内结的象征。因为手足为胃所主，阳明病，实热聚于胃，不能散发于外，势必迫津液旁走四肢，而见手足汗出连绵不断。阳明病见不大便、腹满疼痛、潮热、手足濈然汗出、脉迟有力，说明痞、满、燥、实诸证已经俱备，故以大承气场攻下。

从"若汗多"至"未可与承气汤"为第二层次。证候有如上述，但无潮热，而见微发热，知里热未盛，且有恶寒，必是表证未罢。表未罢，不可攻里，故不惟大承气汤当禁用，即凡属下法，亦在禁忌之列。

从"若腹大满不通者"至"勿令致大泄下"为第三层次。是承接第二层次，申言可下之例。如果表证已解，而腹部胀满特甚，大便不通，是阳明腑实，而痞满显著；然无潮热，知内热较轻，燥坚不甚，故舍大承气汤之峻攻，而取小承气汤，微和胃气，勿令至大泄下。

综合上述，本条证候，可攻与否，既辨表证解与未解，又辨腑实成与未成。至如大小承气汤之运用，既辨潮热之有无，复辨燥坚之微甚。证候可以错综复杂，而原则不可更易，临诊之际，须于规矩中求方圆。

大承气汤用厚朴之苦温以行气消满，枳实之苦寒以下气消痞。二药均为气分药，可通达肠胃之气。又用芒硝之咸寒以软坚润燥，大黄之苦寒以泻下热结。硝黄二药在枳实、厚朴的推动下，而有荡涤肠胃、推陈致新的作用。四药相辅相成，配伍得当，用治阳明腑实证重势急者，效果显著。因本方可泻热破结、化燥软坚、顺理腑气、攻下燥屎、力大而峻，故名"大承气汤"。

临床使用本方，应注意其煎药法：当先煮枳实、厚朴，以行气于前；后煎大黄，以泻热结；最后入芒硝，以软坚化燥，从而可达到荡涤肠胃、推陈致新之目的。

使用本方，除应见潮热、汗出，特别是手足濈然汗出这两个典型症状外，还应参以腹诊、舌诊和脉诊。若见腹如合瓦、胀满疼痛拒按、舌苔黄燥，甚至有芒刺、脉沉迟而有力者，才可使用本方泻下。服大承气汤以后，如大便已下，还要再检查腹部的情况，尤其是脐周围的情况。若大便虽下，但量不多，脐周依旧硬满疼痛，乃为燥屎未尽，可再服药；若大便泻下较多，腹部已不痛不硬，为燥屎已尽，则当停药。

小承气汤用大黄泻下阳明热结，厚朴行气消满，枳实理气消痞。厚朴、枳实合用，有协同作用，能更好地发挥行气导滞的功效，以增强大黄的泻下作用。因本方大黄倍厚朴，是以气药为臣，与厚朴倍大黄的气药为君之大承气汤有别，故泻下之力较大承气汤稍弱，而名"小承气汤"。另外本方大黄、厚朴、枳实三药同煎，不分先后次第，则大黄泻下之力变缓。同是大黄一药，因煎煮方法不同，其泻下作用就有强弱缓急之别，临床使用时应当注意。

张仲景在上条论述了调胃承气汤证，随之在本条又列出了小承气汤证、大承气汤证，以资互相鉴别。调胃承气汤治燥热在胃，证以燥热为主，故以甘草缓恋硝、黄于上，以使胃气调和，且有护正之义，而为缓下之法；小承气汤治大便成硬在肠，腑气不顺，证以腹部痞满为主，但未到燥屎内结、肠气闭阻的程度，故只用大黄、厚朴、枳实，而不用芒硝，与大承气汤相较，则为和下之法；大承气汤治燥屎凝结在肠，腑气闭阻，证则痞、满、燥、实俱备，故方中行气、破结、软坚、泻下并用，以荡涤肠中燥屎，为峻下之法。这就是三个承气汤的不同之处，也是临证区别使用的主要依据。

阳明病，潮热，大便微硬者，可与大承气汤；不硬者，不可与之。若不大便六、七日，恐有燥屎，欲知之法，少与小承气汤，汤入腹中转矢气①者，此有燥屎也，乃可攻之；若不转矢气者，此但初头硬，后必溏，不可攻之，攻之必胀满不能食也。欲饮水者，与水则哕。其后发热者，必大便复硬而少也，以小承气汤和之。不转矢气者，慎不可攻也。(209)

【注解】

①转矢气：肠中屎气下趋，俗称放屁。

【解读】

本条从"阳明病"至"不可与之"为第一层次。阳明病发潮热，是腑实燥结已成，必然大便硬结不通，自宜大承气汤攻下。据上条所述，大承气汤证的典型证候是潮热、手足濈然汗出、大便干硬不下、腹满疼痛等。本条未作详述者，当属省文。本条是在"潮热"的基础上，证见"大便微硬"，即腑实已结，燥屎已成，故可用大承气汤治疗。若虽有潮热，但屎不硬，则燥结尚未形成，自然不能使用大承气汤攻下。

从"若不大便"至"乃可攻之"为第二层次。如果病人已有六、七日不大便，理应考虑其是否有燥屎阻结。但若患者的腑实燥结症状不突出，其人并未呈现明显潮热、手足濈然汗出、腹满疼痛等大承气汤证的典型证候，则给诊断带来一定困难。

当此疑惑之时，如何判断燥屎是否已经形成？张仲景提供了一个巧妙的测验方法：先给予小承气汤少量试服。若用后大便未下而已转矢气（指放屁）的，表明必有燥屎凝结、肠气闭阻，因少量的小承气汤药力薄弱，尚不足以发挥有效的治疗作用来荡涤其实热燥结，只能使燥屎略有颤动，而矢气先转动下趋。由此可以推测到燥屎已经形成，可放心地使用大承气汤攻之。

从"若不转矢气者"至"与水则哕"为第三层次，是承接上文，进一步阐述燥屎未成之证，即使服用小承气汤以后，也不转矢气者，是因为肠中无燥屎形成，虽有药力推动，但无屎气下趋。追溯其原因：可能是里热不甚，燥结未成；也可能是大便初硬后溏的"固瘕"证，因其硬者在下阻塞，其后之溏便不得出。此类证候，有的属于热而不实，有的属于燥湿不调，有的属于肠胃虚寒。虽然都有可能持续多日不大便，但却不能轻易使用大承气汤攻下。误攻必损伤脾胃，中阳虚馁，不能腐熟运化水谷，则导致胀满不能食；甚或胃气败坏，而致饮水则哕等变证。

从"其后发热者"，至"慎不可攻也"为第四层次，是对前文的补充说明，属于倒装文法。"其后发热者，必大便复硬而少也，以小承气汤和之"，应接于"可与大承气汤"之后，说明一次攻下，燥热尚未尽去，余邪复聚，仍可能再次发热。邪热与糟粕相搏，仍可结为燥屎，故大便复硬而少也。惟其大便硬而少，病情已没有原来那样严重，故无须再用大承气汤峻攻，只宜小承气汤微和胃气即可。至于"不转矢气者，慎不可攻也"一句，应接在"欲饮水者，与水则哕"之后，再次强调试服小承气汤而不转矢气者，是内无里实燥结，非大承气汤适应病证，不可峻攻。"慎"，有谆谆告诫之意。

夫实则谵语①，虚则郑声②。郑声者，重语也。直视谵语，喘满者死，下利者亦死。（210）

【注解】

①谵语：语言错乱，语无伦次，声高气粗，多见于热实病证的严重阶段。

②郑声：语言重复，声音低微，多见于虚衰病证的后期阶段。

【解读】

在"夫实则谵语，虚则郑声"一句中："夫"是发语词；"虚"与"实"是对正邪而言，即所谓"邪气盛则实，精气夺则虚"；谵语和郑声都是意识不清状态下的胡言乱语。谵语表现为声高气粗，语无伦次，多见于热实病证的严重阶段，系邪热亢盛、扰于心神所致，其证属实，故曰"实则谵语"。郑声表现为声音低微，语言重复，多见于虚衰病证的后期阶段。

"郑"有郑重、严肃、反复叮咛的意思，其特点是语声低微，频繁重复，类似于郑重其事，如《证治要诀》所说："郑重频繁，语虽谬而谆谆重复不自已。"因其频繁重复，故又谓之"重语"，多由精气亏虚、心神失养所致，故曰"虚则郑声"。谵语、郑声不仅见于外感病，有时亦可见于内伤杂病。外感病见谵语，多属阳明实热，见郑声多为病及少阴。

直视、谵语、喘满都属于危重病症。谵语为热扰心神所致，病情已经危重。更兼阴液消耗过甚，精气不能上注于目，导致眼球不能随意转动，而发生直视。肺与大肠相表里，胃肠燥热上迫于肺，肺气不利，可见喘而胸满；阴液枯竭，阳无所附，正气将脱于上，也可见喘满，呼吸浅表，出多入少。热势鸱张而阴竭阳脱，故危笃至极，预后不良。若直视、谵语，又复兼下利，则为中气衰败、阴竭阳亡之象，因利更伤阴。一方面燥热亢炎之势不休，一方面阴液告竭，气脱于下，岂有不危笃之理？预后当属极差。故曰："直视谵语，喘满者死，下利者亦死。"

发汗多，若重发汗者，亡其阳①，谵语。脉短②者死，脉自和③者不死。(211)

【注解】

①亡其阳：此处指心阳外亡。

②脉短：指脉形短，是上不至寸、下不至尺，只有关脉应指搏动。

③脉自和：脉象较平和，尚属于正常，此处是与脉短相对而言。

【解读】

阳明病里热亢盛，本来就出汗较多，如果医生再误用发汗的方法治疗，进一步逼迫津液外泄，汗出过多，不仅亡阴，而且也亡阳，于是心气散乱，神明无主，语言妄乱。阴阳俱伤，邪热又不解，更扰乱心神，加重谵语。

脉短者，为上不及寸、下不及尺，是气血不足，鼓动无力，血脉不能充盈的反映。若阳气亡，阴血虚，津液竭，脉气不能接续，则根本动摇。谵语因于邪热盛极，脉短显示正气衰微。脉证不符，正虚而邪实，正不能胜邪，证候危殆至极，故预后不良，多为死证。若阴血尚能相继，则脉自和。自和者，非脉象调匀和缓有神之谓，而是寸关尺三部尚能应指，以其阴血虚而未竭，尚能维系微阳，相对之下，尚属顺证，虽有神昏谵语，仍可救治，故曰不死。后世医家推测温热病的预后谓"留得一分津液，便有一分生机"，说明津液的存亡在温热性疾病中是至关重要的。

所以，阳明病见脉沉迟而有力者，虽然症状严重，却易治愈；若脉短、涩、弱者，多预后不良。

伤寒，若吐若下后不解，不大便五、六日，上至十余日，日晡所①发潮热，不恶寒，独语如见鬼状。若剧者，发则不识人，循衣摸床②，惕而不安，微喘直视，脉弦者生，涩者死。微者，但发热谵语者，大承气汤主之。若一服利，则止后服。（212）

【注解】

①日晡所：下午3~5时。日晡，傍晚时分。所，约略。

②循衣摸床：患者神识不清，两手不自觉地反复摸弄衣被，多见于疾病的危重阶段。

【解读】

本条伤寒当为广义。误施吐下，热邪不解，反伤胃肠津液，以致热结阳明，化燥成实。因阳明主土，万物所归，无所复传，故邪在阳明可持续较长时间。不大便五、六日，甚至十余日，腑气壅塞既久，则腹胀而硬、疼痛拒按等，自在不言之中。日晡所发潮热，是为阳明腑实证的典型症状之一。

以阳明旺于申酉之时，阳明热炽，逢其旺时而增剧，则发热有定时增高现象，如潮水之定时而至。不恶寒，指阳明外证而言，即身热、汗自出、不恶寒、反恶热，此阳明燥实内结之证，毕露于外。阴精受伤，火热上炎，扰乱心神，故若有所见，妄言妄语，声音高亢，或有惊呼，躁扰不宁，谓之"独语如见鬼状"。此与谵语同类，而语言乖妄更甚。病至如此，必以攻下为法，用大承气汤，泻其燥热，夺其实滞，以免津枯火炽。

若因循失治，当下不下，坐失治疗时机，病情进一步恶化，则燥热伤津增剧，心胃火燔严重，由妄言妄语竟至神志不清、昏不识人、循衣摸床、肢体躁动不安、精神不宁、微喘直视等脏阴竭乏、阴不敛阳、神不守舍、气不归根的危候，甚而昏迷不醒，全无知觉。循衣摸床者，是当昏迷未深之时，双手无意识之动作；惕者，惊恐也。患者每遇微小刺激，即有惊惕之状，此系阳明热盛伤及心气之候，总由热极津竭、邪实正虚所致。微喘者，呼吸急促而表浅也，是胃热上炎于肺，肺失清润肃降，治节不行之象。直视者，目瞪而不能运转也，为津伤不能滋养筋脉所致。此时病情固属严重，然必参合脉象，而断其顺逆。若脉弦长有力，是病虽重，而其禀赋较厚，津液尚未全竭，正气尚存，还有生机，可作急下存阴之图，故曰脉"弦者生"。若脉见短涩，往来迟滞不畅，甚至三五不匀，至数不清，是正虚邪实，热极津涸，营血衰少，阴液将竭，胃气不存，生命难以为继，故曰脉"涩者死"。

针对上述病情，需要特别提醒医者，当阳明燥热已成之时，就应该提高警惕性和预见性，虽仅见"发热谵语"，亦当用大承气汤及时泻下，不能延误时机，以防病情加剧或恶化。"微者"是与"剧者"相对而言的，是说病势尚未极重，而并非指腑实轻证。此外，还寓有"见微知著"之义，"微"时不警觉，"剧"便随即而至；与其"剧"时急下，莫若"微"时就攻。

由于大承气汤是泻下峻剂，易生变乱，故又及时告诫医家："若一服利，则止后服。"一服便利，寓有"体虚易动"之虑，既然燥热已下，就不宜再进峻猛之剂。强调中病即止，以免过剂伤正，防止另生他变。

阳明病，其人多汗，以津液外出，胃中燥，大便必硬，硬则谵语，小承气汤主之；若一服谵语止者，更莫复服。(213)

【解读】

阳明病里热亢盛，蒸迫津液外泄，所以其人多汗。汗出太多，更伤胃中津液，而致胃肠干燥。肠胃津少而失润，大便必干硬难下，浊热之气，逆而上行，扰乱心神，导致谵语。

此为阳明病的一般发展规律，即由热成燥，由燥成实。由于本证属燥热初结，只见大便硬、谵语等证，所以不用大承气汤，而以小承气汤泻下硬屎为治。

服小承气汤后，若谵语得止，必是硬屎已下，浊热已去，腑气已通，燥结解除，则可停药观察，故曰"更莫复服"。此也是强调得效即止，以免过剂伤正，防止另生他变。

阳明病，谵语，发潮热，脉滑而疾①者，小承气汤主之。因与承气汤一升，腹中转气②者，更服一升；若不转气者，勿更与之。明日又不大便，脉反微涩③者，里虚也，为难治，不可更与承气汤也。(214)

【注解】

①脉滑而疾：脉象圆滑流利，如珠走盘，应指快速，一息七、八至。

②转气：又称转矢气，即肠腑有气从肛门排出。

③微涩：微弱无力，往来蹇涩，不流利。

【解读】

发热，见此二证，说明阳明腑实轻证的治法及禁忌。

阳明腑实已成，似可投大承气汤攻下，然必脉证合参，方可断之。如果脉见沉迟或沉实有力的，是燥屎内结已深、邪气壅盛、气血受阻、脉道不利的反映，当属大承气汤峻下之证。若见脉滑而疾数，说明阳热虽盛，但燥实结聚未甚，尚未完全敛结成实。此时虽见潮热谵语，亦不能用大承气汤峻下，而当以小承气汤和下为宜。小承气汤泻热通腑，行气消滞，但得腑气一通，则燥热可消，潮热谵语随之而去。

因脉"滑"为流利不定之象，而"疾"则至数过快，可能伏有里虚之机。所以，使用小承气汤也需谨慎小心，可先暂予小承气汤一升作为试探，以观察药后反映。若腹中转矢气者，是因药物作用于肠腑之燥结，推动浊气下趋，所谓"屎未动而气先行"。由此可推测出肠腑之燥结已经形成，可以继续使用小承气汤原方，以通为度。若不转矢气者，是肠腑中并无燥屎阻结，浊热之气不甚，而多为大便初硬后溏，故不可再用小承气汤泻下。

若服用小承气汤后，第二天又不大便，脉由滑疾转变为微涩，则里虚之象毕现。因微主气虚，涩为血少，脉证合参，实为正虚邪实。盖肠腑中有燥屎阻结，邪热壅实，必须尽快攻下，而患者正虚血少，阴津匮乏，无力承受攻下。若强行攻下，则津气下脱，阴阳离决，立时殒命；补则反助病邪，壅滞气机，肠腑不通，亦是促死。病重势急，攻补两难，甚为棘手，故曰"难治"。

阳明病，谵语有潮热，反不能食者，胃中①必有燥屎五、六枚也；若能食者，但硬耳，宜大承气汤下之。（215）

【注解】

①胃中：此处实指肠中。

【解读】

阳明病谵语，是燥热内盛，腑气不通，其浊热之气不能下行，反逆之向上，扰乱心神所致。潮热为阳明燥热实邪内结的主要外在表现之一，故潮热谵语之出现，可显示肠腑燥屎已成。然病情变化多端，未可轻易作出结论，再参合"反不能食"，则知确有燥屎。

盖胃热而无阻滞，或腑中结实不甚者，一般尚能进食。今反不能食，是胃热亢盛，而与有形之糟粕结为燥屎，肠道不通，胃气因而壅滞，故受纳无权，不能进食。此证不同一般，故云"反"也。因肠中有燥屎结滞，腑气不通，故当用大承气汤峻下，令腑气通、胃气降，则诸证可解。

文中"宜大承气汤下之"应放在"胃中必有燥屎五、六枚也"之后，此为倒装句法。若能食者，反映胃气还能下降，未至燥屎阻结不通的严重程度，仅是大便硬，所以只用小承气汤和下即可，无须用大承气汤峻下。

本论第190条"阳明病，若能食，名中风；不能食，名中寒"，为阳明病的一般规律，乃以"能食"与"不能食"辨寒热。热能杀谷则能食；寒伤胃阳，水谷不能腐熟消磨，故不能食。若承接前条之意，本条的胃有热当能食，今却不能食者，是逆其常也，故曰"反"。本条的前提是阳明病见有谵语发潮热，为胃家实证已成。虽不能食与前条雷同，但寒热虚实性质迥别，不可混淆。

阳明病，下血谵语者，此为热入血室，但头汗出者，刺期门，随其实而泻之，濈然汗出而愈。（216）

【解读】

阳明病谵语，多为阳明腑实之证。但本证见下血谵语，则属热入血室。盖阳明腑实之谵语，必与腹满硬痛、不大便相伴，或见潮热。此证谵语而见下血，是阳明热盛，深入血分，损伤阴络之故，同时热邪乘虚与血相搏，结于血室。血热上扰心神，故发谵语。血中之热不能透发于外而熏蒸于上，故仅有头汗出，而周身无汗。

肝主藏血，与血室关系密切。期门为肝经募穴，故刺期门以泻其血热，使营卫调和、阴阳平衡，正胜邪祛则濈然汗出，热随汗泄而病愈。同时，热入血室证常伴有胸胁或少腹急结硬痛等，胸胁和少腹为肝经所过之地，故刺期门以疏利肝胆之气，可谓一举两得。

阳明腑实证也有濈然汗出，系里热迫津外渗，为病进；热入血室证的濈然汗出，为营卫调和、驱邪外出的反映，为病退。两者需作鉴别。

太阳篇有热入血室三条，均与妇人外感、经水适来适断有关。本条为阳明之热，深入血室，可彼此互参。

汗出谵语者，以有燥屎在胃中，此为风也。须下者，过经①乃可下之。下之过早，语言必乱，以表虚里实故也。下之愈，宜大承气汤。(217)

【注解】

①过经：病邪由一经传入另一经，而原来之病情已罢，只见另一经证候，如太阳病转阳明，而太阳证已罢，称为过经。此处指太阳经表证已解。

【解读】

汗出谵语多见于阳明里热证候。但二阳并病，表证未罢，里热已盛，也可见汗出谵语。"以有燥屎在胃中"，是言肠腑燥屎已成；"此为风也"，是言太阳表邪未尽。

表里同病，按常规治法，应先解表、后攻里。必俟太阳表证完全解除，纯见阳明里实，方可使用大承气汤攻下，故曰"过经乃可下之"。表证未解而下之，是为"下之过早"，这无异于开门揖盗，势必引外在之表邪乘虚入里，内陷阳明，使病情更加复杂严重。表邪内陷，胃热更炽，必致神识昏迷，谵语加重，以至"语言必乱"，这是"表虚里实"的缘故，也即是以表虚里实之证不当下而误下之过。

由此可见，本条原为太阳表虚与阳明里实并见，观"过经乃可下之"，也可证明。汗出是太阳表证未解，故曰"此为风"，可能还会有恶风寒、脉浮、头痛等症状存在。谵语是阳明腑实的主要见证之一，既有燥屎阻于肠道而见谵语，则腹满硬痛、不大便等证，应寓其中。此属省文之笔，故应灵活理解。

攻下必待表证完全解除，纯见阳明里实，方可使用大承气汤，故"下之则愈，宜大承气汤"应接在"过经乃可下之"后边，此属于倒装文法。

伤寒四、五日，脉沉而喘满，沉为在里，而反发其汗，津液越出，大便为难，表虚里实，久则谵语。(218)

【解读】

伤寒四、五日，脉沉而喘满，为邪气离表而入里，转化为阳明里实证。热气壅滞则腹满，燥热上逆则肺气不利而喘，脉沉主实热在里，治疗应以清里热为主。

病属里热实证，而医者反而误用发汗法治疗，更助里热，蒸迫津液外泄，使胃肠干燥更甚，邪热亢盛愈烈，故不惟喘满不除，而且酿成阳明燥结之患，于是大便难。言"表虚里实"者，以明燥结之根由，盖不当汗而误汗，津从外泄，腠理疏松，是谓"表虚"；胃肠燥结，大便不通，是谓"里实"。时间愈长，津液愈耗，里热愈炽，浊热上扰心神，则又可发生谵语。

三阳合病①，腹满身重，难以转侧，口不仁②，面垢③，谵语，遗尿。发汗则谵语；下之则额上生汗，手足逆冷。若自汗出者，白虎汤主之。(219)

白虎汤方

知母六两、石膏一斤（碎）、甘草二两（炙）、粳米六合。

上四味，以水一斗，煮米熟汤成，去滓，温服一升，日三服。

【注解】

①三阳合病：太阳、少阳、阳明三经的证候同时出现。

②口不仁：言语不利，食不知味。

③面垢：面部油垢污浊。

【解读】

三阳合病，乃太阳、阳明、少阳合而为病。由于"三阳"邪热太甚，气机不能通畅，故有腹满身重、难以转侧之证。口不仁、面垢、谵语、遗尿者，乃胃热耗津，热蒸于面则垢，热扰神明则谵语，热迫膀胱不能约束而遗尿。

若发汗更竭其津液，必谵语；若下之则亡阳，阳气不达四末，故额上生汗、手足厥逆也。若自汗出考，为三阳热盛，阳气外越，表里内外邪热充斥，而以阳明为甚，既不可发汗解表，又不可泻下攻里，故与白虎汤清之。

二阳并病，太阳证罢，但发潮热，手足漐漐汗出，大便难而谵语者，下之则愈，宜大承气汤。(220)

【解读】

"二阳"指太阳与阳明；"并病"是先病太阳而后病阳明。在伤寒病变过程中，太阳之邪不解可渐次化热入里而形成阳明病。若太阳病证未罢，又出现阳明病，则称为"二阳并病"。

若太阳病证已罢，即发热恶寒不复存在，而只见发潮热、手足漐漐汗出、大便难而谵语者，说明邪热已尽并于胃，阳明腑实业已形成。阳明主四肢，在热盛而津液尚充者，多为全身汗出；在热结而津液较少者，因热势蒸腾，故手足漐漐汗出。大便难是肠腑燥屎阻结；谵语是胃热上犯于心神。知其纯属阳明"胃家实"，故须从阳明腑实燥结论治，用大承气汤苦寒攻下，泻燥热以存津液。

本条所述内容与上条比较：彼为阳明散漫之热，宜清而不宜下；此为胃腑成实，宜下而不宜清。只有辨证分明，谨守病机，各司其属，才能治疗得当而恰如其分。

阳明病，脉浮而紧，咽燥口苦，腹满而喘，发热汗出，不恶寒，反恶热，身重。若发汗则躁，心愦愦[①]，反谵语；若加温针，必怵惕[②]，烦躁不得眠；若下之，则胃中空虚，客气动膈，心中懊，舌上胎[③]者，栀子豉汤主之。(221)

栀子豉汤方

肥栀子十四枚（擘）、香豉四合（绵裹）。

上二味，以水四升，煮栀子取二升半，去滓，内豉更煮取一升半，去滓。分二服，温进一服，得快吐者，止后服。

【注解】

①愦愦：烦乱。愦（kuì），昏乱。

②怵惕：心惊而有恐惧貌。

③舌上胎：此处指舌上有黄白薄腻苔垢。胎，通"苔"。

【解读】

"阳明病，脉浮而紧"，与太阳伤寒之脉相似。但从"发热汗出，不恶寒，反恶热"之证可知，此并非太阳表不解，而是阳明表里热盛的反映。脉浮紧多见于太阳伤寒。今阳明燥热亢极，与正气相搏，邪实正实，也见脉浮紧，当主邪热实。浮脉一般主表，而阳明之浮，则是燥热充斥内外所致。故其脉轻取有余，按之亦有余也。此与太阳之浮紧不同，太阳脉浮紧，轻循固为有余，而按之略呈衰减。然亦必观其证候所合，方可断为太阳或阳明之浮紧脉。属太阳者，必发热恶寒，头项强痛；属阳明者，必见燥热之象。热蒸于上而津伤，故"咽燥口苦"；热壅于里而气机不利，则"腹满而喘"；发热，汗出，不恶寒，反恶热，是阳明外证，由燥热逼迫津液外泄所致；邪热充斥于内外，经气不利，则"身重"。本证属于阳明热证，则非汗、下之所宜，当用清热之法治之。

若误将脉浮紧、发热等辨为邪在表，而用辛温发汗法治疗，则犹如火上添薪，必燔灼津液，酿成坏病。热扰心神，神失濡养，则会导致躁扰、昏乱、谵语等。躁者，躁扰不安；愦愦者，心烦意乱，更兼语言谵妄，咸由辛温之剂，助长邪热，心神被扰所致。若误用温针之法以发汗，是以火助热，内劫心神，故有心惊恐惧，烦躁不得眠等证。

若用攻下，是诛伐无过，徒伤胃肠，无形之邪热乘虚而入，扰乱胸膈，故曰"胃中空虚，客气动膈"。热邪既扰于胸膈，必心烦懊，舌上生苔，或黄或白，或黄白相兼。治宜清宣胸膈郁热，以除烦懊，栀子豉汤主之。

太阳篇亦有栀子豉汤证，多由表证误下而致热扰胸膈引起。本条乃阳明经热证误下，胃中空虚，热留胸膈所致，其来路虽与太阳篇的栀子豉汤证有内外之别，而基本证候大体一致，故治法相同。

若渴欲饮水，口干舌燥者，白虎加人参汤主之。(222)

白虎人参汤方

知母六两、石膏一斤（碎）、甘草二两（炙）、粳米六合、人参三两。

上五味，以水一斗，煮米熟汤成，去滓，温服一升，日三服。

【解读】

本条是承上条论述热邪由上焦胸膈入于中焦的证治。热邪入于中焦，伤及胃中津液，则出现口干舌燥、渴欲饮水的证候。当治以白虎加人参汤。用白虎汤以清热，加人参以生津止渴，使邪热清、津液复，而渴欲饮水、口干舌燥等证则自愈。

若脉浮发热，渴欲饮水，小便不利者，猪苓汤主之。(223)

猪苓汤方

猪苓（去皮）、茯苓、泽泻、阿胶、滑石（碎）各一两。

上五味，以水四升，先煮四味，取二升，去滓，内阿胶烊消，温服七合，日三服。

【解读】

本条承前两条，进一步论述阳明病误下津伤、热与水结于下焦的证治。

阳明热证误下之后，徒伤正气和津液，而热邪不除，反随之深入下焦，与水液相结，出现阴液损伤与水热互结的证候。热为阳邪，气腾于外，则见脉浮发热。误下后津液损伤，复因热与水蓄，津不上承，则见渴欲饮水。水热互结，气化不行，三焦水道不畅，则见小便不利。

此证津伤与水停互见，似乎矛盾，但深入分析，则其理可明。水液若正常运行，则能为人体所用，此为生理之津液；若不正常运行，则不能为人体所用，则为病理之水饮。异常之水饮停蓄愈多，则正常之津液愈少。本证因热误下，三焦水道不畅，故津伤与水停可以并见。治用猪苓汤，以清热、益阴、利水。冀水精四布，五经并行，则诸证可除。

猪苓汤中用猪苓、茯苓、泽泻淡渗利水，茯苓兼以安神定志；滑石清热利水，导热下行；阿胶为血肉有情之品，味厚而甘，以滋补真阴。诸药合用，共奏清热、益阴、利水之功。

下焦蓄水的病变主要在于肾和膀胱。其中因肾阳虚寒、不能温阳化水而致水饮泛滥，宜用真武汤温阳驱寒以镇水；因太阳膀胱气化不利而蓄水，当与五苓散助气化、利水邪以行津液；今因热盛阴伤，水热互结于下焦，则需要用猪苓汤清热益阴以利水。三者虽然都属下焦蓄水，但却有阴阳、表里、寒热的不同，临证须作鉴别。

阳明病，汗出多而渴者，不可与猪苓汤，以汗多胃中燥，猪苓汤复利其小便故也。(224)

【解读】

阳明病里热亢盛，蒸迫津液外泄，汗出过多，不仅伤津耗液，而且促使"胃中燥"更甚。燥热扰胃，化源不足，无以滋荣，故"汗出多而渴"，小便短少。此证应与白虎加人参汤清热生津，配合少量频饮水浆以调养，待其热除津充，则口渴自然消失，小便自行通利。不可用"猪苓汤复利其小便"，以免重伤津液。因猪苓汤毕竟是利水之剂，方中虽有阿胶滋阴，但利水渗湿药居多，利小便作用更强，是以渗利水湿为主、益阴清热为辅。阳明燥热津伤证误用之，不仅不能养阴生津，反而更伤津液，愈增其燥，所以"不可与猪苓汤"，因"猪苓汤复利其小便故也"。

本证口渴缘于燥热汗多，其所饮之水，旋即为热邪所消，复为汗液所泄，仅属燥热津伤，并无水停，故燥热亢盛为本条主要病机。

猪苓汤证虽然也有口渴、小便不利，但一般无汗，或汗出甚少，是水液停蓄，与热互结，不能顺利排出所致，并非膀胱中没有小便。盖无汗则水液无法从体表汗腺排出体外；小便不利则水液又无下行之路，故水液停蓄于下焦。

以上二者，病机不同，临证须作区别。

脉浮而迟，表热里寒，下利清谷者，四逆汤主之。(225)

四逆汤方

甘草二两（炙）、干姜一两、半附子一枚（生用，去皮，破八片）。

上三味，以水三升，煮取一升二合，去滓，分温二服。强人可大附子一枚、干姜三两。

【解读】

表证可见脉浮，但多为浮紧、浮缓或浮数，必见恶寒发热、头项强痛等表证。阳明病可见脉浮，但多浮滑而数，必见汗多或便结，为里热充斥内外之象。此处"脉浮而迟"，浮主外热，迟主里寒，即"表热里寒"，更兼下利清谷，则揭示疾病的本质是里真寒而外假热。

也就是说：脉迟主在里之阴寒，是疾病之本质；脉浮主在外之假热，是疾病之表象。肾为水火之宅、阴阳气之根，故阳气藏于阴内。少阴虚馁，阴寒极盛，则在里之真阳无所依附，反而浮越于外，出现里真寒而外假热的证候，故脉浮应是外假热，甚或兼见汗出。此证貌似阳明病之热证，实际是阳虚阴寒的少阴病"格阳"证。其中"下利清谷"是辨证关键，颇能揭示疾病本质，说明肾阳已经十分衰惫，不能温养脾阳，属于"釜底无薪"之极度虚寒证候。由于此属里真寒、外假热，故治用四逆汤，急温少阴，以回阳救逆，通达内外阳气，并引导外浮之阳内潜归根。真阳得助，阴寒驱散，则假热自然消失。否则，阴液下竭，阳气浮散，则成阴阳离决之危候。

若胃中虚冷，不能食者，饮水则哕。（226）

【解读】

如果胃气虚寒，则受纳、腐熟无权，水谷不能消化，故不能进纳水谷。若强予饮水，则水寒内抑胃阳，使胃中虚寒更甚，胃气不能下降，反而逆行于上，故而发生呃逆呕哕之变。

脉浮发热，口干鼻燥，能食者，则衄。（227）

【解读】

本条"脉浮发热"，是阳明热盛，鼓动气血运行，热势充斥内外之象。足阳明胃之经脉，起于鼻旁，环口，循于面部，阳明经中有热，则口干鼻燥。热能消谷，故尚能食，同时也表明气分燥热虽盛，但未入腑成实，因腑中无实邪阻滞，所以能略进饮食。阳明经脉，多气多血，热势亢盛，迫血妄行，阳络损伤，则见衄血。

阳明病下之，其外有热，手足温，不结胸，心中懊，饥不能食①，但头汗出者，栀子豉汤主之。（228）

【注解】

①饥不能食：心烦懊太甚，胃脘嘈杂，似饥而又不能进食。

阳明病早期的无形邪热，治宜辛寒清热，而不宜过早使用攻下法。如果下之过早，则邪热不解，反而乘机内陷，邪热陷于胸膈。若内有痰水，则热与痰水相结，可形成结胸证；今内无痰水，故不结胸。热邪郁于胸膈，影响气机运行，则心中懊憹；热蒸于外，则见身热、手足温；郁热扰胃，则饥而不能食。内陷之邪热，不能向外散发而熏蒸于上，则仅有头汗出，而周身无汗。依据"火郁发之"的治疗原则，当用栀子豉汤，以清透胸膈之郁热。

本条为无形邪热扰于胸膈，治用栀子豉汤。再与前面的白虎加人参汤证、猪苓汤证联系起来看，则都属于阳明热证，而未形成腑实。从病情看：在上的栀子豉汤证为热扰胸膈，在中的白虎加人参汤证为热伤胃气，在下的猪苓汤证为水热潴留，此阳明清法三方，即是柯韵伯所谓阳明病热证的"开手三法"。栀子豉汤证与白虎加人参汤证的主要鉴别点在于：栀子豉汤证见心中懊憹、头汗出等，病变部位较高；白虎加人参汤证见烦渴引饮、周身汗出等，是热伤胃气，病变部位偏中；猪苓汤证见脉浮发热、渴欲饮水、小便不利等，为水热潴留于下焦，病变部位偏下。

阳明病，发潮热，大便溏，小便自可①，胸胁满不去者，与小柴胡汤。(229)

小柴胡汤方

柴胡半斤、黄芩三两、人参三两、半夏半升(洗)、甘草三两(炙)、生姜三两(切)、大枣十二枚(擘)。

上七味，以水一斗二升，煮取六升，去滓，再煎取三升。温服一升，日三服。

【注解】

①小便自可：即小便正常。

【解读】

"阳明病，发潮热"，是阳明腑实已成的表现，当伴有腹满硬痛、大便燥结不下、小便数多等。而今却见"大便溏，小便自可"，而无腹满疼痛之苦，说明虽病及阳明，但尚未形成胃肠燥热结实。"胸胁满不去"，是胸胁满闷持续，为少阳之邪仍在。

此属少阳、阳明同病，少阳之邪未解，而阳明腑实也未形成之证，故不宜过早使用攻下法治疗，应先以小柴胡汤和解少阳。冀少阳枢机畅达，则上焦得通，津液得下，胃气因和，其潮热也将"濈然汗出而解"。

阳明病，胁下硬满，不大便而呕，舌上白苔者，可与小柴胡汤。上焦得通，津液得下，胃气因和^①，身濈然汗出而解。（230）

【注解】

①胃气因和：指胃的生理功能恢复正常。

【解读】

阳明病不大便应有腹满疼痛、舌苔黄燥等证，今不大便伴有胁下硬满、呕吐，当属少阳之证。舌上苔白者，此言无胃热结实，故此不大便并非腔实，乃少阳枢机不利，津液不能下达所致，应与小柴胡汤和解少阳，疏利肝胆，通利三焦。

此方上能通和胸膺，下能滋润中土，呕恶得止，大便得润，上下流通，内外和畅。所以然者，上焦通，津披下，胃气因和，身濈然汗出而解也。

阳明中风，脉弦浮大，而短气，腹都满，胁下及心痛，久按之气不通，鼻干，不得汗，嗜卧，一身及目悉黄，小便难，有潮热，时时哕，耳前后肿，刺之小差，外不解，病过十日，脉续浮者，与小柴胡汤。（231）

【解读】

"阳明中风"是指阳明经被风邪所伤。弦为少阳之脉，浮大为阳明之脉。"脉弦浮大"提示少阳阳明两经受邪。"短气，腹都满"，是阳明热盛气滞而影响及肺的表现，"腹都满"是整个腹部全都胀满，范围广泛。阳明经脉挟鼻而行，邪热闭郁阳明经脉，故鼻干不得汗；邪客阳明，当有发热。但从脉浮大可知阳明邪热并未尽归于肠腑，尚未形成腑实燥结证。少阳经外循胸胁，内而下胸中贯膈，属胆络肝。少阳受邪，热壅不通，经气郁遏，疏泄不利，以致"胁下及心痛"，即使久按之，气也不通，胀痛不减。"不得汗"则湿热壅遏而无外泄滞机。"小便难"是少阳三焦气机不利，水道不畅，水湿内停，与热相合。湿热熏蒸肝胆，胆汁外溢，则一身及面目皆黄，形成黄疸。湿性黏腻重浊，与热互结，阻遏气机，故嗜卧而身重。少阳气郁，枢机不利，影响胃气上逆，故时时哕逆。足阳明胃经循行于耳前，足少阳胆经的分支从耳后分出，进入耳内，出于耳前，故两经受邪，邪热壅滞经脉，则"耳前后肿"。

治用针刺之法，透泄邪热而宣通郁阳，疏利经脉以缓解病情。由于邪气盛，病情重，故"刺之小差，外不解"，即针刺后也只是脉证稍平而难以完全解除，"胁下及心痛"的少阳经证减而未尽，潮热、鼻干不得汗等也不可能全部消失。若病过十日，脉弦浮大依然未变，显示病程虽长，但邪热仍在少阳，并未化燥成实，故治从少阳，以小柴胡汤和解枢机，通调三焦，清热达邪。

脉但浮，无余证者，与麻黄汤。若不尿，腹满加哕者，不治。(232)

麻黄汤方

麻黄三两（去节）、桂枝二两（去皮）、甘草一两（炙）、杏仁七十个（去皮尖）。

上四味，以水九升，煮麻黄，减二升，去白沫，内诸药，煮取二升半，去滓。温服八合，覆取微似汗。

【解读】

若"脉但浮，无余证"，即其脉只浮而不见弦大，又没有其他的里热证，说明病变仅在太阳之表，故可与麻黄汤发汗以解表邪。

"若不尿，腹满加哕者，不治"，是承上文而言预后，即在脉弦浮大、短气、腹满、胁下及心痛、鼻干、不得汗、嗜卧、一身及目悉黄、小便难、有潮热、时时哕、耳前后肿的基础上，出现"不尿，腹满加哕"。不尿，即小便闭；小便闭，则湿无出路，壅遏气机，故腹满益甚；胃气逆而不降，则哕逆不止。这是胃气败坏，三焦壅滞，气机不通，邪无出路之象，故曰"不治"。

阳明病，自汗出，若发汗，小便自利者，此为津液内竭，虽硬不可攻之，当须自欲大便，宜蜜煎导而通之。若土瓜根及大猪胆汁，皆可为导①。(233)

蜜煎方

食蜜②七合。

上一味，于铜器内微火煎，当须凝如饴状，搅之勿令焦著，欲可丸，并手捻作挺，令头锐，大如指，长二寸许。当热时急作，冷则硬。以内③谷道④中，以手急抱，欲大便时乃去之。疑非仲景意，已试甚良⑤。又：大猪胆一枚，泻汁，和少许法醋⑥，以灌谷道内，如一食顷⑦，当大便出宿食恶物，甚效。

【注解】

①导：为治法之一，有因势利导之意。如津伤便秘者，用润滑类药物纳入肛内，引起排便叫作导法。

②食蜜：即蜂蜜。

③内：放入、置入。内，同"纳"。

④谷道：即肛门。

⑤疑非仲景意，已试甚良：此二句为后人所添，现一般仍归于方中。

⑥法醋：即食用醋。

⑦一食顷：约吃一顿饭的时间。

【解读】

"自汗出"是津液外泄，显示津液已伤，如果再发其汗，则更伤津液。津液损伤，小便当短少，今反见小便自利，表明津液偏渗于膀胱，不能还于胃肠，则胃肠更燥，此即所谓"津液内竭"。胃肠津亏，大便必硬。但这与阳明腑实证的大便硬不同。阳明腑实的大便硬是内有邪热，因热伤津成燥，以燥热为主，其临床表现有腹满痛、拒按、潮热、谵语等证，而其人未必有便意。

本证之大便硬，乃因津液内竭所致，并无腹满痛、潮热、谵语等证，病位在直肠，时有便意，而大便却难以排出。二者病机不同，治法也异。阳明腑实治以承气汤类荡涤胃肠的燥热结实。此证之大便硬，宜在患者"自欲大便"之时，施以"因势利导"之法，用蜜煎导、猪胆汁或土瓜根纳入谷道，导之即下。

三方虽皆可为导，但具体应用时又有所不同：因蜜有滑利润燥的作用，故蜜煎导宜于津伤肠燥之便秘；猪胆汁不仅润燥，且能清肠中之热，故宜于肠燥之有热的便秘；土瓜根则有宣气润燥之功，故宜于六腑之气不畅，气血不利之便秘。

蜜煎导法是用蜂蜜放入铜器内，微火煎熬成饴糖状，再用手搓成长条状，使头部略尖，大小如指头状，长二寸左右。注意需在热时急做，冷后则变硬。做成后轻轻放入肛门中，待其慢慢溶化，即可发挥排便作用。白蜜甘平无毒，滋阴润燥，局部投药更有润滑作用，适用肠燥便秘或老年阴血素亏、大便干涩难下者。

土瓜根方已佚。据《肘后备急方》载，用土瓜根捣汁，灌入肛门，即可通便。土瓜又名王瓜，寇宗奭《本草衍义》云："王瓜其壳径寸，长二寸许，上微圆，下尖长，七八月熟，红赤色，壳中子如螳螂头者，今人又谓之赤雹子，其根即土瓜根也。"土瓜根气味苦寒无毒，其根富于汁液，将其捣汁灌肠，可以通便，方书多有记载。

猪胆汁灌肠法，是用大猪胆一枚，取出胆汁，加入少许食醋，搅拌均匀，灌入肛门之中，取其酸苦涌泄而不伤津液的作用，使停蓄的大便排出。猪胆汁苦寒清热，适用于津伤便秘而有热者。

本条介绍的外导灌肠之法，适用于津亏便秘。此证虽属阳明病，但绝非燥热内结的阳明腑实证，如误以承气汤攻下，必致津液下夺而正气更伤。对于高年体弱、产妇婴幼以及素体阴亏血虚而见大便秘结的患者，不可滥用苦寒攻下，而应酌用外导之法。

阳明病，脉迟，汗出多，微恶寒者，表未解也，可发汗，宜桂枝汤。（234）

桂枝汤方

桂枝三两（去皮）、芍药三两、生姜三两、甘草二两（炙）、大枣十二枚（擘）。

上五味，以水七升，煮取三升，去滓，温服一升。须臾啜热稀粥一升，以助药力取汗。

【解读】

阳明病有热证实证，也有虚证寒证，本条阳明病应属于阳明中寒。"汗出多"为表虚失固，"微恶寒"为感受风寒之邪，但程度较轻，病邪不甚，脉迟也为虚寒之征。"微恶寒""表未解"，理当发汗解表；"可发汗"，但不可用麻黄汤，因表邪不甚，并且表里不足，故只宜用桂枝汤，以解肌祛风、调和营卫，兼以温养胃肠。方中桂枝味辛性温，辛能发散，温能祛寒通阳，故有解肌腠风寒外邪之功；芍药酸寒，酸能收敛，寒走营阴，故可敛阴和营。桂枝、芍药相伍，相辅相成以调和营卫。生姜辛温，助桂枝解表，且能降逆止呕；大枣味甘益中，助芍药益阴和营；炙甘草味甘性平，调和诸药，交通营卫。方为辛温解表之轻剂，以调和营卫为主，兼以调和胃肠，温养中州。

阳明病脉迟，见证各有不同：第 208 条"阳明病，脉迟，虽汗出不恶寒者，其身必重，短气，腹满而喘，有潮热者"，为阳明腑实、燥屎内结、气血运行不利所致，脉必迟而有力。第 195 条"阳明病，脉迟，食难用饱，饱则微烦，头眩，必小便难"，是胃中寒冷、脾湿内生、欲作谷疸之象。第 225 条"脉浮而迟，表热里寒，下利清谷者"，为寒邪直入胃肠，致真阳不足、火土俱衰之证。

本条"阳明病，脉迟，汗出多，微恶寒者"，是阳明中寒兼太阳表邪的证候，临证需作鉴别。

阳明病，脉浮，无汗而喘者，发汗则愈，宜麻黄汤。(235)

【解读】

本条阳明病也为阳明中寒，但"脉浮，无汗而喘"，则是兼太阳表实，属于风寒之邪外束肌表、内遏肺气，宜用麻黄汤发汗解表。冀风寒之病因祛散，则表里诸证自除，故云"发汗则愈，宜麻黄汤"。

阳明病，发热汗出者，此为热越①，不能发黄也；但头汗出，身无汗，剂②颈而还，小便不利，渴饮水浆③者，此为瘀热④在里，身必发黄，茵陈蒿汤主之。(236)

茵陈蒿汤方

茵陈蒿六两、栀子十四枚（擘）、大黄二两（去皮）。

上三味，以水一斗二升，先煮茵陈，减六升，内二味，煮取三升，去滓，分三服。小便当利，尿如皂荚汁状，色正赤，一宿腹满，黄从小便去也。

【注解】

①热越：里热发越于外，即热邪能够向外发泄。

②剂：与"齐"相通。

③水浆：泛指饮料，如水、果汁、蔗浆之类。

④瘀热：邪热郁滞在里。

【解读】

阳明病热盛，蒸迫津液外泄，湿热有排出之路（因汗出而热邪得以发泄，亦因汗出而无留湿之弊），一般不致发黄。如果阳明病仅见头部汗出，至颈而止，周身无汗，又有小便不利，说明热邪不得外越而湿邪亦不得下泄。头为诸阳之会，湿热壅盛，熏蒸于上，故可见头汗出。

热欲外越却因湿邪羁留而不得越，故周身无汗。湿欲下泄，却因热邪纠缠，而反小便不利。湿热相合，胶结不解，热不得越，湿不得泄。湿热郁阻于内，即所谓"瘀热在里"；湿热熏蒸肝胆，胆汁不循常道，泛溢肌肤，则身必发黄。湿热交阻，气化不行，津液不能上布，故其人"渴引水浆"。在这里"头汗出，身无汗，剂颈而还，小便不利"，不仅是湿热郁阻的外在表现，而且也是形成湿热病的内在机制，因此具有重要的辨证意义。

湿热发黄，有以湿盛为主者，有以热盛为主者，也有湿热相当者。本证有发热、渴饮水浆等证，说明热重于湿，治用茵陈蒿汤清利湿热。

茵陈蒿汤由茵陈蒿、栀子、大黄三药组成。茵陈蒿清热利胆除黄，为治诸黄专药，无论阳黄、阴黄均可使用。大黄善于破结行瘀，推陈致新，泻热导滞。本证湿热发黄，为湿热胶结并涉及血分，故谓"瘀热在里"，用大黄不仅能荡涤肠胃以泻热实，而且能行血导滞，以破湿热之蕴结。栀子苦寒而质轻，善清三焦之热，兼能通利小便，驱湿热下行，以导邪从小便而出。

三药合用，主要使瘀热、湿浊从小便排出。方后注云："分温三服，小便当利，尿如皂角汁状，色正赤，一宿腹减，黄从小便去也。"这不仅说明本方的主要作用是导湿热而利小便，也补充说明本方湿热发黄应有腹满等症。

阳明病，其人喜忘①者，必有畜血②。所以然者，本有久瘀血，故令喜忘。屎虽硬，大便反易，其色必黑者，宜抵当汤下之。（237）

抵当汤方

水蛭（熬）、虻虫（去翅足，熬）各三十个，大黄三两（酒洗），桃仁二十个（去皮尖）。

上四味，以水五升，煮取三升，去滓，温服一升，不下更服。

【注解】

①喜忘：健忘。喜，犹"善"也，《外台秘要》作善忘。

②畜血：血液停积，留而不行，即瘀血。畜，通"蓄"。

【解读】

阳明蓄血证系因阳明邪热与旧有之瘀血相结而成，其主证为健忘、大便黑硬、排出反易。因有大便硬，故称阳明病。"喜忘"，即善忘，言听视动，随过即忘，乃因"久有瘀血"所致。

心主血脉，又主神志，若血液充盈、环流不息，则心能主神任物，聪慧敏锐，记忆力强；若久有瘀血，血脉不利，心失所养则记忆力亦必然减退。《内经》所谓："血并于下，气并于上，乱而喜忘。"张介宾注曰："血并于下则阴气不升，气并于上则阳气不降，阴阳离散，故神乱而喜忘。"离经之血瘀滞于肠道，又受热邪熏烁，故则大便黑而硬结。硬结之粪块，排出反易者，以血属阴类，"血主濡之"，尚有濡润作用，故大便反易解下，即所谓"屎虽硬，大便反易"。其证既为蓄血与热邪相搏，故宜抵当汤下之。

太阳有蓄血证数条，其主证为如狂、发狂、小便自利、小腹硬满而痛或急结等，是邪热入里与血相搏而为瘀，故病情较急。阳明蓄血，是有瘀血在先，适逢阳明之热相合，乃久瘀而合新病，且以瘀血为主，则脉络之瘀滞由来已久，血瘀络阻，则气行不利。久瘀血者，神思动作皆呈迟缓状态，故阳明蓄血，惟健忘而已。证候不同，而蓄血则一，故同用抵当汤以攻逐之。至于腹中硬痛与否，则视蓄血之部位及轻重而定。

阳明病，下之，心中懊憹而烦，胃中有燥屎者，可攻。腹微满，初头硬，后必溏，不可攻之。若有燥屎者，宜大承气汤。(238)

【解读】

"阳明病，下之"，自属阳明可攻之证。阳明病有下之即愈者；有下之不愈，仍需再下者；有下之失当（太过或不及）而变生他证者。

本条阳明病下后，有两种情况：一为下后余邪未尽，热扰神明而心中懊憹，有燥热复与糟粕相搏而结为燥屎之可能，从"心中懊憹而烦，胃中有燥屎"可以推测之。既然复有燥屎阻结于内，自当以大承气汤再行下之。二为腹满尚轻，大便虽不甚通畅，但却是"初头硬，后必溏"，则非燥屎内结，故不可攻下。因初硬后溏之大便，多见于脾虚失润证候，妄攻必更伤脾胃，而有可能转化为里虚之变证。

阳明病下后，心中懊憹，如属于无形邪热郁遏胸膈，则宜清之，如第228条

"阳明病下之，其外有热，手足温，不结胸，饥不能食，但头汗出者，栀子豉汤主之"。此为下后，有形之实邪已去，而无形之热邪依然稽留，扰于胸膈所致。此证肠中既无燥屎，胸中亦无痰水，故唯从清宣立法，宜用栀子豉汤治疗。

病人不大便五、六日，绕脐痛，烦躁，发作有时者，此有燥屎，故使不大便也。（239）

【解读】

"绕脐痛"即围绕着脐周围的腹部作痛。病人是在"不大便五、六日"的前提下发生"绕脐痛"，这正是肠中有燥屎内结、阻塞气机、腑气不通的反映。浊热扰乱心神，故见有"烦躁"。"发作有时"是指日晡证候更为明显，因阳明旺于申酉，故当日晡阳明气旺之时，正邪斗争激烈，诸证发作加剧。燥屎内结是病机所在，"不大便"与"绕脐痛、烦躁"之间具有一定的因果关系，故云"此有燥屎，故使不大便也"。

上条已指明"若有燥屎者，宜大承气汤"，本条紧接于其后，不言治法，是属省文，理当用大承气汤下之。

病人烦热，汗出则解，又如疟状，日晡所发热者，属阳明也。脉实者，宜下之；脉浮虚者，宜发汗。下之与大承气汤，发汗宜桂枝汤。（240）

【解读】

"病人烦热"，说明热势较甚，但究竟属表属里，还需进一步辨别。

如病属太阳表证，用解表发汗的方法治疗，则汗出表解而烦热消除。若汗后又出现阵寒阵热等寒热如疟的症状，是为太阳表邪未尽。"脉浮虚"（即脉浮缓而弱）提示病邪仍在太阳肌表，仍需用发汗解肌的方法以消散在表之病邪。"脉浮虚"已不能使用麻黄汤等发汗峻剂，以免过汗伤正，而只能取桂枝汤以疏风解表、调和营卫。

如病人从"如疟状"进一步发展为"日晡所发热"，则非病邪在表，而是属于阳明里热实证。"脉实"（即脉重按沉实有力）是阳明里实的确证，与"日晡所发热"并见，显示肠腑燥实热结已甚，必须改用大承气汤，以泄热逐实。

大下后，六、七日不大便，烦不解，腹满痛者，此有燥屎也。所以然者，本有宿食故也，宜大承气汤。(241)

【解读】

"大下"的言外之意是因有可下之证，已经使用过了大承气汤。"大下"以后，"六、七日"又"不大便"，并出现"烦不解，腹满痛"，说明泻下未尽，又成燥屎。既已大下，为何又成燥屎？"所以然者，本有宿食故也"，作者对下之不尽作了注语，意是在病阳明之前即素有食积内停，而后又与燥热相合，故而比较顽固难下。

一次大下不能尽除，燥屎又再次复结；或因六、七日不大便，纳食而不化，糟粕不能排出，与下后未尽之燥热相结，形成燥屎。既有宿食不解、燥屎复结，则又当再下，故仍用大承气汤。

太阳病有表证一汗表邪未尽而可再汗之法，阳明病亦有腑实一下不除而可再下之治。能否再汗与再下，均要从辨证以论治。本条所言"大下后，六、七日不大便，烦不解，腹满痛者"，正是阳明腑实不解、内有燥屎的典型证候。"烦不解"是胃热上扰心神所致，其热势之重，固可知也，只有用大承气汤再下，方才不失治疗时机。

下后六、七日不大便、烦不解、腹满痛、本有宿食等是本条的辨证关键。检索全书，其中尚有如下情形：其一，"阳明病下之，其外有热，手足温，不结胸，心中懊㦬，饥不能食者"，是阳明病下后，腑气已通，而余热扰于胸膈，故无腹满痛及结胸之象，而有心烦懊㦬、饥不能食，宜"栀子豉汤主之"；其二，下后不大便，心烦谵语，蒸蒸发热，燥实较重，痞满较轻者，为调胃承气汤证；其三，下后心烦腹满，不大便，结实未甚者，为小承气汤证。可见阳明病下后，有病愈而不可再下者；有可下而须辨析三承气汤之使用者；有不可用下，而可用清法者。病情变化多端，均要从辨证以论治。

病人小便不利，大便乍难乍易，时有微热，喘冒①不能卧者，有燥屎也，宜大承气汤。(242)

【注解】

①喘冒：喘为气息不畅；冒为头目昏眩。喘冒就是因气喘而头昏目眩。此处

的喘冒系因实邪内停肠道、浊气上攻所致。

【解读】

"病人小便不利，大便乍难乍易"，似乎燥结不甚、未定成实，但见"时有微热，喘冒不能卧"，则可判断为"有燥屎也，宜大承气汤"。因肺与大肠相表里，今燥屎内结，腑气不通，浊热上攻，已经影响到肺脏的呼吸功能，导致肺气肃降失常，则作"喘"，而且是"喘冒不能卧"，可见其"喘冒"之甚。

喘为气息不畅；冒为头目昏眩。"喘冒"并见，就是既有气喘，又有头昏目眩。此处的"喘冒不能卧"，显然系因"相傅之官"受浊热影响、"元神之府"被浊热蒙蔽所致。燥热内阻，则清阳不升，浊阴不降，其浊热之邪气反而逆转上攻，扰乱肺、心、脑等脏腑器官，从而导致一系列严重证候，故云"有燥屎也，宜大承气汤"。也只有用大承气汤荡涤其肠腑中的燥屎热结，撤消其致病之源，才有可能解除其"喘冒不能卧"等严重症状。

"时有微热"，并非是言其在里之燥热不甚，而是因为燥屎内结，邪热深伏于里，故体表之热反而不明显，但其在里之燥热却是非常严重。

"病人小便不利，大便乍难乍易"，医家有不同认识。有的认为是既有燥屎内结，又有热结旁流，结者难下，旁流者时下，故形成大便乍难乍易的特点。肠中有燥屎，燥热逼迫津液偏渗于膀胱，则小便当数多。但若燥热内盛，灼伤津液，津液内乏，则可见小便不利。有的认为是阳明燥热与糟粕结为燥屎，故大便乍难。然小便不利，是津液受燥热逼迫，部分反流于肠，则所结之燥屎，尚有部分得以稍润，故有排出乍易之时。

有的认为本条是承上条大下后六、七日燥屎复结而来，言日程既久，则所结之大便，有迟有早，有甚坚者，亦有尚未坚硬者。其坚结者，则始终难下，故曰"乍难"；其未坚者，或有可通之时，故曰"乍易"。有医家在急腹症的治疗中，观察到所谓"不完全性肠梗阻"及"高位肠梗阻"有此大便乍难乍易情形，可与承气汤攻下。若作如是观，则小便不利，似作津伤理解为较妥。

食谷欲呕[①]，属阳明也，吴茱萸汤主之。得汤反剧者，属上焦也。(243)

吴茱萸汤方

吴茱萸一升（洗）、人参三两、生姜六两（切）、大枣十二枚（擘）。

上四味，以水七升，煮取二升，去滓，温服七合，日三服。

【注解】

①食谷欲呕：当进食时气逆要呕。

【解读】

阳明属胃，主受纳、腐熟水谷，其气以下降为顺。若因某种病因影响，则胃气不能正常下降，反而上逆，就可发生呕呃等症状，故曰"食谷欲呕者，属阳明也"。

阳明呕呃有寒、热之异。以此方测证，用吴茱萸汤治疗的"食谷欲呕"，应属于阳明寒呕。因胃气虚寒，不能腐熟水谷，若勉进饮食，必因寒浊所阻，不能受纳，以致胃气上逆，发为呕逆。寒浊之呕，其气不馊不腐，舌淡苔白，脉象缓弱；且胃气虚寒，易生饮邪，故常伴呕吐涎沫、脉象弦迟等。治当以吴茱萸汤温胃散寒、降逆止呕。

若上焦有热，扰于胸膈胃脘，亦会使胃失和降，发生呕吐。热呕一般其气酸腐，舌红，苔黄，脉数。治宜清泻上焦热邪，如栀子豉汤或枳实栀子豉汤等。误投吴茱萸汤，是以热助热，反致病情加重，故云"得汤反剧者，属上焦也"。

吴茱萸汤由吴茱萸、人参、生姜、大枣四味药组成。吴茱萸为方中主药，性味辛苦而热，善能暖肝胃而下气降浊；人参、大枣甘温以补益中气，崇土以制木；重用生姜以温胃散寒化饮、降逆止呕。因本证挟有水饮之邪，故不用甘草之缓恋。

太阳病，寸缓、关浮、尺弱，其人发热汗出，复恶寒，不呕，但心下痞者，此以医下之也。如其不下者，病人不恶寒而渴者，此转属阳明也。小便数者，大便必硬，不更衣十日无所苦也。渴欲饮水，少少与之，但以法救之。渴者，宜五苓散。（244）

【解读】

太阳病，脉寸缓，关浮，尺弱，此谓阳浮而阴弱，为风邪中于表，其人发热汗出，复恶寒，为太阳中风之表证。不呕者，邪尚未传里。但心下痞者，乃医误下，表邪乘虚入里所致。

如若表证仍在，治宜先解表，后攻痞。不下者，不恶寒而渴者，为太阳表邪传里化热，故曰转属阳明。病属阳明则胃家实，小便必数，大便必硬，虽十余日不大便也无痛苦，此谓律液减少并非燥屎内结，故不可与承气汤攻下。

渴欲饮水者，少少与之，唯恐停饮不化。若愈饮愈渴，小便不利，此属停饮，以法救治，以五苓散化气行水，蓄水得去，口渴自止。

脉阳微①而汗出少者，为自和也；汗出多者，为太过。阳脉实②，因发其汗，出多者，亦为太过。太过者，为阳绝于里③，亡津液，大便因硬也。(245)

【注解】

①脉阳微：指脉象浮虚无力。

②阳脉实：指脉象浮盛有力。

③阳绝于里：阳绝指阳气盛极，不是衰绝。阳绝于里就是阳气独盛于里之意。

【解读】

阳脉微，即脉象浮取微弱和缓，反映邪正相争已不激烈，多为表病之后，邪气将退而尚未尽除，正气渐复而抗邪能力尚弱。汗出较少亦是表病少许弥留，人体尚未康复之际，但得静养调摄，多能邪去正安，故为"自和"。

若汗出过多，则是病邪传里，化热化燥，逼迫津液所致。阳脉实，即脉浮而充实有力，总属阳热实证之脉。其里热已盛，本不当汗，误发其汗，则助热生火，阳邪极盛于里，津液亡失，而致肠中干燥，大便硬结，形成阳明燥实证。

脉浮而芤①，浮为阳，芤为阴，浮芤相搏，胃气生热，其阳则绝。(246)

【注解】

①脉浮而芤：脉搏轻取可得为浮；浮大中空，形似葱管为芤。主阴血不足。阳气浮盛之象。

【解读】

脉浮为阳气盛，故曰"浮为阳"。芤为浮大中空，按如葱管，主阴血虚，故曰"芤为阴"。"脉浮而芤"，是阳热有余而阴液不足的脉象。阳热有余，独盛于内，则胃气生热，阳盛灼阴，阴液亏耗，不能和阳，则阳愈亢而阴绝于里。胃热阳绝，阴不济阳而化燥，势必导致大肠失润而大便硬结。

本条阳明病浮芤之脉并见，则阳热盛、阴液虚为势所必然。阳热盛则胃气生热，热邪独盛于内；阴液虚则胃肠干燥，无液以和阳。阳亢阴虚，则为脾约之证。

跌阳①脉浮而涩，浮则胃气强，涩则小便数，浮涩相搏，大便则硬，其脾为约，麻子仁丸主之。(247)

麻子仁丸方

麻子仁二升、芍药半斤、枳实半斤（炙）、大黄一斤（去皮）、厚朴一尺（炙，去皮）、杏仁一升（去皮、尖，熬）。

上六味，蜜和丸，如梧桐子大，饮服十丸，日三服，渐加，以知为度。

【注解】

①跌阳：就是冲阳穴，在足背第二及三跖骨之间，为足阳明胃经的动脉。

【解读】

跌阳脉，即足背动脉，属足阳明胃经，以候脾胃后天之气。"跌阳脉浮而涩"，浮主阳盛，涩主阴虚，见于跌阳部位，则浮为胃阳亢盛。涩主脾阴不足。脾胃相表里，胃为水谷之海，主受纳腐熟；脾主运化转输水谷精微，如《素问·太阴阳明论》所云："脾与胃以膜相连耳，而能为之行其津液。"今胃强脾弱，强阳煎灼弱阴，使脾之功能受到约束，不能为胃行其津液，以致津液偏渗膀胱而"小便数"，不能还于胃中以滋润大肠，"大便则难"，此即"浮涩相搏，其脾为约"。脾约本于胃燥，而小便愈多，津液愈伤，脾阴愈弱，胃燥愈甚，如此形成恶性循环。

脾约证虽属阳明，但与诸承气汤证有所区别。承气汤证属阳明燥化成实，故多有潮热、谵语、烦躁、腹满硬痛等，其中固有津伤之象，然非脾失转输、津液偏渗所致，而应责之于燥热特盛，故病机重在阳明。脾约证虽有胃热，然不能与承气汤证之燥热比肩，其病机重点在于太阴阳明功能失调。脾约证以大便难为主要临床表现，治以麻子仁丸润下通便。

麻子仁丸即小承气汤加麻子仁、杏仁、芍药而成。大黄、厚朴、枳实具小承气汤意，有泻热去实、行气导滞之功，冀胃热衰减，脾不受制，可望恢复运转，行其津液。麻子仁润肠滋燥，通利大便。杏仁润肠，又能润肺而肃降，使气下行，从而有利于传导之官。芍药和营血而缓急迫。方后云"蜜和丸"，是取润下缓行之意。又曰"丸如梧桐子大，饮服十九，日三服"，知药量甚小，是缓而又缓也。"渐加，以知为度"，亦见其病有轻重，禀赋有厚薄，投量多少，可审情度势而定。然多少之间，必以知为度，是不使其太过或不及。

太阳病三日，发汗不解①，蒸蒸发热②者，属胃也，调胃承气汤主之。(248)

【注解】

①发汗不解：指用发汗法后病仍未愈，不是太阳表证不解。

②蒸蒸发热：形容发热如蒸笼中热气向外蒸腾。

【解读】

"太阳病三日"，即本病是由太阳病发展而来。"发汗不解"，并非指表证未罢，而是指病邪未除而向里传变。"蒸蒸发热者，属胃也"，形容内热较盛，向外蒸腾。内热盛如此，则不恶寒、反恶热等阳明外证更加明显，说明病邪已由太阳之表转属阳明胃腑之里。

这里以蒸蒸发热作为阳明病的典型证候，并以此区别于太阳之发热恶寒和少阳之往来寒热。由于里热伤津，发汗又伤津，故本证以阳明燥实为主。唯其热势蒸腾，有外达之势，则腑中结实未甚，形无大实大满之候，尚未达到发潮热、腹满疼痛拒按的严重程度。病属燥热初结，故治以调胃承气汤软坚润燥、泻热和胃。

伤寒吐后，腹胀满者，与调胃承气汤。(249)

【解读】

伤寒本为太阳表证，不当吐而误用吐法，胃的气液受伤，邪气内陷而化热，津伤化燥而成实，燥实阻滞，阳明腑气不通，则大便秘结而腹胀满。此腹胀满，乃因燥实而致，故其治仍以调胃承气汤和胃润燥。燥实去则腑气通，腑气通则腹胀除。

以上两条，从蒸蒸发热和腹胀满的内外证候，反映并概括了调胃承气汤证的特点。由于此调胃承气汤证来自于太阳病汗吐后津伤化燥，初结阳明，病情还没有达到非常严重的程度，故其治不用大承气汤，而用调胃承气汤。从这个意义上讲，调胃承气汤证又可看作是胃家实的一个轻证，而兼有胃气受损，因吐法亦能伤中气。

太阳病，若吐若下若发汗后，微烦，小便数，大便因硬者，与小承气汤和之愈。（250）

【解读】

太阳表证，当发汗解表，妄用吐下，是为误治；先吐下而后再汗，是为治疗失序，其结果必致邪不解而内陷。若内陷胸膈，见烦热、心中懊，属栀子豉汤证，二便多无改变。今吐、下、发汗后，病人出现了微烦、小便数、大便硬等证，说明邪热内陷阳明，形成了阳明腑实证。

误治津伤，表邪入里化热，其势尚轻浅，故见微烦；热迫津液偏渗于膀胱，不能还于胃中，所以小便频数而多，大便干结而硬。本证以气滞热结为主，尚未达到谵语、潮热、手足濈然汗出等燥屎结实的程度，且在汗、吐、下后正气受伤，故不宜大承气汤峻下，只可以小承气汤泻热通便，使胃肠气机得以调和通畅则病可愈，故曰"与小承气汤和之愈"。

得病二、三日，脉弱，无太阳、柴胡证，烦躁，心下硬。至四、五日，虽能食，以小承气汤，少少与，微和之，令小安。至六日，与承气汤一升。若不大便六、七日，小便少者，虽不受食，但初头硬，后必溏，未定成硬，攻之必溏；须小便利，屎定硬，乃可攻之，宜大承气汤。（251）

【解读】

"得病二、三日"的"病"泛指疾病，确切地说是指外感热病。"脉弱"，是对脉紧而言，紧变缓相对地叫"脉弱"，由此可推测是寒邪已化热入里。"无太阳、柴胡证"，即既无太阳表证，又无小柴胡汤主治的少阳半表半里证。"烦躁"是里热上扰心神，"心下硬"是胃脘部硬满，均为阳明里实、胃气不和之证。

"至四、五日"，烦躁心下硬满仍不缓解，言外之意，当有不大便一证，若反不能食，腹满疼痛拒按，脉沉紧，是燥屎已成，腑气不通；今能食，心下硬而脉弱，说明阳明病势轻浅，不耐峻下攻伐，只能"以小承气汤少少与之"，以微和胃气。小承气汤的服法是煮取一升二合，分两次温服。故"少少与"，则一次只服三、五合，而不超过六合，以微和胃气，使烦躁小安。

若服药后至六日仍不见大便，则须加大药量，可给予小承气汤一升，则大便可下。

不大便六、七日，小便少者，虽不能食，亦不可贸然使用大承气汤猛攻。因为小便少是津液尚能还入肠中，推测其大便尚"未定成硬"。大便不硬，燥屎未成，则不可攻之。有的还可能是大便初硬后溏，与脾虚失运有关，若误用大承气汤峻攻，必伤脾胃之气，以致运化失职、水谷不别而溏泄不止，故曰"攻之必溏"。

"须小便利"是紧承前文而引申可攻之证，即病者六、七日不大便，而小便自利，则津液渗于膀胱，无以滋润肠燥，肠中糟粕因之结为燥屎，阻塞不通，故可攻下，宜大承气汤。推测津液偏渗而燥屎已经形成之时，腹满痛拒按、舌苔黄厚等里实燥结证候也当明显。

综观本条烦躁、心下硬、不大便等证，尚难确诊燥屎成与未成，审证之法，须动态观察，即审视病程之进展，通观病情之变化，如能食与不能食、小便利与不利等，全面分析，以利于作出正确判断。

伤寒六、七日，目中不了了[①]，睛不和[②]，无表里证[③]，大便难，身微热者，此为实也，急下之，宜大承气汤。(252)

【注解】

①目中不了了：两眼视物不清楚。

②睛不和：眼球转动不灵活。

③无表里证：没有典型的阳明里证和外证，即无明显的潮热、谵语、腹满痛拒按、手足溅然汗出、不恶寒、反恶热等症状。也有人认为是表证与里实证的表现都不典型，既无明显的发热恶寒之表证，也无明显的腹满潮热之里证。还有人认为是无半表半里之少阳证。

【解读】

"伤寒六、七日"，言其发病过程已久，已经化热入里，并且里热炽盛，不仅耗伤了胃肠津液，而且也损伤了肝肾阴液，"目中不了了，睛不和"就是肝肾之阴被燥热劫夺的表现。"目中不了了"，即视物不清楚，此为病人自觉症状。

"睛不和"即两目呆滞，瞳子不能瞬动，乃为他觉症状。

由于肝开窍于目，目受血而能视，今胃肠肝肾阴液被劫，不能濡养经脉，眼睛失却阴液濡润，故视物不清，睛不调和。其人"大便难"而不通身又有微热，说明里热深伏而腑气不通，故曰"此为实也"。此处"大便难"、"身微热"是画龙点睛地指出"目中不了了、睛不和"之证缘于阳明燥热之实。

此时虽然只见大便难、身微热，而不见典型的阳明里证和外证，即无明显的潮热、谵语、腹满痛拒按、手足濈然汗出、不恶寒、反恶热等症状，所以叫"无表里证"。但是"目中不了了，睛不和"的真阴欲竭之象已经出现，说明真阴危亡立待，病情危重。法当急下以存阴，而不能犹豫徘徊。只有用大承气汤急下存阴，也是保存津液的有效方法。

因胃肠燥热太甚，必然下劫肝肾之阴。要想保阴，必须急下，把肠中燥热驱逐体外，才能保住下焦阴水不涸。及时使用大承气汤攻下燥屎，犹如釜底抽薪，既能驱除邪气，又能保护阴液，这才是急下存阴的方法及意义。

阳明病，发热汗多者，急下之，宜大承气汤。(253)

【解读】

阳明病发热汗多是阳明里热亢盛反映于外的证候，此时腑中燥热结实，不大便、腹满疼痛拒按等自不待言。在里之燥实热结不除，则发热汗出不止。泻除燥实热结，当用大承气汤，急下存阴，以免燥热焦灼，危及生命。对此证提出"急下"的关键在于"汗出多"。

汗为人体五液之一，由津液所化生。汗出多，津液被耗而阴伤，阴伤则体内燥热愈盛；燥热愈盛，汗出亦愈多，从而形成发热汗出有不尽不已之势，不仅损伤阳明胃液，而且又有内竭肝肾真阴之虑。汗出多则热极津涸之候将接踵而至。此处提示医者要见微知著，遇有热汗不已者，亦当用大承气汤釜底抽薪，急下以存阴。

发汗不解，腹满痛者，急下之，宜大承气汤。(254)

【解读】

"发汗不解"，非指表不解，乃言其病未解。"腹满痛"，则是里实之证。里实当下，但为何要急下？原因是本证病情变化迅速，燥热邪气嚣张，如不以大承气汤急下，则不足以遏其势，而伤阴之弊在所难免，腑气壅塞不通则后果更为严重。

汗法本为太阳表证而设，若太阳病汗不得法，或阳明热证误用汗法，均可导致病不解，成为表邪迅速入里，化热成燥；或为阳明里热不除，津伤化燥，从而形成阳明腑实证。本条"发汗不解"，迅即出现"腹满痛"，足见燥热盛实，传变迅速，故当急下以存阴。若当下不下，坐误时机，则循衣摸床、惕而不安、微喘直视等险证丛生。因此提示医师，要从疾病的发展趋势中看到其后果的严重性，并善于抓住时机，及时采取紧急措施，运用恰当的治疗方法，以达到祛邪扶正的目的。

阳明病腹满痛何以要急下？要知本证发展极为迅速，盖以一汗之后，旋即腹满硬痛，是里热方炽，腑气就闭，为时虽短，病情已趋严重，若不急下，则伤津耗液，种种险恶之候堪虑。"发汗不解"即现"腹满痛"，可知其病情发展迅速，病势咄咄逼人，迟则生变。

腹满不减，减不足言，当下之，宜大承气汤。(255)

【解读】

腹部属太阴、阳明所主。腹部持续地胀满而不减轻，或即使减轻一些，也微不足道，则属阳明腑实而不是太阴脾虚。燥屎内结、腑气不通必兼见大便不通，腹痛拒按等证，其治当用大承气汤攻下。

本条为实邪阻滞特甚，因而气机壅滞、大满不通之候，故不言潮热谵语、手足濈然汗出如何，而曰腹满不减，减不足言。即腹满严重，终日不减，即令有所减轻，然程度极微，不足言减，内实腹满尤甚，既为内实腹满，则疼痛拒按、大便不通、舌苔黄厚干燥等证伴见。本条"腹满不减，减不足言"是为辨证眼目，但只凭此证还不能就用大承气汤。应与前面诸条参合，方能全面掌握大承气汤证的辨证要点。

腹满一证，论其标属实，但究其本，则有虚实寒热之异。《金匮要略》有"病者腹满，按之不痛为虚，痛者为实""腹满时减，复如故，此为寒"的记载，对腹满的寒热虚实做了很好的鉴别。若腹满时减，按之不痛，并见便溏泻利等证，则属太阴脾虚腹满，当治以温运之法。

阳明少阳合病，必下利，其脉不负者，为顺也；负者，失也①，互相克贼，名为负也。脉滑而数者，有宿食也，当下之，宜大承气汤。(256)

【注解】

①其脉不负者，为顺也，负者，失也；这是根据五行生克的学说，从脉象上来解释疾病的顺逆。阳明属土，少阳属木，二经合病而下利，如纯见少阳弦脉，则木必克土，病情较逆，这就是所谓的"负也""失也"；如果脉见滑数，则木不克土，这就是所谓的"顺也"。

【解读】

凡合病，多为邪气较盛的问题。阳明主胃土，少阳为胆木，少阳与阳明、胆与胃，有木土相乘相克的关系。胃主受纳腐熟，胆主疏泄。胃肠的受纳消化功能，要借助胆的疏泄作用。

今少阳阳明合病，少阳属木而能化火，阳明属土而能化燥，火燥相合，胆胃俱病，因而邪热炽盛，直走大肠，或有燥结在中，亦逼迫津液下趋，使传导功能失常，故发为下利。

阳明之脉本应见实大，少阳之脉本应见弦。若阳明少阳合病下利见阳明实大脉象，是胃气不衰，即为"不负"；其病易愈，故"为顺也"。若见少阳弦脉，是胃气虚馁，木来乘土，其病进而难愈，故"为负也"。"负者，失也"，言其正气不足，胃气衰败。土虚木乘，是为贼邪，故曰"互相克贼"。以五行乘侮关系而论，凡属相克而致病者，均称为"贼"。

脉滑而数，滑主食，数主热，为阳明有宿食的脉象。若脉不弦，说明木气不盛，中土未衰，故为顺，其病易治，下之则愈，宜大承气汤。然亦必诊得腹满疼痛、拒按、泻下不爽、舌苔黄厚等腑实见证，始可下之。

《伤寒论》中关于二阳合病而见下利的有：第32条"太阳与阳明合病者，必自下利，葛根汤主之"。第33条"太阳与阳明合病，不下利但呕者，葛根加半夏汤主之"。是太阳阳明合病，而病变偏甚于太阳，表证明显，无内热，亦无宿食，故取发散风寒、升津止利为法。第172条"太阳与少阳合病，自下利者，与黄芩汤；若呕者，黄芩加半夏生姜汤主之"。是太阳传少阳之热，内迫肠胃而致吐利，亦为少阳阳明相互克贼之象。因无宿食，故主苦寒清热、坚阴止利。本条为阳明少阳合病见下利，是病邪偏重于阳明之里，所以治用大承气汤。前后三条分析比较，则层次分明。本条之阳明少阳合病，因属阳明有宿食内结，故其下利多属热结旁流，应伴有潮热、腹满疼痛、不欲食、恶闻食臭等证。三者虽都有下利，但脉因证治各异，临证需作鉴别。

病人无表里证，发热七、八日，虽脉浮数者，可下之。假令已下，脉数不解，合热则消谷善饥，至六、七日不大便者，有瘀血，宜抵当汤。(257)

【解读】

"病人无表里证"，是说既无头项强痛而恶寒的太阳表证，也没有谵语、腹满疼痛的阳明里证。发热延续七、八日不解，此时应当考虑邪热在里的问题。虽脉见浮数，但因无表证，故为阳脉阳证而主热，为里热亢盛，充斥内外，气血流行偏旺之象，可用下法以泻其热。

"假令已下"，则气分之热可去，浮脉因而不现，但血分之热不因寒下而减，故数脉仍在。至六、七日不大便，乃热与瘀血相搏，而非燥屎不通，以消谷善饥，腑中无燥屎阻塞故也。此外，血瘀则络阻，不通则痛，因而随瘀血之所在，而有腹中硬满疼痛。

又因瘀血之新久，而有喜忘或发狂、小便利等证，如此则血证谛也。一般地说，邪热在于胃肠气分，若伤津化燥而成为阳明燥实之证，则其人当不能食。而今却消谷善饥，表明邪热不在阳明气分，未形成腑实，而是热在血分，与血相搏结，为瘀血之证。其治当用抵当汤泄热破瘀。

此之瘀血证，只概要提及发热、脉数、不大便等临床表现，而尚未能详细具体地阐述其特点。参照前述有关抵当汤证条文，知瘀血之证，屎虽硬，却大便反易，其色必黑。而本条却又言六、七日不大便，何也？盖瘀血有离经者，有未离经者。血已离经，必蒸如胶漆，故大便反易；其未离经者，只在经脉之中，肠腑无所润滑，故为不大便也。此类病证，用承气汤多不能治愈，有时大便虽下，瘀热却不解，脉数亦不除，并可伴见发狂、喜忘、脉沉结等证，此与阳明腑实不大便的可下之证，显然有别。

若脉数不解，而下不止，必协热①便脓血也。（258）

【注解】

①协热：夹杂着发热的症状表现。协，夹杂的意思。热，指病人表现出的发热的症状。

【解读】

若下后脉浮已去而脉数不解，又不大便而消谷善饥，是气分之热罢，热入血分，发为瘀血证。此言下后，而利不止，是热邪向下，灼伤阴络，迫血下行，血热相蒸，腐败为脓血，故曰"协热而便脓血也"。

阳明病属于胃肠之病。阳明多气多血，邪热伤于阳明，有气分与血分之异。阳明燥热甚者，是为气分证，并有胃腑热盛与肠腑燥结的差别，如白虎汤证、承气汤证即是。邪热伤及血分者，是为血分证，并有瘀血与便脓血的不同，如上条和本条所述。

伤寒发汗已，身目为黄，所以然者，以寒湿在里不解故也。以为不可下也，于寒湿中求之。（259）

【解读】

本证见"身目为黄"，故属黄疸。黄疸有阳黄、阴黄之分。阳黄是湿热发黄，属实证；阴黄的性质与湿热发黄不同，是寒湿发黄，多属于本虚而标实。湿热内蕴，热不得越，湿不得泄，则可发阳黄。若得汗出，则可使湿热泄越，而不能发黄。今"伤寒，发汗已，身目为黄"，是为寒湿发黄。

伤寒发汗，若治疗得法，其病当愈。今汗后身目发黄，以汗不如法，损伤中阳，脾胃不健，以致寒湿内生；或素来中阳不旺，汗后外邪陷入太阴，亦成寒湿之患。寒湿虽生于中焦，然郁而不化，亦能阻碍肝胆疏泄功能，胆汁因而不循常道，外溢肌肤，布散全身，则为发黄，故云"寒湿在里不解故也"。

阳黄与阴黄虽均为湿邪，但阳黄为胃腑有热，湿与热合；阴黄为脾脏有寒，湿与寒合。病机不同，治法迥异。阳黄即湿热发黄，为阳明有热，其治可下；阴黄即寒湿发黄，为太阴脾寒，不能使用攻下之法，而应当温中散寒除湿，即所谓"以为不可下也，于寒湿中求之"。论中未提及具体治法方药，可考虑选用茵陈五苓散或茵陈术附汤等以温中散寒祛湿。若中阳虚明显者，也可选用理中汤加茵陈；若肾阳虚较甚者，则可选用四逆汤加茵陈。

"以为不可下也"是引申治法禁例。盖寒湿中阻，脾阳虚馁，木失条达，气机不畅，也可致腹满，但"腹满时减，复如故"，此与"腹满不减，减不足言"者大异。临证之际，但察得寒湿之象，则腹满属太阴，切忌攻下，恐苦寒药物，更伤中阳。寒湿发黄不仅禁用寒下，即汗、吐、清等法也均在禁例。

本条侧重于论述寒湿发黄的病因病机，而其证候叙述甚简。从其病机推断，并根据临床所见，寒湿发黄一般多伴有脾虚寒湿之证，如畏寒、肢冷、不烦不渴、口中和、舌胖而淡嫩、脉沉迟无力、大便溏薄、小便不利等。其黄疸颜色则晦暗不泽，多不发热，这与阳黄发热、黄疸颜色鲜明（如橘子色）等明显不同。

伤寒七、八日，身黄如橘子色，小便不利，腹微满者，茵陈蒿汤主之。（260）

【解读】

本条补述湿热发黄的证治，应与第236条合参。第236条讨论了病因病机和部分临床表现，本条又补述其典型症状。阳明发黄，身黄如橘子色者，是黄色鲜明而润泽，这也反映了热甚于湿的特点。

再与第236条头汗出、身无汗、小便不利、渴饮水浆等联系起来，则知其邪无去路，乃湿热胶结之象。湿热郁结在里，肠胃之气壅滞不利，故腹微满，或可见大便秘结不爽等证。

"腹微满"与第236条"热结在里"遥相呼应，彼言热邪内郁之机，此言热邪内郁之象。以热邪郁结在里，气滞不通，故腹满。此皆湿热壅滞于中而影响肝胆疏泄所致，故治用茵陈蒿汤清热利湿泻实以退黄除满。

伤寒，身黄，发热，栀子蘗皮[①]汤主之。（261）

栀子蘗皮汤方

肥栀子十五个（擘）、甘草一两（炙）、黄蘗二两。

上三味，以水四升，煮取一升半，去滓，分温再服。

【注解】

①蘗皮：即黄蘗，也作黄柏。

【解读】

本条亦为湿热发黄证，属之阳黄，仍有身、目、小便俱黄，黄色鲜明等特征。病机为湿热蕴结，郁滞三焦，肝胆受其熏蒸，胆热溢泄，以致发黄，因而无汗、小便不利是其必有证候，发热乃湿热内盛之征。以方测证，本条用栀子柏皮汤，均为寒凉之品，有清利三焦湿热以退黄的作用，故应有心烦、懊憹、口渴、苔黄、脉濡数或滑数等症状。

本证与茵陈蒿汤证的差别在于瘀热不重，亦无腹满、便秘等症，故不以大黄通下瘀热，而以栀子、黄柏清热利湿。

本方苦甘合剂，有清热利湿退黄之效。其中栀子苦寒质轻，清利之中又有宣透作用，可清泄三焦之火，并通利三焦水道，开湿热壅结，还可除烦热；黄柏苦寒趋下，清热利湿燥湿；甘草和中，并制栀子、黄柏苦寒伤胃之弊。

栀子偏于清上焦，泻心火；黄柏偏于清下焦，泻相火；甘草莫中，以缓苦寒之性，不使寒凉之药损伤脾胃。三药相伍，用于正气偏弱、阴中有伏热而黄疸日久不退的，最为合机。

伤寒瘀热在里，身必黄，麻黄连轺①赤小豆汤主之。(262)

赤小豆汤方

麻黄二两（去节）、连轺二两（连翘根也）、杏仁四十个（去皮、尖）、赤小豆一升、大枣十二枚（擘）、生桑白皮（切）一升、生姜二两（切）、甘草二两（炙）。

上八味，以潦水②一斗，先煮麻黄再沸，去上沫，内诸药，煮取三升，去滓，分温三服，半日服尽。

【注解】

①连轺：赵刻本《伤寒论》连轺下，有"连翘根是"四字，现代均以连翘代替。

②潦水：即地面流动之雨水。李时珍注："降注雨水谓之潦，又潘雨为潦。"韩退之注："横潦无根源，朝灌夕已除。"

【解读】

"伤寒，瘀热在里"，即外有风寒束表、内有湿热蕴郁。表邪不解，使湿热之邪难以外越；湿热内蕴，又阻碍表邪之外散，从而形成了表气闭郁而湿热内蕴的发黄证候。"身必黄"是"瘀热在里"而熏蒸于外的必然结果。表邪不解，应见发热、恶寒、无汗、头身疼痛、脉浮、身痒等。湿热在里，心烦、懊、小便不利等也在所必见。本证当治以宣散表邪、清利湿热，用麻黄连轺赤小豆汤。

本条与第236条都有"瘀热在里"，但二者同中有异。所同者均属内有湿热熏蒸而发黄，湿热无宣泄之路，则无汗而小便不利。所异者，彼证"瘀热在里"是湿热闭结，腑气壅滞，故腹满而大便秘结。此证之"瘀热在里"，惟湿热郁蒸而已，并无腑气壅滞，故无腹满、大便亦不秘结。

麻黄连轺赤小豆汤以麻黄、杏仁、生姜，宣散表邪，以解阳郁之热，兼宣肺利水湿之气。连轺即连翘根，亦可用连翘代替，可清热透邪。生梓白皮苦寒，亦能清热利湿。赤小豆清热利湿，兼以活血，善治瘀热。甘草、大枣和中健脾，配于此方中，一则可行津液以资汗源，一则可和脾胃而助运化，能顾后天之本。潦水即地上所积雨水，古人称为"无根之水"，因其无根味薄，故不助湿气。

本方外能祛风散寒疏表，内能清热利湿解毒，开鬼门、洁净腑兼而有之，因此用于治疗湿热郁结发黄而表邪不解者，效果甚好。现用于治疗急性黄疸初起，多能取效。同时还可治疗湿热蕴郁所致的其他疾患，如荨麻疹、皮肤瘙痒等病证。方中麻黄、生姜等辛温之品，不宜久用，待表证一解，即应去之。生梓白皮一般药店不备，若无此药，可用桑白皮代之，或茵陈蒿、车前草、椿根皮等代之亦可。

少阳之为病，口苦，咽干，目眩也。(263)

【解读】

"口苦、咽干、目眩"三证，是少阳胆腑有热的表现。少阳之气主升发疏泄，其性喜条达而恶抑郁。邪犯少阳，升发疏泄机能失常，气机郁滞，气郁则易化火，故出现少阳病的热证。少阳胆腑内藏精汁，其味最苦，今热气蒸迫胆液上溢，必见口苦。

凡见口苦，则多为肝胆火郁之证，确有其临床意义。若火热灼伤津液，则可见咽干。足少阳之脉起于目锐眦，且胆与肝互为表里，而肝开窍于目，故胆火上扰，干犯清窍，必头目昏眩。

口苦、咽干、目眩三证均缘于胆火上炎，是少阳胆热最常见的症状，也是病人的自我感觉，能从总体上揭示少阳病的本质，并及早认识疾病已经由寒化热，离表内传，进入表里之间，由此可以提高对疾病性质转化的预见性，因而将之作为本经提纲。邪入少阳，正邪分争，枢机不利，影响脾胃的气机升降和受纳运化功能，又经常出现往来寒热、胸胁苦满、默默不欲饮食、心烦喜呕等症状，因此需与前文（太阳病篇）第96条合参，以利于全面认识。

少阳中风，两耳无所闻，目赤，胸中满而烦者，不可吐、下，吐、下则悸而惊。（264）

【解读】

"少阳中风"即少阳经脉感受风邪。风为阳邪，其性善行而数变，遇火则热，得水则寒。足少阳胆经起于目锐眦，上头角，下耳后，入耳中，下贯胸膈；手少阳三焦经，布膻中，散络心包，下膈。少阳主火，受风邪影响，易于升腾。风火循经上行，扰于清窍，故耳聋、目赤。风火走窜经脉，结于胸胁，气机不畅，故"胸中满而烦"。

少阳病位在半表半里，非上非下，又无痰、食等有形之实邪，故"不可吐、下"。宜行和解之法，使少阳枢机得运，则风火自散。

少阳为小阳，抗邪能力本弱。若见"胸中满而烦"就误认为是实邪内阻，妄施吐、下之法，则病必不除，不仅对少阳之邪没有起到治疗作用，反而还要耗伤气血，以致心神失养，胆气虚损，决断失职，神无所主，而产生心悸、惊惕等变证，故少阳病禁施吐、下之法。

伤寒，脉弦细、头痛、发热者，属少阳。少阳不可发汗，发汗则谵语。此属胃，胃和则愈；胃不和，烦而悸。（265）

【解读】

病伤于寒，头痛、发热者，本属太阳表证，当见浮紧或浮缓脉，则属太阳病证无疑。今见脉弦细，而不是浮紧或浮缓，说明病邪已不在太阳之表，而是由表向里传变，已经进入半表半里之间，故曰"属少阳"。属者，转属之意。因本为太阳伤寒，现在病情发生转化，已经转入少阳，故不言少阳病，而言"属少阳"。

伤于寒、病在表者，发汗则愈。但当病变传入少阳之时，病邪已经由寒化热，性质发生了根本性的改变，病位也已经转入半表半里之间，故在治疗方法上已"不可发汗"，而应改用和解枢机、助正达邪之法，以清除少阳半表半里之热。

如果误用辛温之药以强发少阳之汗，则必然助热生火，并劫伤胃中津液，而化热成燥。燥热上炎，扰乱心神，则可见神昏谵语。"此属胃"是已经由半表半里的少阳胆热转化为纯粹在里的阳明胃热，属于里热亢盛的实热证候。

胃热实证的转归如何，需视胃气能否自和以及津液能否自复来决定。若胃气能够自和，则胃热可以自行消除，津液可以自行恢复，神昏谵语等症状也可以自止。然阳明中土，万物所归，无所复传，胃热津伤常难以自和，需施以清泄热邪、滋养津液等法，如少与调胃承气汤，微和胃气，始能令其恢复，即"胃和则愈"。

若胃气不和，是迁延失治，或治非得法，药不奏效，以致胃热津伤更重。如果燥热亢盛，持续不解，津液不能恢复，则必将进一步耗伤阴血。阴血伤则心失所养，故可见心烦、心悸等证。

关于少阳病的脉象，太阳病篇与阳明病篇都曾有过论述。如前文第148条"脉细者，此为阳微结"，这里的阳微结就属于少阳病的轻微热结。再如前文（太阳病篇）的第100条"阳脉涩，阴脉弦，法当腹中急痛，先与小建中汤；不差者，与小柴胡汤主之"，又提出了少阳病可见弦脉。本条更明确指出"脉弦细"，"属少阳"，是对以上两条精神的综合。弦主少阳经脉气机不利，细主少阳正气（气血津液）不足。

以上两条，都论述了少阳病的治疗禁忌。前条讲少阳病不可吐下，吐下则悸而惊；本条谓少阳病不可发汗，发汗则谵语，甚至发生烦、悸等证。金元时期的李东垣又提出少阳病还应有利小便之禁，对少阳治禁又做了进一步的补充。《医宗金鉴·伤寒心法要诀》对少阳治禁作了如下归纳："少阳三禁要详明，汗谵吐下悸而惊，甚则吐下利不止，水浆不入命难生。"

少阳病在治疗上禁用汗、吐、下与利小便之法，是言其常。但在小柴胡汤和解的基础上，若能根据病情变化，酌情兼用汗、下、利小便之法，则衣可取得良效，此又是言其变。故治疗少阳病证，如果能够做到知常达变，灵活巧妙，能方能圆，则就更为全面地掌握了治疗方法，是为得道上工。

本太阳病不解，转入少阳者，胁下硬满，干呕不能食，往来寒热，尚未吐下，脉沉紧者，与小柴胡汤。(266)

小柴胡汤方

柴胡八两、人参三两、黄芩三两、甘草三两（炙）、半夏半升（洗）、生姜三两（切）、大枣十二枚（擘）。

上七味，以水一斗二升，煮取六升，去滓，再煎取三升。温服一升，日三服。

【解读】

本为太阳病，由于治疗不及时或治疗不当，病邪不但没有解除，反而化热入里，转入少阳。"胁下硬满"，是少阳经气不利的反映；"干呕不能食"，是少阳气郁而胃气不和；"往来寒热"，是正邪交争于半表半里，而互有进退。此时如果未经误治，而脉见沉紧者，可用小柴胡汤治疗。

少阳病主脉本应为弦细，而此处却谓"沉紧"，何也？盖斯证"本太阳病不解，转入少阳"，邪离太阳之表，则其脉不浮，相对之下，亦可谓之"沉"，并显示太阳表证已解。"紧"虽然不是少阳主脉，但弦之甚者，亦类似于"紧"。合称"沉紧"，还寓有少阳经脉气机郁滞不伸之意。

若已吐、下、发汗、温针，谵语，柴胡汤证罢，此为坏病，知犯何逆，以法治之。(267)

【解读】

彼言太阳传少阳，未经吐下之治法，仍以和解为主，可与小柴胡汤。此言少阳病迭用汗、吐、下、温针等法，误治再三，则病情不变者亦变，不坏者亦坏。少阳本无"谵语"，今发"谵语"，是病情恶化。柴胡证罢，即"往来寒热、胸胁苦满、默默不欲饮食、心烦喜呕"以及"口苦、咽干、目眩"等少阳病证已经消失，病离少阳之半表半里，而全陷入于里，故云"此为坏病"。"坏病"则病情更加沉重而复杂，难以再用六经病证直指其名。

就"谵语"之"坏病"而言，有属于阳明里热亢盛者者，也有属于他经者；既有邪实之"谵语"，也有正虚邪实之"谵语"，更有亡阳"谵语"，种种不一。

况且此处也仅仅是举"谵语"为例而已，其他复杂表现不一而足，自属省笔无疑。因为病情沉重而复杂，难以用一种或几种治法说清楚，故只好"观其脉证，知犯何逆，随证治之"。至于具体治疗方法，则要观察其脉证变化，详究其致病根源，从而制定相应的治疗方法。

以上两条说明了三个问题：太阳病不解，可自然传变而转入少阳；误治变证不仅发生于太阳病，也可见于少阳病；少阳病误治变证多端，很难以一种治法而概括全面，张仲景所谓"知犯何逆，以法治之"，仅是一个救治的原则。

三阳合病，脉浮大，上关上①，但欲眠睡，目合则汗。(268)

【注解】

①上关上：意思是指脉象浮大而长，直达关部以上至寸部。

【解读】

三阳合病者，为三阳同时受邪，但脉证侧重于少阳。

邪热壅盛，所以脉浮大上关上。浮为太阳，大为阳明；上关上者，仲景脉法称关脉为关上，关脉候胆，为少阳是也。三阳之脉同见，侧重何经，须再谛证；脉浮大，上关上，可认为少阳邪热壅盛。但欲眠睡，为三阳合病，邪热神昏，脉见浮大，此阳盛阴虚也，必须与少阴病脉微细，但欲寐之阳虚阴盛之证相区别。

"目合则汗"，也称盗汗。目合则阳入于阴，少阳本主相火，阳热内迫则里热益盛，阳加于阴渭之汗，里热逼津外渗故目合则汗。三阳合病仍以少阳邪热为主，治当和解少阳。

伤寒六、七日，无大热，其人躁烦者，此为阳去入阴①故也。(269)

【注解】

①阳去入阴：离表入里。

【解读】

"伤寒六、七日，无大热"，应是外感表证已经过了一个周期，发热、恶寒、头痛、脉浮等表证已经消失。今身无大热，其人躁烦，则是表证不复存在，病邪已经向里传变。若患者身有大热、不恶寒、但恶热、烦躁不安，则是里热亢盛的阳明证候。

今患者"无大热"可推测为身有热而热不甚，"躁烦"则可推测为有点轻度烦躁而情绪不安，热邪未尽入里，而尚在半表半里之间，与少阳枢机不利、不能枢转有关。邪气由表入里，常以少阳为通路，因少阳为表里之枢。若表邪不甚，人体正气亦偏弱，则病邪在由表入里的过程中，就有可能稽留于表里之间，而发生"无大热，其人躁烦"的情况。治从少阳，用小柴胡汤和解之，则其证可以消失。

伤寒三日，三阳为尽，三阴当受邪，其人反能食而不呕，此为三阴不受邪也。(270)

【解读】

"伤寒三日"仅为举例而言，临证不必拘泥于日数。伤寒病已过数日，按一般规律，三阳经已传尽，三阴经当受邪。而三阴受邪，太阴则首当其冲，因为太阴为三阴之始。太阴病应见腹满而吐、食不下等证候，而今"其人反能食而不呕"，表明脏气未虚，中州健运，脾胃之气调和。

太阴脾气健旺，则少阴、厥阴亦安。既不见少阴吐利、欲吐不吐，更无厥阴饥不欲食、食则吐蛔，自是未传三阴，故谓"三阴不受邪也"。本条的辨证意义还在于临床治疗疾病时，需要注意少阳之气的盛衰。只要少阳之气不衰，病邪就有可能外解，未必一定会由表入里而传入三阴。

第三章 辨少阳病脉证并治

伤寒三日，少阳脉小者，欲已也。(271)

【解读】

"伤寒三日"，病邪已经传入少阳。少阳病，应见弦脉，而今脉象不弦反小，说明少阳胆热已衰。以脉断病，是小则病退之义。少阳为是小阳，脉当弦细，如脉仅见细小而不弦，反映邪气已经衰退，正气尚待恢复，是病情向愈的征象，所以说"少阳脉小者，欲已也"。

临床最好是脉证合参：伤寒三日，病传少阳，脉小，并诊得全身证候也逐步减轻，渐趋和平，表明少阳之邪已退，病将向愈；反之，如果少阳之脉虽小，而证候却不减轻，甚至加重，则是邪胜正虚，病邪有内陷之势，需作鉴别，勿与本条混淆。

少阳病，欲解时，从寅至辰上。(272)

【解读】

寅至辰，指寅、卯、辰三个时辰，即现在的3~9时，共六个小时。卯时前后是日出阳升之时。少阳属木，其气通于春。春建于寅，是阳气生发之始。少阳病为枢机不运，胆火内郁之证。此时乘自然界阳气之升，被郁的胆火容易舒发，则枢机自能运转，三焦得以通畅，故为少阳病欲解之时。

少阳病以"口苦，咽干，目眩"为提纲，虽反映少阳火气为病的特点，然邪入少阳尚有枢机不利、正邪分争、影响脾胃功能一面，如往来寒热、胸胁苦满、默默不欲饮食、心烦喜呕、脉弦等症，临床仍需合参。少阳位于表里之间，变化多端，邪易传变，病证多有兼夹。

少阳病属半表半里之证，邪气已渐入里化热，所以禁用发汗；未至阳明里实，故不可下；胸中无痰水实邪内阻，故亦不可催吐。少阳病禁用汗、吐、下三法。因少阳邪热，已伤耗津液，故亦禁用利小便。以其症结在于枢机不转，故当以和解为主。俾枢机运转，则表里内外之气疏通，而少阳之病可解。

第四章　辨太阴病脉证并治

太阴之为病，腹满而吐，食不下，自利①益甚，时腹自痛。若下之，必胸下结硬②。（273）

【注解】

①自利：不因攻下而出现大便稀溏甚或夹有黏冻的证候。

②胸下结硬：胃脘部痞结胀硬。

【解读】

太阴虚寒证是脾阳不足、寒湿内蕴所致。因脾主运化，脾阳不足，阳虚生寒，水谷失运，易见寒湿停滞、阻碍中焦气机之证，因见腹部胀满之象。脾与胃互为表里，太阴脾病，水谷不化，浊气内阻，上逆于胃，则见吐而食不下之证。脾阳不足，清气不升反而下流，病人虽食不下却反见下利甚剧之象，由于此下利非因外邪及攻下造成，故称自利。脾阳不足，温煦无力，太阴脾络拘挛不畅，故见腹痛；阳气稍振则太阴脾络拘挛可暂得缓解，是以腹痛呈时作时缓之象。

腹满、腹痛、食不下等证，既可见于太阴虚寒证，也可见于阳明热实证。脾虚寒证的腹满以胀满时减为特征，即"腹满时减，复如故"，且喜得温按，腹满痛也不因利下而减轻。阳明结实的腹满痛，一般无明显减缓之时，即或稍减亦程度轻微，即"腹满不减，减不足言"，且满痛拒按，即使是利下的"热结旁流"、泻下臭秽粪水，而其满痛亦不因此而得除。阳明结实的腹满痛为邪实有余，太阴脾虚寒证的腹满痛为正虚不足。虚寒证误用攻下，则正气愈虚，寒湿愈甚，易发生寒凝气结的胸下（胃脘部）结硬。

太阴中风，四肢烦疼，阳微阴涩①而长者，为欲愈。（274）

【注解】

①阳微阴涩：脉象浮取微，沉取见涩。阴、阳，此处指诊脉时的沉取与

浮取。

【解读】

脾主肌肉、四肢，脾阳气不足，防御力量下降，易见外邪侵犯四末之证。所以称其为太阴中风而非太阳中风，是由于病证出现在四末，而四末为脾所主之故。

既是外邪侵袭，何以不见周身疼痛、恶寒发热？原因在于一则邪少且部位局限，二则太阴阳气本已不足，正气与邪气相争力微，故病人仅见四肢烦疼、脉阳微阴涩等象。

太阴中风是本虚基础上外邪侵袭之证，因其阳气本虚，邪犯亦少，故脉浮取微弱，沉取见涩，脉由微涩转为长是脾气有恢复之机，正气有驱邪外出之象，故为欲愈之候。所谓"长则气治"是也。

与太阳中风证不同处在于：该证病位在四末故见四肢烦疼，太阳中风证病位遍及周身体表，故见全身疼痛；此外，太阳中风证正气不虚，故与邪相争剧烈而恶寒发热明显，本证正气内虚无力与邪争故仅见四肢疼烦。

本证与"太阳病篇"桂枝加芍药生姜各一两、人参三两新加汤证皆为内虚夹外邪伤犯，但一则病位迥异，二则里虚性质亦不同。本证属太阴阳气不足夹有外邪侵犯，其阳虚较轻；桂枝新加汤证则是气营两伤夹表邪不去。

此外，本证与前述桂枝人参汤证虽皆为中虚兼外邪侵袭，而证候性质却有较大差异。本证因中虚较轻，未见下利、心下硬满等证，其邪犯少且部位仅限于四肢故见四肢疼烦；桂枝人参汤证中阳虚程度较重，因见下利、心下硬满等里证，其外邪所犯部位在太阳肌表，故见全身疼痛、发热恶寒等表象。

太阴病，欲解时，从亥至丑上①。（275）

【注解】

①从亥至丑上：相当于晚间21时至次日3时。

【解读】

太阴病是脾阳气不足的虚寒证。亥、子、丑相当于21时至次日凌晨3时之间，此为自然界阴极阳生之时，已虚之脾阳得自然界阳气之助可渐得振奋，故为太阴病欲解之时。

太阴病，脉浮者，可发汗，宜桂枝汤。(276)

【解读】

太阴病本是脾虚证，今"脉浮"明显，是外感表邪，且脾虚不甚，故"可发汗"。但不能用峻汗剂麻黄汤，而只能用桂枝汤，因桂枝汤既可外和营卫以祛风解肌，又能内调脾胃以治中焦，对中气虚不甚而夹有表邪者颇为相宜。

自利不渴者，属太阴，以其脏有寒①故也，当温之，宜服四逆辈②。(277)

【注解】

①脏有寒：即太阴脾脏虚寒。

②四逆辈：指四逆汤一类方药，包括理中汤在内。

【解读】

本证性质属太阴虚寒，下利、口不渴是太阴阳虚证的特征表现。当有腹满时痛，喜得温按，舌淡胖有齿印苔薄腻，脉浮缓无力等。阳虚则生内寒，水湿不化，治疗当予兼顾。

"当温之"是基本治疗原则，宜在温阳健脾的同时，兼以祛寒燥湿。文中提出"宜服四逆辈"，而未出具体方剂，意在根据病情轻重，灵活选方。如中虚尚轻者可用理中汤，中虚兼命门火衰者，则宜用四逆汤等。

伤寒脉浮而缓，手足自温者，系在太阴①；太阴当发身黄，若小便自利者，不能发黄；至七、八日，虽暴烦下利日十余行，必自止，以脾家实②，腐秽③当去故也。(278)

【注解】

①系在太阴：即病已转入太阴。

②脾家实：脾阳恢复。"实"非邪实。

③腐秽：腐败秽浊之物，此处指肠中停留时间较久的大便。

【解读】

感受寒凉后，脉浮而缓，且手足自温，是病已转入太阴。本证颇似太阳中风，但并未与恶寒发热、头身疼痛等并见，故非太阳表证。"脉浮而缓"是"舒缓不急"之意，乃脾虚不足、寒湿失运之象。阳虚则生寒，一般应见畏寒手足不温之证。由于太阴脾主肌肉四肢，其阳气虽虚，但不似少阴阳虚那样严重，其已虚之阳仍能温煦所主之四肢，故手足自温。

太阴脾阳气不足，寒湿内阻，水谷不化，水湿停滞，阻遏日久，土壅木郁，胆汁失其常道而外溢，因见发黄之证；由于其主因在于湿邪壅遏，故发黄前多见小便不利。如果小便通利，湿邪得以外泄，则一般不会发黄。太阴发黄源于阳虚寒湿困遏，故黄色晦暗，自利，口不渴，舌淡胖，苔白腻，应属于阴黄范畴。

本证发黄应与前述阳明湿热发黄区分，根据黄色晦明、发热有无、口苦口淡、舌质红淡、苔黄腻白腻等常可作出鉴别。

本证与前述阳明寒湿发黄因同属阴黄，较易混淆。胃失和降，以呕吐为主者，属阳明寒湿发黄。脾气不升，以下利为主者，属太阴寒湿发黄。

太阴病，得到正确治疗，或因机体正气自然恢复，疾病有转愈之机。

太阴脾虚寒证病人，出现心烦且下利次数增多，甚则一天十余次者，有可能是脾阳渐复，有能力驱除腐败秽浊之气外出的佳兆，即所谓"脾家实"。当腐败秽浊之物被排出后，病人下利将自行停止。

脾阳恢复的心烦下利，虽下利日十余行，但病人精神较振奋，手足亦温，苔腻渐化，脉转和缓，下利症状在短期内即自动消失。

如果下利不止，病情加重，精神逐渐萎靡，手足逆冷，苔腻不化，脉来微细，或虽利止而诸证不减，且伴皮肤干瘪，眼眶凹陷，脉来见芤等，则已转为少阴虚寒重证，应按少阴病论治。

本太阳病，医反下之，因尔腹满时痛者，属太阴也，桂枝加芍药汤主之；大实痛者，桂枝加大黄汤主之。(279)

桂枝加芍药汤方

桂枝三两（去皮）、芍药六两、甘草二两（炙）、大枣十二枚（擘）、生姜三两（切）。

上五味，以水七升，煮取三升，去滓，温分三服。本云：桂枝汤，今加芍药。

桂枝加大黄汤方

桂枝三两（去皮）、大黄二两、芍药六两、生姜三两（切）、甘草二两（炙）、大枣十二枚（擘）。

上六味，以水七升，煮取三升，去滓，温服一升，日三服。

【解读】

太阳病，当用辛散解表之法，误用攻下，则表邪内陷。

误下伤脾，邪陷入里，土壅则木郁，终则形成太阴气滞络瘀之证。气滞不畅，络脉瘀滞，不通则痛，因见腹部胀满不舒，疼痛阵作之证；若证情较重，则病人可见"大实痛"之候。与"腹满时痛"相较，"大实痛"是疼痛程度较重，无有休止，气滞络瘀的程度也较为严重。

桂枝加芍药汤在桂枝汤基础上倍用芍药，变祛风解肌、调和营卫之剂为辛温宣通、缓肝舒挛、通络止痛之用。方中桂枝、甘草辛甘化阳，温通和脾；芍药、甘草酸收，缓肝之急，芍药兼能通络行痹止痛；生姜、大枣和胃益脾，奠安中焦，并能防肝木之乘，适用于脾滞土壅而肝木乘之的腹满时痛证。

桂枝加大黄汤是在桂枝加芍药汤的基础上再加大黄。加大黄是用于"大实痛"之证，而究其证候本质，实际仍属脾土壅实、肝木乘犯、气滞络瘀之证，只是由于土壅殊甚，故在桂枝加芍药汤的基础上复加大黄，意在增强其通络止痛之力；同时，由于大黄兼可入于胃肠，使腑气通畅，则脾土壅滞易解。

太阴为病，脉弱，其人续自便利，设当行①大黄、芍药者，宜减之，以其人胃气弱，易动故也。下利者，先煎芍药二沸。(280)

【注解】

①行：此处是使用的意思。

【解读】

太阴气滞络瘀，腹满时痛，或"大实痛"，大便不甚通利，是气机阻滞、肠道传导异常之故，非阳明内实之候。中虚虽轻，但大便溏薄，如果必须使用通经活血的大黄、芍药等，用量不宜太大，因苦寒酸柔之品有碍脾气升清，过量则致脾虚更甚。告之以"胃气弱，易动"之变，需要预防。通过适当减少大黄、芍药等苦寒、酸柔之品的份量，可达到既通阳活血又不碍脾气的治疗结果。

太阴病以"腹满而吐，食不下，自利益甚，时腹自痛"为提纲，概括了太阴病的基本特点，作为整个太阴病的诊断标准，反映了太阴病脾胃阳虚、寒湿内盛、升降失常的基本病理机制。太阴病亦分为太阴病本证和太阴病兼变证，太阴病本证即太阴病提纲证，以腹满而吐、食不下、自利益甚、时腹自痛且自利不渴为基本表现。太阴病兼变证主要有太阴兼表证、太阴兼腹痛证以及寒湿发黄证等。

太阴病的治疗，张仲景提出"当温之"的治疗大法，即太阴病本证当温中祛寒、健脾燥湿，用理中丸、四逆汤一类方剂。太阴病兼变证中，若兼表证，里虚不甚，表证为主者，宜调和营卫，用桂枝汤；若兼腹痛，宜通阳益脾、活络止痛，用桂枝加芍药汤；大实痛则化瘀通络，用桂枝加大黄汤；属于寒湿发黄者则"于寒湿中求之"，即温阳散寒，除湿退黄。

太阴病的预后，主要有三个方面：一是阳复而愈。太阴病为脾虚寒湿内盛证，故脾阳恢复，其病则愈。二是脏邪还腑，里病达外。又由于太阴与阳明同属中州，相为表里，经脉相互络属，故病情可在一定条件下相互转化。如阳明病过用清下，则病可及于太阴；而太阴病过用温燥，或寒湿久郁化热，亦可由太阴而转出阳明，即所谓"实则阳明，虚则太阴"之义。三是病邪内传。若太阴病日久，脾阳虚衰益甚，病邪又可转入少阴或厥阴。而厥阴、少阴之虚寒证，往往伴有脾阳虚衰之象，这在一定程度上反映了太阴病的传变关系。因此，一般认为太阴为三阴之首，是三阴病的初始阶段。

第五章　辨少阴病脉证并治

少阴之为病，脉微细^①，但欲寐^②也。(281)

【注解】

①脉微细：微是脉的搏动轻微无力；细是脉的形态细小。

②但欲寐：指迷迷糊糊似睡非睡的状态。

【解读】

少阴属心、肾两脏，心主血，属火；肾藏精，主水。久病则心肾两虚，如阳气衰微，无力鼓动气血运行则脉微；阴血虚少，脉道不充则脉细。本条微细并提，重点在微，因为微脉的形状必细，王叔和解说"微脉极细而软，若有若无"；"细脉大于微，常有，但细耳"。

细脉主阴血虚少，不一定兼微。微脉主阳气虚，其形必细。脉微细是心肾阳虚的本质反映，与"但欲寐"并见，可以确诊。"但欲寐"非真能入寐，而是病人精神萎靡，处于似睡非睡状态，是心肾阳虚、阴寒内盛、神失所养所致。临床上如果见到"脉微细，但欲寐"，即表明少阴心肾之阳已虚，就应给予温阳之治，才能防止其向亡阳厥脱转变。临床少阴病确以心肾阳虚为多见，将之作为少阴病的审证提纲，对于少阴寒化证，寓有"见微知著"的意义。

少阴病，欲吐不吐^①，心烦，但欲寐。五、六日，自利而渴者，属少阴也，虚故引水自救；若小便色白^②者，少阴病形悉具。小便白者，以下焦^③虚有寒，不能制水，故令色白也。(282)

【注解】

①欲吐不吐：指要吐而又不得吐出之状态。

②小便色白：小便色清而不黄。此处"白"作"清"解。

③下焦：此处指肾。

【解读】

"虚故引水自救"以上为第一节，叙述少阴阳虚的吐利证状。邪伤少阴正气与之相抗争，由于少阴阳气不足正气抗邪无力，虽欲驱邪于外而"欲吐"，但又无力驱邪外出，则又不能吐，故令人心烦。

以上诸证很象热证，但从病人"但欲寐"一证可知实为少阴虚寒之证，当用温法治疗。若未能及时治疗，拖延至五、六日，以致自下利而口渴，就更证明是少阴病。因为这种口渴是由于肾阳虑衰不能化气，津不上承所致。"虚故引水自救"，是对肾阳虚口渴机理的补充说明。此欲引水自救，必喜热炊，且饮量不多。

"若小便色白者"至结束为第二节，说明小便色白是诊断阳虚寒甚的重要依据。从上述证状来分析，其病是在少阴，但属寒属热，还不能定论。此时仲景又进一步提出了辨别少阴病虚寒证的关键即"若小便色白者，少阴病形悉俱"，由于小便色白，是肾阳虚不能温化水液的见证，即所谓"以下焦虑有寒，不能制水，故令色白也"，所以小便色白不黄，对确诊少阴病阳虚寒化证有重要的辨证意义。

少阴病下利与太阴病下利都属阳虚，但程度上有轻重之异。太阴病下利，仅是脾阳虚寒湿内盛，所以不渴；少阴病下利，阳虚程度严重不但脾阳虚，而且肾阳亦虚，不能蒸化津液上承，故口渴。第277条提出"自利不渴者，属太阴"，本条提出"自利而渴者，属少阴"，可见口渴与否是区分太阴病下利与少阴病下利的辨证依据之一。

病人脉阴阳俱紧，反汗出者，亡阳也，此属少阴，法当咽痛而复吐利。（283）

【解读】

脉阴阳俱紧，即寸、关、尺三部俱紧。紧脉见于少阴，当为沉紧，沉主里而紧主寒，表明少阴里寒偏盛。但里寒证不应有汗，张仲景早有明训，谓"阴不得有汗"（148），而今反有汗出者，是少阴阴寒太盛，逼迫虚阳外亡的征象，即所谓"亡阳也"。

少阴脉循喉咙，虚阳循经上越，郁于咽嗌，故有咽痛之证。但这种咽痛由于阴寒极盛而虚阳上浮所致，多不红不肿，和实证之咽痛完全不同。阴寒内盛，中阳不守，阴寒上逆则吐，阴寒下注则利。

本条张仲景未出治法方药，但从"亡阳"二字判断，应急投大剂姜附以回阳固脱，可选用四逆汤方药。

少阴病，咳而下利，谵语者，被火气劫①故也，小便必难，以强责②少阴汗也。（284）

【注解】

①被火气劫：被火邪所伤。劫，作逼迫解。

②强责少阴汗：是少阴不当发汗而强用发汗。强责，过分强求。

【解读】

少阴病的本质是阳虚或阴虚之候，"咳而下利"，既可见于阴盛阳虚，或兼水气；又可见于阴虚有热，或兼水气。见于阳虚阴盛，当温补元阳，宜四逆汤；兼水气，当温阳利水，宜真武汤。见于阴虚有热，当滋阴降火，宜黄连阿胶汤；兼水气，治当清滋利水，宜猪苓汤。

无论阳虚阴盛，还是阴虚有热，都不可用发汗法治疗。阴虚火旺者，误用火法，强发其汗，劫伤津液，津伤胃燥，火热之邪上升，扰乱心神，则见谵语。发汗更伤少阴阴液，肾阴伤则化源不继，故"小便必难"。"被火气劫故也"和"以强责少阴汗也"就是对"谵语""小便必难"病因病机的准确注解。

少阴病，脉细沉数，病为在里，不可发汗。（285）

【解读】

少阴病属里属虚。病里则脉必沉，病虚则脉多细；沉细相兼，主病里虚。凭此二脉，就可断定不可发汗。数脉主热，也主虚。

热病虚证多见脉数。在少阴病、热化证，阴虚则火旺，虚火致数；寒化证，阴盛格阳，虚阳外越致数。阴虚热化证误汗，则易伤阴动血；阳虚寒化证误汗，则致虚阳外脱。少阴里证，无论热化寒化，均禁用发汗。

少阴病，脉微，不可发汗，亡阳故也；阳已虚，尺脉弱涩者，复不可下之。

【解读】

少阴病，脉微，为阳气虚，若误用发汗，则有大汗亡阳之虞，故曰"不可发汗"。"亡阳故也"则是对"不可发汗"原因的补充说明。

"阳已虚"是承前"脉微"而言。尺脉弱涩，为阴血不足。阳已虚，复见尺脉弱涩，则为阴阳两虚，不可使用攻下法。即使有便秘之证，亦当禁用下法，误下则有虚虚之虞，宜温补以润下，可取肉苁蓉等温阳通便药物治疗。

少阴病，脉紧，至七、八日，自下利，脉暴微[①]，手足反温，脉紧反去者，为欲解也，虽烦下利，必自愈。（287）

【注解】

①脉暴微：脉紧突然变为微弱。

【解读】

"少阴病，脉紧"是里寒较盛。病至七、八日，见自下利，脉象又突然转变为微弱无力，手足不逆冷而反温，脉紧反而消失，这是阳气来复、寒邪消退的表现，故张仲景作出"为欲解也"的结论。阳气来复，寒邪消退，阳回阴退，阴阳渐趋平衡，故曰"虽烦下利，必自愈"。其时之烦，乃是阳气恢复，能与邪气相争，下利则属于正胜驱邪外出；反之，若自利无度，手足逆冷，自汗踡卧，神情躁扰不安，则是阴阳离决的危候，二者不可混淆。

少阴病，下利，若利自止，恶寒而踡卧[①]，手足温者，可治。（288）

【注解】

①踡卧：四肢蜷曲而卧。

【解读】

少阴病，阳虚阴盛之下利，必见恶寒而踡卧等证。若下利止而手足渐转温和，则利止为阳复阴退之征，为病情好转，是时虽仍恶寒踡卧，而其预后一般较好。本条"利自止"而见"手足温"，显属阳复阴退，故曰"可治"。但"可治"并不等于不药而愈，且病至少阴，病情一般较重，仍必须采取积极有效的治疗措施，扶阳抑阴之剂仍不可少，决不能掉以轻心。

反之，若下利虽止，但其手足厥冷反甚，则利止不是阳复，而是阴竭，为病情转剧，预后不良。

少阴病，恶寒而蜷，时自烦，欲去衣被者，可治。(289)

【解读】

少阴病，恶寒而蜷，是少阴阴盛阳虚之证。若见"时自烦，欲去衣被"，则有可能是阳气来复，能与阴邪相争，故断为"可治"，但其时必有手足温和而不厥冷等阳气来复之证同见。

如少阴病，恶寒而蜷，时自烦，欲去衣被，手足躁扰不宁，循衣摸床，撮空理线，则是虚阳外越，属于"不可治"的危候。

少阴中风，脉阳微阴浮者，为欲愈。(290)

【解读】

寸脉为阳，尺脉为阴。少阴中风，脉当沉细，今反见寸脉微而尺脉浮，寸脉微为邪气微之征，尺脉浮是阳气复之兆，正胜而邪衰，故曰"为欲愈"。

推断疾病之欲愈与否，仅据脉象是不够的，还须结合其他见证，脉证合参，综合分析，才能得出确切的诊断。

少阴病，欲解时，从子至寅上。(291)

【解读】

"从子至寅上"是子、丑、寅三个时辰，相当于23时后至次日5时前的这段时间，正是阳气渐生之时。阳长则阴消，阳进则阴退，而少阴病多为心肾阳衰之证，少阴得阳生之气，有利于消除全身阴寒之邪，寒退则病可解，为少阴病欲解时。

疾病的欲解虽与自然界的阳气盛衰有关，但这只是一个外部影响，只是提供了一种有利的条件，并不是唯一起决定作用的因素，因为病解与否，取决于邪正的进退，内因起决定作用，外因只起协同作用。

少阴病，吐利，手足不逆冷，反发热者，不死。脉不至者至，灸少阴[①]七

壮②。（292）

【注解】

①灸少阴：用艾火灸少阴经脉所循行的穴位。

②七壮：每艾灸一炷为一壮，七壮就是灸七个艾炷。

【解读】

少阴病虽见吐利，但手足不逆冷，则表明阳虚不甚，中土之阳气尚强；手足不逆冷而"反发热"是阳能胜阴，所以断为"不死"，"不死"则为"可治"。

少阴病吐利，手足逆冷，脉微欲绝，"反发热"，则是阳气脱越或阴盛格阳于外之危象，二者不可混淆。

证属阳虚不甚而非阴阳离绝，反见"脉不至"，是吐利暴作，阳气乍虚，脉一时不能接续，故张仲景只言"脉不至"而不言"脉绝"，其治疗当以温通阳气为法，使阳气通则脉自至，"灸少阴"有温通阳气的作用。示人药物治疗之外，还可用灸法，太溪、复溜、涌泉等可用，灸关元、气海则更好。

少阴病，八、九日，一身手足尽热者，以热在膀胱，必便血也。（293）

【解读】

少阴病有寒化、热化之分，本条系属热化证之变证。是证"一身手足尽热"是其辨证要点，一则可与阴盛格阳证鉴别，二则作为热在膀胱的标志。因膀胱外应皮毛，热在膀胱，故一身手足尽热。热涉膀胱血分，热伤血络，络伤则血不循经，故可发生便血。

本证未出方治，水热相结可用猪苓汤，阴虚火旺可用黄连阿胶汤，热盛蓄血可用桃仁承气汤。

少阴病，但厥无汗，而强发之，必动其血，未知从何道出，或从口鼻，或从目出者，是名下厥上竭①，为难治。（294）

【注解】

①下厥上竭：厥逆因于下焦阳虚，故称下厥；阴血因上出而耗竭，故称上竭。

少阴病本无汗法，篇中麻黄附子细辛汤、麻黄附子甘草汤，二方都是兼有太阳表证，不是单纯约少阴证。今但厥无汗，全系少阴阳虚之证，而医者又察因其无汗而强发之，势必激动营血而发生出血之变。古人认为厥从下起故称下厥，血从上出故称上竭；阳虚于下，阴竭于上阴阳有离决之势，而且欲治下厥须用温药，有碍于上欲治上竭须养阴气又有碍于下，故曰难治。

难治不等于不治，如救治得法，亦有获愈的希望。汪苓友认为非必死之证，并引常器之云，可与芍药地黄汤丹波元简云："下厥上竭，惟景岳六味回阳饮（人参、附于、干姜、甘草、熟地、当归）滋阴回阳两全，以为合剂矣。"以上两条都有出血，但病机及预后不同：上条一身手足尽热而便血，是阴病转阳，阳热有余，迫血妄行预后多良好；本条见四肢厥逆而上窍出血，为下厥上竭、阴竭阳绝，预后极差。

少阴病，恶寒身蜷而利，手足逆冷者，不治。(295)

【解读】

少阴病有寒化证和热化证之分，寒化证为阳虚阴盛，其预后的吉凶决定于阳气的存亡。本条"恶寒身蜷而利，手足逆冷"，显为阳虚阴盛之证。

本条恶寒而身蜷，又见下利而手足逆冷，所以断为"不治"。

所谓"不治"，只是说明病情危重，预后较差，尚非必死之证，如能采取积极有效措施，投以四逆、白通等一类回阳之剂，或可挽救。

少阴病，吐利躁烦，四逆者死。(296)

【解读】

少阴病，上吐下利，为阴寒极盛，乃胃阳不能胜阴也。

躁烦者，与烦躁不同。烦躁为阳热过盛，因烦而躁，以烦为主，表现为意识清醒状态下的精神不安，常见于热症；躁烦为阴盛阳脱，以躁为主，表现为无意识的肢体躁扰不宁，常见于阴盛阳脱的危重症候。吐利过耗津液，虚阳欲脱，阴阳离绝，故躁烦不宁。四逆者，谓手冷过肘，足冷过膝，为阳气败绝之危候。少阴病有阳则生，无阳则死，故为死候也。

少阴病，下利止而头眩，时时自冒^①者，死。（297）

【注解】

①自冒：眼发昏黑，目无所见的昏晕。冒者，如以物冒首之状。

【解读】

少阴阴盛阳虚之下利，若下利自止，则有阳气来复疾病向愈的希望，但是时必须有"手足温"作为阳气来复的佐证，论中"少阴病，下利，若利自止，恶寒而蜷卧，手足温者可治"（288）即是其例。

本条虽亦下利止，但却未见"手足温"之证，反见"头眩"和"时时自冒"之证，可见这一"下利止"，并非阳气来复，而是阴液下竭、阳气上脱的危象。阴液竭于下，无物可下而"下利止"，阴竭则阳失依附而浮越于上，故"头眩，时时自冒"。阴竭阳越，阴阳离绝在即，故断为死候。

少阴病，四逆恶寒而身蜷，脉不至，不烦而躁者，死；利而躁逆者，死。（298）

【解读】

少阴病，四逆、恶寒、身蜷，是阳虚阴盛之征。其脉不至，显较脉微欲绝为甚，血行脉中，须阳气以推动，真阳虚极，无力鼓动血脉运行，故"其脉不至"。阳虚至极，更见不烦而躁，不仅无阳复之望，且神气将绝，危重已极，故断为死候。

本条与第292条虽都有"脉不至"，但其病理变化则截然不同，故一则主死，一则不死。第292条"脉不至"是因为骤然吐利，阳气一时不能接续，虽然脉不至，但其"手足不逆冷，反发热"，非阳气败绝，所以犹可用灸法治疗。本条"脉不至"，是阳虚阴盛已极，为阳绝神亡之征，且四逆恶寒而蜷卧，一派阴盛阳衰之征，手足不温，全无阳复之象，纯阴无阳，生气已绝，纵有大剂姜附回阳与艾灸助阳，亦难挽回已绝之阳，是以属于死候。

烦躁可见于外感、内伤多种疾病，有虚实寒热之分。有谓烦属阳、躁属阴，只烦不躁尚有生机，只躁不烦多为死候。论中"恶寒而蜷，时自烦，欲去衣被者，可治"就是以烦为可治的依据。本证"不烦而躁者，死"，是只躁不烦，故预后不良。

少阴病，六、七日，息高①者死。（299）

【注解】

①息高：呼吸浅表。息，指呼吸。高，指吸气不能下达。

【解读】

肺主气而根于肾，肺主出气，肾主纳气，共同维持人之呼吸功能。少阴病六、七日而见息高，息高乃呼吸浅表，气息浮游于上，不能下达胸腹，即不能纳气归根，这是肾气虚竭而不能纳气的表现。肾气绝于下，肺气脱于上，上下离决，故断为死候。

少阴病，脉微细沉，但欲卧，汗出不烦，自欲吐，至五、六日自利，复烦躁不得卧寐者死。（300）

【解读】

"脉微细沉，但欲卧"，正与"少阴之为病，脉微细，但欲寐"合，乃少阴阳虚阴盛之证。"阴不得有汗"，"汗出"显是阳气外亡，"不烦"则是已虚之阳无力与阴邪抗争，更见阴寒之邪上逆之"自欲吐"。此时一线残阳，已达欲绝阶段，是时即便遵张仲景"脉沉者，急温之"而投姜附回阳之剂，尤恐不及。况失此不治而因循至五、六日，以致阳气愈虚，阴寒愈盛，而且出现"自利，复烦躁不得卧寐"等证，是病情继续恶化，阴盛而阳脱于下则下利，阳气极虚不能入阴则烦躁不得卧寐。

前欲吐，今且利；前不烦，今烦且躁；前欲卧，今不得卧。阳虚已脱，阴盛转加，阴盛阳脱，正不胜邪，阴阳离决，故断为死候。

少阴病，始得之，反发热，脉沉者，麻黄细辛附子汤主之。（300）

麻黄细辛附子汤方

麻黄二两（去节）、细辛二两、附子一枚（炮，去皮，破八片）。

上三味，以水一斗，先煮麻黄，减二升，去上沫，内诸药，煮取三升，去滓，温服一升，日三服。

少阴虚寒证，本不应发热，今始得病即见发热，故曰"反发热"。发热一般多为太阳表证，太阳病其脉当浮，现脉不浮而沉，沉脉主里，为少阴里虚。脉证合参，是证当属少阴阳虚兼太阳表寒证，即所谓太阳与少阴两感证。此为表里同病，其治当视表里证之轻重缓急而确定是先表后里还是先里后表，抑或表里同治。是证见少阴里虚之脉，但尚未见下利清谷、手足厥冷等少阴阳虚阴盛之证，即少阴阳虽虚而尚不太甚，所以用表里同治温阳发汗法，方用麻黄细辛附子汤。

如证见下利肢厥，则少阴阳虚较甚，里证为急，其治则当先温其里，急救少阴之阳，本方即不可用。以方测证，是证之太阳表证当属风寒表实，故还当有恶寒无汗等证。少阴与太阳为病，均当有恶寒之证，张仲景虽未言及，当是省文。

证属太阳少阴两感，少阴阳虚尚不太盛，太阳风寒郁闭，治以温经解表为法，方用麻黄细辛附子汤。方中麻黄解表邪，附子温肾阳，细辛气味辛温雄烈，佐附子以温经，佐麻黄以解表，三药合用，于温经中解表，于解表中温阳。

少阴病，得之二、三日，麻黄附子甘草汤微发汗。以二、三日无证[1]，故微发汗也。（301）

麻黄附子甘草汤方

麻黄二两（去节）、甘草二两（炙）、附子一枚（炮，去皮，破八片）。

上三味，以水七升，先煮麻黄一两沸，去上沫，内诸药，煮取三升，去滓，温服一升，日三服。

【注解】

①无证：此处指无吐利等里虚寒证。《玉函经》《注解伤寒论》均为"无里证"。

【解读】

上条以麻黄发汗，附子温经，本条也用麻黄、附子，所以亦当是少阴与太阳两感证，亦当有发热、无汗、脉沉等证。"无里证"是审证要点，是指无吐利等典型的里虚寒证而言。

只有在无里证的情况下，才能采用表里同治的发汗与温经并用之法治疗，否则，如见吐利等典型的里虚寒证，其治疗则当采用先里后表之法，而不能表里同治。

本条与上条的差异，仅是证情的缓急不同，上条言"始得之"，是证情稍急；本条言"得之二三日"，是证情稍缓，且正气较虚。故在用药上，上条以细辛之升，温经散寒；本条以甘草之缓，取其微汗，且可益气和中，保护正气。

本方证的病机仍是太阳少阴两感，只是证情稍缓，其治疗仍以温经解表，微发其汗为法，方用麻黄附子甘草汤。该方为麻黄细辛附子汤去细辛加炙甘草而成。因病情比较轻缓，故去辛窜之细辛，加甘缓之炙甘草。方中麻黄解表邪，附子温肾阳；炙草既可扶中益气，又可缓麻黄之发散，以求微微得汗而解，不致过汗，使之成为温阳解表、微发汗而又不伤正气的平和之方。

少阴病，得之二、三日以上，心中烦，不得卧，黄连阿胶汤主之。(302)

黄连阿胶汤方

黄连四两、黄芩二两、芍药二两、鸡子黄二枚、阿胶三两。

上五味，以水六升，先煮三物，取二升，去滓，内胶烊尽，小冷，内鸡子黄，搅令相得，温服七合，日三服。

【解读】

少阴病有寒化、热化之分。本条"少阴病，得之二、三日以上，心中烦，不得卧"则是少阴热化证的脉证代表。然而，少阴热化证的形成，既可是邪从热化，即寒邪化热，也可是由阳明热邪灼伤真阴而成，还可因感受温热之邪内灼真阴所致。只要具有真阴伤而邪热炽的脉证，就可确诊为少阴热化证。

少阴病，得之二、三日以上，便出现"心中烦，不得卧"之证，说明肾水素亏，即素体阴虚，邪从热化，肾水不足，心火亢旺，心肾不交，水火不济，是以"心中烦，不得卧"。本条叙证较略，临床见证还当有咽干口燥、舌红苔黄、脉沉细数等证。是证并非纯属虚证，除有阴伤之虚外，尚有邪热之实，故治以黄连阿胶汤滋阴清热而交通心肾。

本证的烦躁不得卧自与阳虚阴盛、虚阳浮越、阴阳离绝的烦躁不得卧不同，临床不难鉴别。而与栀子豉汤证虽皆有邪热，但其见证及病机不同，当予以鉴别。栀子豉汤证的虚烦不得眠为热扰胸膈，其肾水不虚，而见证尚有反复颠倒、心中懊憹、胸中室、心中结痛等，且舌苔多见黄白，治宜清宣郁热而除烦。黄连阿胶汤证为阴虚阳亢而有热，其证当有咽干口燥，而无热扰胸膈的见证，其舌红苔黄而乏津，治宜滋阴清热降火而交通心肾。

黄连阿胶汤是阴虚热盛，吴鞠通谓"阴既虚而实邪正盛"，并强调"邪少虚多者不可用黄连阿胶汤"。其治以滋阴清热降火、交通心肾为法。方由黄连、黄芩、芍药、鸡子黄、阿胶等组成。方中黄连、黄芩清心火，除烦热；阿胶、芍药、鸡子黄滋肾阴，养营血，安心神。芍药与黄连、黄芩相伍，酸苦涌泄以泻火；与鸡子黄、阿胶相伍，酸甘化阴以滋液，又能敛阴安神以和阴阳，共成泻心火、滋肾水、交通心肾之剂。主要用于邪实正虚，阴虚火旺之证，特别是对心肾不交的顽固性失眠证，尤多良效。

少阴病，得之一二日，口中和^①，其背恶寒者，当灸之，附子汤主之。（303）

附子汤方

附子二枚（炮，去皮，破八片）、茯苓三两、人参二两、白术四两、芍药三两。

上五味，以水八升，煮取三升，去滓，温服一升，日三服。

【注解】

①口中和：即口中不苦、不燥、不渴。

【解读】

"口中和"是少阴阳虚寒湿证的审证要点。口中不苦、不燥、不渴谓之口中和，知里无邪热，是以背恶寒当是少阴阳虚、失于温煦所致。治以灸、药同用，用灸法以壮元阳、消阴寒，可选大椎、膈俞、关元、气海等穴。

用附子汤以温经散寒，补益阳气。灸法与汤药配合使用，可增强药物温经散寒的作用，以提高治疗效果，且示人治病不可拘于一法。

本证"背恶寒"与白虎加人参汤证的"背微恶寒"的性质完全不同。白虎加人参汤证的背微恶寒，是由于邪热内炽，汗出太多，肌腠疏松，津气不足所致，必口中燥渴引饮；本证背恶寒为阳虚寒盛、失于温煦所致，除口中和外，尚有脉沉肢冷而无热无汗等证。

本证"背恶寒"与太阳表证的恶寒也不相同，太阳表证的恶寒为邪袭肌表、卫阳被郁所致，必与发热头痛、脉浮等证并见。

本证的病机系肾阳虚而寒湿浸渍骨节，治以温经散寒，补益阳气，灸、药同用，其灸可选用大椎、膈俞、关元、气海等穴；药物治疗用附子汤，由附子、茯苓、人参、白术、芍药组成。方中重用炮附子温经散寒邪，伍以人参大补元阳；凡阳虚者多水湿凝滞不化，故配以茯苓、白术健脾以除寒湿；佐以芍药以和营血而通血痹，可加强温经止痛的效果。本方以附子、人参为主药，故其治在于补益脾肾而固根本。

少阴病，身体痛，手足寒，骨节痛，脉沉者，附子汤主之。(304)

【解读】

此条与上条同为少阴寒盛。上条口中和，其背恶寒者，附子汤主之，侧重于阳虚；本条身体痛，骨节痛，手足寒，脉沉者，附子汤主之，侧重于寒盛。若二者兼有，则更可用附子汤主之。

本条"手足寒，脉沉者"是辨证关键。由于身体痛、骨节痛并非皆属虚寒，而手足寒、脉沉才能说明是阳气虚弱。里阳不足，生阳之气，陷而不举，故其脉沉；阳气虚衰，不能充达于四末，故手足寒；阳气虚衰，阴凝之气滞而不行，留着于经脉骨节之间，不通则痛。少阴阳虚而寒湿凝滞，故治以附子汤温经驱寒除湿，俾阳气复而寒湿除，则身痛可愈。

身痛一证，《伤寒论》中多处提及，除本证外尚见于麻黄汤证和桂枝新加汤证。

麻黄汤证的身痛为风寒之邪束表，卫气闭塞，营阴郁滞所致，必伴有发热恶寒、无汗、脉浮，其手足不寒，治当发汗解表，得汗出则身痛自除。

桂枝新加汤证的身痛为气营两虚，肌体失养所致，以汗出身痛、脉沉迟为特点，治当补益气营，俾气营复，肌体得以温养，则身痛可止。

附子汤证之身痛为少阴阳虚，寒湿凝滞所致，证见手足寒、脉沉，治以附子汤温经驱寒除湿，使阳气复而寒湿去，则身痛自愈。

少阴病，下利便脓血者，桃花汤主之。(305)

桃花汤方

赤石脂一斤（一半全用，一半筛末）、干姜一两、粳米一斤。

上三味，以水七升，煮米令熟，去滓，温服七合，内赤石脂末方寸匕，日三服。若一服愈，余勿服。

【解读】

本条叙证太简，仅从"下利便脓血"很难言其属寒属热、属虚属实。虽下利便脓血一般多属热证，但本条治以桃花汤，以方测证，则非属热而当属寒，当属少阴病虚寒性的下利便脓血。

结合下条桃花汤证，则知当有腹痛、小便不利、下利不止、便脓血等证。证由脾肾阳气不足，肠胃虚寒，肾阳虚衰，火不暖土，中焦运化失司则下利。下利日久，肾阳愈衰，下焦失于固摄，以致滑脱不禁，甚则由气及血，气不摄血，而致下脓血。既属下焦虚寒性下利，是证当有以下特点：下利脓血，滑脱不禁，其色必晦暗不鲜，其气腥冷不臭，无里急后重和肛门灼热，而腹痛绵绵，喜温喜按，脉沉细等。治以桃花汤旨在温阳涩肠固脱。

桃花汤由赤石脂、干姜、粳米三味组成。赤石脂性温而涩，入胃与大肠经，功能收涩固脱、止血止泻。以其为主药，辅以干姜温中，佐以粳米益脾胃，共奏温阳涩肠固脱之功效。赤石脂一半全用火煎，取其温涩之气；一半为末，并以小量粉末冲服，取其直接留着肠中，以增强固涩作用，对滑脱不禁者尤有重要意义。

少阴病，二、三日至四、五日，腹痛，小便不利，下利不止，便脓血者，桃花汤主之。(306)

【解读】

少阴病，二、三日至四、五日，则寒邪入里更深，虚寒更甚，阳虚阴盛，中焦失运，阴寒凝滞，故腹痛；脾肾阳衰，失于温化，统摄无权，故下利不止，且夹脓血，而呈滑脱之势；下利不止，势必伤阴，津液损伤则小便不利。因证属脾肾阳衰，滑脱不禁，仍以桃花汤温涩固脱。

从辨证的角度出发，本证的腹痛、小便不利、下利便脓血都有虚寒证的特点，自与热证、实证不同，当详于辨别。

本证的腹痛是隐隐作痛，痛势绵绵，喜温喜按；与阳明腑实的腹痛疼痛剧烈而拒按有明显差异。

本证的小便不利，既不同于热盛津伤的小便不利，也不同于膀胱气化不利蓄水证的小便不利。热盛津伤的小便不利，必伴有高热、烦渴、舌苔黄燥等证；膀胱气化不利蓄水证的小便不利，必伴有脉浮、发热、口渴、少腹里急、苔白等证；本证的小便不利，是下利过多而致津液损伤，必先有虚寒下利，且无发热证。

本证的下利便脓血，证属虚寒，所下脓血色泽晦暗，或血色浅淡，状如鱼脑，其气不臭而腥冷，泻时滑脱不禁，无里急后重和肛门灼热之证；而热性下利便脓血，色泽鲜明，气味很臭，有里急后重及肛门灼热感。

桃花汤证当具有以下特点：一是下利不止，滑脱不禁，大便稀薄，脓血杂下，色泽晦暗，其气腥冷不臭，无里急后重及肛门灼热；二是伴有腹痛，痛势绵绵，喜温喜按；三是小便不利，以下利不止而津伤之故。

少阴病，下利，便脓血者，可刺^①。（307）

【注解】

①可刺：可以用针刺的方法治疗。

【解读】

本条示人下利便脓血者，除可用药物治疗外，也可以用针刺的方法来治疗。针刺有泄邪、固摄的双重作用，对下利便脓血证有很好的治疗作用。临床若能针药结合使用，疗效定会更好。

本条叙证简略，且未说明可刺的具体穴位，故对其证之寒热属性颇多争议，有谓属实热者，亦有谓属虚寒者，实难定夺。一般说来，刺法多用以泻实热，灸法多用以温虚寒。据此，此证似当属热属实。但针刺亦有补泻，且就临床所见，针刺长强穴对下利便脓血有较好效果，但所治之证并非皆为热证、实证。所以，欲知其属寒属热、属虚属实，当综合其所有脉证，全面分析，方能准确无误。至于刺何穴，当辨清其寒、热、虚、实，再据证而选穴，并进而确定其补、泻手法。

少阴病，吐利，手足逆冷，烦躁欲死者，吴茱萸汤主之。（308）

吴茱萸汤方

吴茱萸一升、人参二两、生姜六两（切）、大枣十二枚（擘）。

上四味，以水七升，煮取二升，去滓，温服七合，日三服。

【解读】

本条虽以少阴病冠首，且吐利、四逆亦酷似四逆汤证，但治疗却不用四逆汤而用吴茱萸汤，其关键在"烦躁欲死"一证。"欲死"是病人的自觉证，是形容烦躁之甚令病人难以忍受，说明阴寒之邪虽然很盛，但阳虚尚未至甚，尚能与阴寒之邪剧争。证属胃寒肝逆而浊阴上犯，而非心肾之阴寒至甚阴盛阳亡，故其治疗不用四逆汤而用吴茱萸汤，旨在温降肝胃泄浊通阳。

此非少阴病的正治方法，列此以与四逆汤证鉴别。然既以少阴病冠首，说明少阴病并非皆为虚寒至盛之证，在少阴病发展过程中，亦可见少阴阳虚不甚，而见胃寒肝逆浊阴上犯之证。

此证为胃寒肝逆而浊阴上犯，致使中焦升降逆乱，故见吐利；阳为阴寒所郁，而不能达于四末，是以手足逆冷。阴寒之气虽盛，但终非心肾阳虚阴盛可比，阳气与阴寒之邪剧争，故见烦躁欲死。既是胃寒肝逆而浊阴上犯，故是证当以呕吐为主，治以吴茱萸汤温降肝胃而泄浊通阳。

少阴病，下利，咽痛，胸满，心烦，猪肤汤主之。（309）

猪肤汤方

猪肤①一斤

上一味，以水一斗，煮取五升，去滓，加白蜜一升，白粉②五合，熬香，和令相得，温分六服。

【注解】

①猪肤：去掉内层肥白的猪皮。

②白粉：白米粉。

【解读】

少阴病，下利者，虚寒下利。咽痛者，利伤阴液，虚火上炎熏于咽喉。胸满心烦，虚火循少阴经脉上扰，经气不利故。与猪肤汤者，猪乃水畜，肤遍周身，外通腠理，内滋肺肾，清少阴浮游之火，润燥退热而不滑泄；白蜜者，蜂采四时之花以酿蜜，甘寒生津，清热润燥以治咽痛；白粉者炒香之白米粉，可醒脾和胃，扶脾止利；熬香者，稼穑作甘，温暖经脉。此方清热而不伤阴，润燥而不滞腻，其妙难言，医者必须细心玩味。

少阴病，二三日，咽痛者，可与甘草汤；不差，与桔梗汤。(310)

甘草汤方

甘草二两。

上一味，以水三升，煮取一升半，去滓，温服七合，日二服。

桔梗汤方

桔梗一两、甘草二两。

上二味，以水三升，煮取一升，去滓，温分再服。

【解读】

本条叙证太简，难以辨其寒热虚实。然以方测证，治以甘草汤、桔梗汤，以生甘草能清热解毒、桔梗能开肺利咽，是知本条所叙之证当属客热之咽痛，其轻者用甘草汤、重者用桔梗汤。

邪热客于咽嗌，损伤脉络，以致咽痛不适，局部可见有轻度充血红肿，治以甘草汤清热解毒而止咽痛。若服甘草汤而咽痛不除，是肺气不宣而客热不解，可用桔梗汤，即于甘草清热解毒的基础上，加用桔梗以开肺利咽。

《伤寒论》中甘草多炙用，仅甘草汤、桔梗汤中甘草生用。甘草炙用温中，生用清热。

少阴病，咽中伤，生疮[①]，不能语言，声不出者，苦酒[②]汤主之。(311)

苦酒汤方

半夏（洗，破如枣核）十四枚、鸡子一枚（去黄，内上苦酒，着鸡子壳中）。

上二味，内半夏著苦酒中，以鸡子壳置刀环中，安火上，令三沸，去滓，少少含咽之。不差，更作三剂。

【注解】

①生疮：此处指咽喉部溃疡。

②苦酒：酸醋。

【解读】

"咽中伤，生疮"，多为邪热痰浊损伤咽喉，而致咽部溃烂，声门不利，需用苦酒汤涤痰消肿，敛疮止痛，利窍通声。汤由半夏、鸡子白、苦酒组成。半夏涤痰散结，开喉痹；鸡子白甘寒利血脉，止疼痛，润咽喉，开声门；苦酒即米醋，味苦酸，消疮肿，敛疮面，活血行瘀止痛。半夏得鸡子白，有利窍通声之功，无燥津涸液之弊；半夏得苦酒，辛开苦泄，能加强劫涎敛疮的作用。全方共成涤痰消肿、敛疮止痛之剂。

本方"内半夏著苦酒中，以鸡子壳置刀环中，安火上，令三沸"而成，鸡子壳之内膜为凤凰衣，有养阴清肺之功。服法强调"少少含咽之"，可使药物直接作用于咽喉患部，有利于对咽喉局部疮面的治疗。

少阴病，咽中痛，半夏散及汤主之。(312)

半夏散汤方

半夏（洗）、桂枝（去皮）、甘草（炙）。

上三味，等份，各别捣筛已，合治之。白饮和服方寸匕，日三服。若不能散服者，以水一升，煎七沸，内散两方寸匕，更煮三沸，下火，令小冷，少少咽之。半夏有毒，不当散服。

【解读】

咽中痛治以半夏散及汤，方由半夏、桂枝、甘草组成。桂枝辛温散寒，半夏辛燥涤痰。若无风寒，则不用桂枝；若无痰阻，则无须用半夏，是知此之咽痛当属风寒客于咽嗌，且痰湿阻滞。寒邪痰湿客阻咽喉，其咽痛一般较甚，同时伴有恶寒、痰涎缠喉、咳吐不利、气逆欲呕等证。治以半夏散及汤散寒通咽，涤痰开结。白饮和服，取其保胃存津，且可防桂枝、半夏辛燥劫阴之弊。

方后"半夏有毒，不当散服"，系为后人所加之文。若为张仲景旧文，岂有复制半夏散之理？故玉函、成本均无此数字。

少阴病，下利，白通汤主之。(313)

白通汤方

葱白四茎、干姜一两、附子一枚（生，去皮，破八片）。

上三味，以水三升，煮取一升，去滓，分温再服。

【解读】

本条叙证太简，根据第315条"少阴病，下利，脉微者，与白通汤"，则知本证亦当是脉微。方中用干姜、附子，则知本证亦属脾肾阳虚，阳气不能通达于四肢，是以本证还当有恶寒、四肢厥冷等证。白通汤即四逆汤去甘草加葱白，根据第317条通脉四逆汤方后加减法，谓"面色赤者，加葱九茎"，可推知白通汤证中应有"面色赤"一证。阳虚阴盛而见面赤，是阴盛格阳于上的表现，加葱白取其急通上下阳气。

白通汤是干姜附子汤加葱白，也是四逆汤去甘草加葱白。方中姜附辛热，温经散寒；葱白辛温而善通阳，能使被格于上之阳气得以下达，而起宣通上下之用。全方有破阴回阳、宣通上下之功。

少阴病，下利，脉微者，与白通汤。利不止，厥逆无脉，干呕烦者，白通加猪胆汁汤主之。服汤脉暴出①者死，脉微续②者生。(314)

白通加猪胆汁汤方

葱白四茎、干姜一两、附子一枚（生，去皮，破八片）、人尿五合、猪胆汁一合。

上五味，以水三升，煮取一升，去滓，内胆汁、人尿，和令相得，分温再服。若无胆亦可用。

【注解】

①脉暴出：脉象突然出现浮大躁动之象。

②微续：脉搏渐渐而出。

【解读】

阳虚阴盛之下利，与白通汤治疗，理应病情有减。今病情不见轻减，反而增剧，不但下利不止，反见厥逆无脉、干呕烦等证，此非药不对证，而是由于过盛之阴邪与阳药发生格拒所致，应遵循"甚者从之"的治疗原则，仍主以白通汤，更加入咸寒苦降的猪胆汁、人尿以反佐，使热药不致于被阴寒之邪所格拒，从而达到破阴回阳之目的。由此可知白通加猪胆汁汤证的病机为阳虚阴盛，虚阳被格于上，且阳药被阴寒之邪格拒，治疗以破阴回阳，佐以咸寒苦降。

阴寒之邪与阳药发生格拒，证情已相当严重，即使采取了正确的治疗方法，但其预后转归也未必尽如人意。如药后"脉暴出"，则为虚阳完全发露于外，其预后多极坏，故曰"死"。如药后脉"微续"而现，为阳气渐复之象，其预后多较好，故曰"生"。

少阴病，二、三日不已，至四、五日，腹痛，小便不利，四肢沉重疼痛，自下利者，此为有水气，其人或咳，或小便利，或下利，或呕者，真武汤主之。（315）

真武汤方

茯苓三两、芍药三两、白术二两、生姜三两（切）、附子一枚（炮，去皮，破八片）。

上五味，以水八升，煮取三升，去滓，温服七合，日三服。若咳者，加五味子半升，细辛一两，干姜一两；若小便利者，去茯苓；若下利者，去芍药，加干姜二两；若呕者，去附子，加生姜，足前为半斤。

【解读】

肾阳虚衰，水气不化，水寒之气泛溢为患，外攻于表，则四肢沉重疼痛；内渍于肠，则腹痛下利。水气变动不居，故多或然之证。水气上逆犯肺则咳嗽；水气停滞于中，犯胃而胃气上逆则呕吐，下趋大肠，传导失司，则下利更甚；停滞于下焦，阳虚不能制水，膀胱气化不行，则小便不利。见证虽异，但总属肾阳虚而水气泛溢，治以温肾阳，散水气，方用真武汤。

方中附子辛热以壮肾阳，使水有所主；白术健脾燥湿，使水有所制；术、附同用，更可温煦经脉以除寒湿。生姜宣散，佐附子助阳，于主水中有散水之意；茯苓淡渗，佐白术健脾，于制水中有利水之用；芍药活血脉，利小便，且有敛阴和营之用，可制姜、附刚燥之性，使之温经散寒而不伤阴。诸药相辅相成，相互为用，共成扶阳散水之剂。

若咳者，是水寒犯肺，加干姜、细辛以散水气，加五味子以敛肺气，与小青龙汤中干姜、细辛、五味子同用作用一致；小便利则不须利水，故去茯苓；下利甚者，是阴盛阳衰，芍药苦泄，故去之，加干姜以温里；水寒犯胃而呕者，可加重生姜用量，以和胃降逆。附子为本方主药，以不去为宜。

本条证候与第82条"太阳病发汗，汗出不解，其人仍发热，心下悸，头眩，身𥆦动，振振欲擗地者，真武汤主之"的起病过程虽有不同，但其病理机转则同是肾阳虚而水气为患，都用真武汤主治。

本证与"伤寒若吐若下后，心下逆满，气上冲胸，起则头眩，脉沉紧，发汗则动经，身为振振摇"的苓桂术甘汤证，均为阳虚水泛证。本证重点在肾，彼证重点在脾，故治疗上此为温肾利水，彼为温脾化饮。

本证与附子汤证同属肾阳虚兼水湿之邪为患，但本证为阳虚而水气浸渍内外，以头眩、心悸、身𥆦动为主；附子汤证则阳虚较甚，寒湿之邪凝滞于骨节之间，以身体痛、骨节痛为主。两方药物大部相同，皆用附、术、苓、芍，所不同处，附子汤术、附倍用，并伍人参，重在温补元阳；真武汤附、术半量，更佐生姜，重在温散水气。

少阴病，下利清谷，里寒外热，手足厥逆，脉微欲绝，身反不恶寒，其人面色赤，或腹痛，或干呕，或咽痛，或利止脉不出者，通脉四逆汤主之。(316)

通脉四逆汤方

甘草二两（炙）、附子大者一枚（生用，去皮，破八片）、干姜三两（强人可四两）。

上三味，以水三升，煮取一升二合，去滓，分温再服，其脉即出者愈。面色赤者，加葱九茎。腹中痛者，去葱，加芍药二两。呕者，加生姜二两。咽痛者，去芍药，加桔梗一两。利止脉不出者，去桔梗，加入参二两。病皆与方相应者，乃服之。

【解读】

下利清谷，四肢厥冷，和四逆汤症相同，但身热不恶寒，面色赤，则为本症所独。且四逆汤症的脉象不过沉或微细，而本症的脉竟至微而欲绝，可见本症病势实较四逆汤症更为严重。由于阴盛于里，阳气衰微至极，所以不仅有下利清谷、手足厥逆，而且脉微欲绝，里寒太甚，阳气被格拒于外，所以表现出身反不恶寒、面色赤等假热症状。"里寒外热"正是其病机和症候特点。所谓"里寒外热"，是指内真寒而外假热。正因为本症的病机是阴阳格拒，症情较重，所以或然症甚多，若脾肾阳虚，气血凝滞则腹痛，阴寒犯胃则干呕，虚阳上浮，郁于咽嗌则咽痛，阳气大虚，阴液内竭，则利止而脉不出。此时无论在症状上或病情上都较四逆汤症严重，故用通脉四逆汤主治。于四逆汤中倍用干姜，并加重附子用量，以急驱内寒而恢复即将越脱的阳气。

本症面色赤是属虚阳浮越之征，应与阳明病面合赤色属于实热者相鉴别。虚阳浮越的面色赤必红而娇嫩，游移不定，且必伴有其他寒症；阳明病的面合赤色是面部通赤，而色深红，必还有其他热症。本症身热反不恶寒，也非阳明身热恶热之比，阳明身热为里热熏蒸，按之灼手；本症身热为阳浮于外，病人虽觉热，而热亦必不甚，并且久按则不热。其他如实热症有口舌干燥、大渴引饮；假热症口和舌润，虽渴亦不能多饮，或喜热饮，都可作诊断的参考。

少阴病，四逆，其人或咳，或悸，或小便不利，或腹中痛，或泄利下重者，四逆散主之。(317)

四逆散方

甘草（炙）、枳实（破，水渍，炙干）、柴胡、芍药。

上四味，各十分，捣筛，白饮和服方寸匕，日三服。咳者，加五味子、干姜各五分，并主下利。悸者，加桂枝五分。小便不利者，加茯苓五分。腹中痛者，加附子一枚，炮令坼。泄利下重者，先以水五升，煮薤白三升，煮取三升，去滓，以散三方寸匕，内汤中，煮取一升半，分温再服。

【解读】

本条叙证过简，仅据"四逆"很难辨明其病机。以药测证，方用四逆散，药用柴胡、枳实、芍药、甘草，而不用姜、附，可见本证四逆，和以上所述阳虚阴盛的四逆，其性质是根本不同的。从治疗方药来看，本证的四逆是由肝胃气滞、气机不畅、阳郁于里、不能通达四末所致，因此，此证四逆，其程度并不严重，且无其他虚寒见证。

本条冠以"少阴病"，列于少阴病篇，主要是为了鉴别诊断。根据本证的病机特点，还当有腹中痛、泄利下重等症状。因为肝木有病，每易侮土，木邪乘土，肝气不舒，常可见腹痛、泄利下重等，治用四逆散以疏肝理气，透达郁阳。

四逆散由甘草、枳实、柴胡、芍药组成。柴胡疏肝解郁，枳实行气散结，芍药和营而调肝脾，甘草缓急和中。全方有宣畅气机、透达郁阳的作用，能使肝气调达，郁阳得伸，肝脾调和则肢厥自愈，腹痛泻利下重遂止。

咳系肺寒气逆，加五味子、干姜以温肺而收气逆；悸为寒饮凌心，加桂枝以通心阳而益心神；小便不利为水气不化，加茯苓以利水；腹中痛系寒凝气滞，加附子温阳散寒以止痛；泄利下重为阳气郁于下，加薤白通阳散寒、行气导滞，气行则后重自除。

少阴病，下利六、七日，咳而呕渴，心烦不得眠者，猪苓汤主之。(318)

猪苓汤方

猪苓（去皮）、茯苓、阿胶、泽泻、滑石各一两。

上五味，以水四升，先煮四物，取二升，去滓，内阿胶烊尽，温服七合，日三服。

【解读】

本条少阴下利，伴见咳而呕渴、心烦、不得眠，则当属少阴热化之证，结合第223条"若脉浮发热，渴欲饮水，小便不利者，猪苓汤主之"，可知本证当有小便不利，其病机为阴虚有热，水气不利。水气不利，偏渗大肠，则下利；水气上逆，犯肺则咳，犯胃则呕；水热互结，津不上承，加之阴液虚少，故见口渴；阴虚则内热，虚热上扰，故见心烦不得眠；湿热内停，水气不化，故小便短赤而不利。证属阴虚有热，水气不利，治以猪苓汤清热滋阴利水。

猪苓汤证已见于阳明病篇的第223条，与本篇叙证不同，发病过程亦不同。阳明病的猪苓汤证，是阳明热证误下后，热不能除，而津液受伤，热与水结，蓄于下焦。少阴病之猪苓汤证是肾阴虚而有热，且亦水热互结于下焦，影响了水液代谢，以致水蓄不行。其总的病机是相同的，故都用猪苓汤清热滋阴利水。

本证的心烦不得眠与黄连阿胶汤证相似，但黄连阿胶汤证阴虚有热而心肾不交，不兼水气，且邪热与阴虚均较重。本证以水气不利为主，热势较轻，阴虚亦不严重，除心烦不得眠外，更兼咳而呕渴、小便不利等。

本证的咳、呕、下利与第316条的真武汤证相似，而且都是水气为患。但真武汤证是阳虚寒盛而兼水气不利，伴见四肢沉重疼痛等症。本证是阴虚有热而水气不利，伴见心烦不得眠等症。

下利、心烦、口渴之症亦可见于阳虚阴盛之证，如第 282 条中也有这些见症，但其证属阳虚寒盛，心烦，但欲寐，小便清长。本证属热，心烦，不得眠，小便短赤不利。

少阴病，得之二、三日，口燥咽干者，急下之，宜大承气汤。(319)

大承气汤方

枳实五枚（炙）、厚朴半斤（去皮，炙）、大黄四两（酒洗）、芒硝三合。

上四味，以水一斗，先煮二味，取五升，去滓，内大黄，更煮取二升，去滓，内芒硝，更上火，令一两沸。分温再服，一服得利，止后服。

【解读】

本条之急下证，因肠腑燥实耗津，而致真阴大伤，土燥水竭，用大承气汤，旨在急下燥结以救真阴，即急下阳明之实而救少阴之水。论中叙证简略，只提出"口燥咽干"一证作为辨证要点。口燥咽干虽然是燥屎内结，蒸灼津液，肾阴损伤的表现，但作为急下的依据，似嫌不足，当兼有阳明腑实燥结及其他阴分耗伤之证，不应理解为仅据口燥咽干即用急下。

本证属阴虚邪结，病才二、三日即见如此重证，燎原之火将竭尽西江之水，必须以大承气汤急下，才能救被耗之真阴。

少阴病，自利清水，色纯青①，心下必痛，口干燥者，可下之，宜大承气汤。一法用大柴胡汤。(320)

【注解】

①色纯青：大便呈黑色或绿色或黑绿相杂之色。青，黑色。又，草色。《说文解字》："青，东方色也。"

【解读】

少阴病而下利，多为虚寒之证，但虚寒证之下利，必清稀如鸭溏，质薄而气腥，或下利清谷，且有脉微肢冷等阳虚阴盛之证。

本证自利清水，不夹渣滓，与鸭溏或清谷迥异，且兼色纯青、心下痛、口干燥之证，可见不属寒而属热。乃因燥屎阻结，不能自下，迫液下奔而旁流，故所下纯是稀水，即所谓热结旁流之证。

本证少阴之阴已虚，又见阳明燥实，证势急迫，不仅土实水亏，更见肝胆火炽，疏泄太过，胆汁因而大量混入肠中，于是所下之水颜色纯青；木火上迫，是以心下必痛；火盛水竭，故而口干燥。必须急下邪实，遏燎原之火，才能救垂绝之阴。本证除所列诸证外，亦当有阳明里实之证，虽自利清水，但必有腹满拒按、绕脐痛、舌苔焦黄等症状。

本证之治，已经下利，复用攻下，乃通因通用之法。只有腑实去，利始能止，欲竭之阴始能得救。

少阴病，六、七日，腹胀，不大便者，急下之，宜大承气汤。(321)

【解读】

本条亦是土燥水竭之证，冠以少阴病，旨在提示是少阴阴虚，是少阴阴虚阳旺的热化证。

病经六、七日，又见腹部胀满、大便不通的阳明燥实证，肾阴势必进一步耗伤而濒临竭绝的危险，因而必须急下阳明之实，方可救将竭之阴。

"腹胀，不大便"是本证的审证要点，其腹胀不是一般的腹胀，而是腹大满不通，或腹满不减，减不足言，说明燥屎内结，壅滞很甚。

第320条有"口燥咽干"，第321条有"口干燥"，本证"腹胀，不大便"的同时亦当有口咽干燥的肾阴将竭之证。

第320条、第321条、第322条统称少阴三急下，因叙证简略，故当联系互参。

少阴病，脉沉者，急温之，宜四逆汤。(322)

四逆汤方

甘草二两（炙）、干姜一两、半附子一枚（生用，去皮，破八片）。

上三味，以水三升，煮取一升二合，去滓。分温再服。强人可大附子一枚、干姜三两。

【解读】

"少阴病"三字，提示本条当与提纲证相参。脉见沉而微细，是少阴虚寒本质的显露，若不急用温法，则下利、厥逆的亡阳之证就会接踵而至。因此，提出"急温之"，不但可以提高疗效，而且寓有见微知著、防止病势增剧的积极意义，提示虚寒证应该早期治疗，以免延误病情。

证属阳虚阴盛，治以回阳救逆，方用四逆汤。本方由甘草、干姜、附子组成，方中附子温肾回阳，干姜温中散寒，甘草调中补虚，合为回阳救逆之要方。因其主治少阴阳虚阴盛而四肢厥逆，故方名四逆。

少阴病，饮食入口则吐，心中温温欲吐①，复不能吐，始得之，手足寒，脉弦迟者，此胸中实，不可下也，当吐之。若膈上有寒饮，干呕者，不可吐也，当温之，宜四逆汤。(323)

【注解】

①温温欲吐：欲吐不吐，心中自觉泛泛不适。温，同"愠"。

【解读】

少阴病，饮食入口则吐，心中温温欲吐，复不能吐，既可见于少阴之阴寒上逆证，同时亦可见于痰实阻于胸膈证，临床必须详于辨证。

疾病初起，即见手足寒冷、脉象弦迟，而不是手足厥冷、脉微欲绝，是证则不是少阴虚寒证，而是邪阻胸中的实证。痰实之邪阻于胸膈，正气向上驱邪，故饮食入口则吐；且见心中蕴结不适而上泛欲吐，但因实邪阻滞不行，故复不能吐；胸中阳气被痰实所阻，不得达于四末，故手足寒；邪结阳郁，故脉见弦迟。另外，痰实之邪阻于胸膈，每有上越之机，还可见到"胸中痞硬，气上冲喉咽不得息"等症。实邪在上，不可攻下，治当因势利导，"其高者，引而越之"，所以当用吐法，宜瓜蒂散。

如因少阴虚寒而致寒饮停于膈上，则不可误认为胸中邪实而用吐法。脾肾阳虚而不能化气布津，以致津液停聚而成寒饮，虚寒之气由下逆上，故见干呕。寒饮宜温，是以不可用吐，当用姜附剂温运脾肾之阳而化寒饮，俾阳复则饮去，而诸病自愈，故曰"不可吐也，当温之，宜四逆汤"。

既云胸中有寒饮，何不用理中而用四逆？因寒饮虽动于脾而主于肾，且脾肾之阳相关，是证既云四逆汤主之，必当有肾阳虚的见证。若确无肾阳虚之见证，纯系脾阳虚证，理中汤自当可以选用。太阴脾虚寒证治"当温之，宜服四逆辈"，亦说明四逆辈中当包括理中汤在内。

少阴病，下利，脉微涩，呕而汗出，必数更衣，反少者^①，当温其上，灸之^②。（324）

【注解】

①必数更衣，反少者：大便次数多而量反少。

②温其上，灸之：温灸上部穴位，如灸百会穴。

【解读】

少阴病下利是虚寒证，利久不仅伤阳，亦会伤阴，而致阴血不足。微为阳气虚，涩为阴血少。阳虚而阴寒上逆则呕，卫外不固则汗出；阳虚气陷，摄纳无权，故大便频数而数更衣。阴血虚少，化源不足，无物可下，是以便量反少。这种大便次数虽多，而泻下之物甚少，即所谓"数更衣，反少者"，正是阳虚血少下利的特征。既有阳虚气陷，又有阴盛气逆，若用温阳药则碍于血少，用降逆药则碍于下利，用升阳药又碍于呕逆。

然毕竟以阳虚气陷为主，以灸法温其上，益气升陷，可补汤药之不及。亦有医家认为本证是少阴阳衰，以致虚寒下利日久，进而造成阳气下陷，阴液渐涸之重证。津伤因于阳虚，有形之阴液不能速生，而无形之阳气则必须先固，灸其上以温阳消阴，急救于顷刻，然后可从容煎煮药物，固阳摄阴。

由于致病因素、感邪轻重及体质的不同，少阴病有阳虚化寒与阴虚化热的病理变化，故少阴病主要分为寒化证与热化证两大类。寒化证以恶寒、踡卧、小便清长、手足厥冷、下利清谷、脉微等一派虚寒脉症为其特点；还可在阳虚阴盛的基础上出现阴盛格阳、阴盛戴阳、阳虚水泛、阳虚寒湿内盛、阳虚下焦滑脱等病变。热化证以心烦不寐、舌红少苔、脉象细数等一派阴虚火旺脉症为其特点；还可在此基础上出现阴虚下焦水热互结、阴虚热伤血络下利等证。若病久不愈，或邪气太盛，也可导致阴阳两虚，甚则阴阳离绝、阳亡阴竭证。少阴热化体质感受温热病邪，邪热内盛，又会发生土燥水竭的少阴三急下证。由于足少阴肾的经脉从肺出，络心，注胸中，循喉咙，系舌本，所以当阴寒或热邪循经结于咽部时，又有少阴咽痛证，以咽喉肿痛为主症。

少阴病涉及人体根本，病多危重，复杂多变，除少阴本证外，又有诸多兼变证。少阴里虚，复感外邪，病初多兼有表证，称少阴兼表证。变证有热移膀胱证、伤津动血证。在病变过程中，虽见有类似于少阴症状，但病机则异，又称少阴病类似证、四逆散证、吴茱萸汤证。

少阴病的治疗如寒化证治宜回阳救逆，以四逆汤类方药为主；少阴热化证治宜育阴清热，以黄连阿胶汤为主；少阴三急下证用大承气汤急下存阴。少阴咽痛证根据虚实寒热的不同，分别治以猪肤汤、甘草汤、桔梗汤、苦酒汤、半夏散及汤等方；少阴兼表治宜温经解表，代表方为麻黄细辛附子汤；少阴变证、类似证则应依据病证辨证求治。

少阴病的转归与体质强弱、感邪程度、治疗当否有密切关系。少阴病多属危重病证，治疗及时病可转危为安。但由于本病涉及人体根本，与他经病相比，预后多不良，尤其是少阴寒化证，阳气的存亡常常是决定预后的关键，故阳回则生、阳亡则死。

第六章　辨厥阴病脉证并治

厥阴之为病，消渴^①，气上撞心^②，心中疼热^③，饥而不欲食，食则吐蚘^④，下之利不止。（325）

【注解】

①消渴：饮水多而口渴仍不解的症状；非同于内科杂病范畴的消渴病。

②气上撞心：病人自觉有气向心胸部冲逆。此处的"心"泛指心胸部位。

③心中疼热：胃脘部疼痛，伴有灼热感。

④食则吐蚘：进食后会吐出蛔虫。蚘，同"蛔"。

【解读】

厥阴病，为阴阳寒热错杂证候，属于上热下寒和厥热胜复之类型。由于阴阳交争，故厥热互见。若阴极阳复，则厥冷复为发热，病可转愈；阳极阴复，则发热复为厥冷，病可加重，此为阴阳消长表现。

若上热下寒，乃既有热证，又有寒证，为阴阳失调，出现上热下寒。所以上热者，证见消渴，气上冲心，心中疼热；下寒者，不欲食，食则吐蛔，下利不止。故本条消渴，乃上焦律液虚，故渴；下焦寒气盛，故渴而不能饮；肝气横逆，故气上撞心。心中疼热，饥而不欲食者，言其上热而知饥，下寒而不欲食.若强食之而胃不能纳，故食入则吐或吐蛔。医者若误用下药，上热不去下寒更盛，故利不止。

厥阴中风，脉微浮为欲愈，不浮为未愈。（326）

【解读】

邪入厥阴，病邪在里，若正气趋旺，奋起抗邪，则脉象应之浮而向愈；正气不足，则正不能奋起抗邪，脉仍沉而病不能向愈。

厥阴病，欲解时，从丑至卯上^①。（327）

【注解】

①从丑至卯上：指丑、寅、卯三个时辰，相当于1~7时之间。

【解读】

丑至卯上指丑、寅、卯三个时辰，是凌晨1~7时前的一段时间，为自然界阴尽阳生的阶段。根据天人相应理论，此时段自然之气与人体厥阴经气相通，厥阴经气得渐生的自然之气相助，正气渐充，其病易解。正因为此，厥阴病往往在丑、寅、卯三个时辰内得到缓解。

厥阴病，渴欲饮水者，少少与之愈。（328）

【解读】

渴欲饮水，是热将去而津未及生；或阳虽复而津未及布，少少与之饮水，渴即得愈。

此处的"渴欲饮水"既不同于胃热津伤，亦非肝热内迫，热盛耗液。"少少与之愈"，点出了其区别之处。其意义在于：厥阴病中出现口渴，应仔细辨证；对厥阴病恢复阶段的口渴，要护理有方，不要恣饮无度，以免水饮内停。

诸四逆厥者，不可下之，虚家亦然。（329）

【解读】

"诸四逆厥者"中的"诸"字不是指全部，而是指多数虚寒性厥证不能使用清下之类的治法。

虚寒厥是正虚所致的厥证，妄用祛邪方法，会令正气愈加耗散，甚至出现阴阳离决之变。

对本条理解，一是需对"诸"字有明确的认识，二是注意"下之"的"下"字实包括清下之类的多种祛邪方法在内。

伤寒，先厥，后发热而利者，必自止，见厥复利。（330）

【解读】

手足厥冷并见下利，其下利呈现发热时消失、厥冷时复利的特征，证候性质多属虚寒。此类厥利并见的厥为真正的寒厥、利为真正的寒利，因此，病人必见一派阳伤寒盛之象，如神情萎顿、畏寒肢冷、下利清冷、口淡不渴、舌淡苔白、脉微细等症。

虚寒证厥热交替，下利亦随之进退，这是病人阳气盛衰变化的反映。因阳虚寒盛致手足厥冷、下利清谷者，若阳气来复，正能与邪相抗争，则必见发热，其下利随阳旺而停止；反之，若阳复不及，或些微之阳再度耗散，则厥利又复并见。

伤寒始发热六日，厥反九日而利。凡厥利①者，当不能食，今反能食者，恐为除中②。食以索饼③，不发热者，知胃气尚在，必愈，恐暴热来出而复去也。后日脉之④，其热续在者，期之旦日夜半⑤愈。所以然者，本发热六日，厥反九日，复发热三日，并前六日，亦为九日，与厥相应，故期之旦日夜半愈。后三日脉之，而脉数，其热不罢者，此为热气有余，必发痈脓也。(331)

【注解】

①厥利：手足厥冷而又下利。

②除中：中气消除。病人胃气垂绝应不能进食，现反要多吃，是胃气衰竭时的一种反常表现。

③食以索饼：给病人吃面条之类的食物。"食"读作饲（sì），给东西与人吃的意思。索饼，是以面粉做成的条状食物。

④脉之：此处是诊查疾病。

⑤旦日夜半：次日的半夜。

【解读】

病人发热六日后，手足厥冷却长达九日，而且伴见下利（下利物必清稀），为厥多热少之证，是阴盛阳衰的反映。此病入阳气衰微，脾胃消磨不力，应当不能食。若反见能食者，是症状与病机不符，临床需仔细观察分析。因"能食"既有胃气未至大虚者，亦有胃气欲绝（除中）者，两证性质迥然有别。

喂饲"索饼"是判断中气存亡的一种测试方法。索饼系面制的条索状物，所以能验中气的存亡，是因为其进入胃肠后，必赖中气以消磨。

中气仅剩些微之人，在消化索饼的过程中，必令中气更伤，而致阳气浮散；

而且索饼停积于中焦，更阻虚阳出入，病人因而突然发热；且其热暴来暴去，犹如残灯之焰，忽明忽暗，系虚阳外散之象，应伴见手足逆冷、精神萎顿等阳气衰微症状。

中虚不甚之人，食入索饼后，虚阳未至外浮，一般并无发热现象，疾病常可向愈。

胃气由虚转实之人，食入索饼后，也可能有发热，但其发热是持续不断，不会暴来暴去，其预后又与病人的厥热胜复有关。

手足厥冷的天数与发热的天数相等，所谓"本发热六日，厥反九日，复发热三日，并前六日，亦为九日，与厥相应"，且精神渐转爽慧，脉象亦转和缓者，是疾病向愈的佳兆。

食入索饼后，发热不止，脉数者，是病情由寒化热，邪热转盛，致血肉腐败，常可形成痈肿，是热复太过。

伤寒，脉迟六、七日，而反与黄芩汤彻①其热。脉迟为寒，今与黄芩汤，复除其热，腹中应冷，当不能食。今反能食，此名除中，必死。(332)

【注解】

①彻：通"撤"，除去的意思。条文中指通过黄芩汤来清热。

【解读】

伤寒病理进程中出现迟脉，且病程已达六、七日之久，是阳虚不足的寒证。在脉迟的同时还有发热存在，需加细辨。脉迟发热若属阳热亢盛，其脉必迟而有力，且伴见口渴、烦躁、舌红、苔黄等证。相反，阳虚不足的脉迟必迟而无力，发热为阳气外浮所致，多伴见手足厥冷、下利、舌淡苔白滑等阴寒之象。

正由于本已阳气大虚，治当急予温补。若误以为有热而用黄芩汤清泄，则苦寒更伤其阳，胃气更形斫伤，因见除中之证，预后自然凶险。

伤寒先厥后发热，下利必自止，而反汗出，咽中痛者，其喉为痹①。发热无汗，而利必自止，若不止，必便脓血，便脓血者，其喉不痹。(333)

【注解】

①其喉为痹：指喉部肿痛闭塞不畅。

【解读】

由厥而热或由热而厥的厥热胜复证，是厥阴病进程中的一种特殊表现形式。一般而言，病人由手足俱厥、下利清稀，向发热转化，是阳气回复、正气奋起抗邪的表现。随着阳气的升发，病入下利亦将告止。发热预示着机体正气渐旺，通过自身的调节，病人脉象会趋于和缓，周身温暖舒适，疾病常可向愈。

若病人发热不退、汗出、咽中疼痛，甚则喉中痹阻不畅，或见发热无汗、利下脓血臭秽，又是所谓阳复太过之证，常伴见口渴心烦、舌红苔黄脉数等表现。其中发热、汗出、咽中疼痛作痹，是邪热在于气分，为火热上熏之故。若见发热无汗、利下臭秽脓血不止，是邪热由气分迫入大肠血分，致血肉腐败之候。

上述两证仅是厥热转化过程中可能见到的变证举例，而非必然所见。

伤寒一、二日至四、五日，厥者必发热。前热者后必厥，厥深者热亦深，厥微者热亦微。厥应下之，而反发汗者，必口伤烂赤①。（334）

【注解】

①口伤烂赤：口腔糜烂，舌上生疮。

【解读】

"厥者必发热"，表明病人厥与发热并见，因此与前述厥证不同。究其原因乃热邪郁伏而致，故复云"前热者后必厥"，是指病人之厥起于发热之后，与前述厥热转化病理过程中阳气复伤的"由热复厥"不同，区别之点在于热厥是"厥者必发热"，手足虽冷，但身反发热。"厥者必发热"，意在强调其在热厥辨证中的意义。

由于热厥的形成与热邪郁伏关系密切，故热邪郁伏愈深重，手足厥冷愈严重；反之，热邪郁伏愈轻浅，手足厥冷愈轻微。

热厥证的治疗，张仲景提出了"厥应下之"的治法。实际就热厥而言，下法固然是可用之法，但却非唯一方法，根据热厥证候多样性及其热势的轻重，清、下等一切能祛除邪热的方法皆可使用。

热厥多由热邪郁伏于里，故多以清、下之法。而若以发汗治之，则不仅药不得病所，更因"发表不远温"而导致邪热愈炽，出现火热上炎，口腔破溃、红赤的变证。

伤寒病，厥五日，热亦五日，设六日当复厥，不厥者自愈。厥终不过五日，以热五日，故知自愈。(335)

【解读】

伤寒病程中，手足厥冷五日，复发热五日，第六日如手足不厥冷，是机体阳气恢复的表现，张仲景断为"不厥者自愈"。若与前第334条参照，自愈的标准不仅是第六日手足"不厥冷"，还应是"不发热"方为"自愈"之候；否则，虽不厥但热不止亦为病进之象。

张仲景在本条中不仅描述了这一证候变化的特征，更对其自愈的原因作了分析，所谓"厥终不过五日，以热五日，故知自愈"，即厥与热的时间大致相等，则疾病向愈。

以厥、热天数的长短来反映正邪消长、病势进退，揭示机体的阴阳平衡才是疾病向愈的根本原因。

凡厥者，阴阳气不相顺接，便为厥。厥者，手足逆冷者是也。(336)

【解读】

《伤寒论》中的"厥"是以手足逆冷为特征的一类病证。

从临床分析，厥证的原因众多，证候各别，故张仲景用一"凡"字，寓有"厥"非一种，宜当细辨之意。通观《伤寒论》全篇，便有气郁厥、寒厥、热厥、水厥、痰厥、蛔厥、冷结膀胱关元厥以及血虚寒凝厥等种类。尽管如此，厥证形成的机制又有其共通之处，张仲景概括为"阴阳气不相顺接"，可谓深得其要，真正体现了中医学探求疾病之本的思想。

中医学认为五脏之气健旺则气血流畅，温煦濡养四末，四末自然温暖。或因邪实阻隔、或因气血虚衰而推动无力，里气不得外达，表里失却交通，自然手足逆冷，此即张仲景所谓"阴阳气不相顺接"的含义。

伤寒脉微而厥，至七、八日肤冷，其人躁无暂安时者，此为藏厥①，非蛔厥②也。蛔厥者，其人当吐蛔。今病者静而复时烦者，此为藏寒③，蛔上入其膈，故烦。须臾复止，得食而呕，又烦者，蛔闻食臭出，其人常自吐蛔。蛔厥者，乌

梅丸主之。又主久利。（337）

乌梅丸方

乌梅三百枚、细辛六两、干姜十两、黄连十六两、当归四两、附子六两（炮，去皮）、蜀椒四两（出汗）④、桂枝六两（去皮）、人参六两、黄柏六两。

上十味，异捣筛，合治之，以苦酒渍乌梅一宿，去核，蒸之五斗米下，饭熟捣成泥，和药令相得，内臼中，与蜜杵二千下，丸如梧桐子大。先食饮服十丸，日三服，稍加至二十丸。禁生冷、滑物、臭食等。

【注解】

①藏厥：即脏厥，是指内脏真阳极虚而致的四肢厥冷。

②蚘厥：是指因蛔虫窜扰而引起的四肢厥冷。

③藏寒：这里指肠中虚寒。

④出汗：指以微火炒蜀椒，使其所含水分及油质向外蒸发的意思。

【解读】

病人手足厥冷，同时脉亦微弱，且病程长达七、八日，全身肌肤触之亦冷，病人烦躁不安，无有安时，此属于脏厥，而非蛔厥证。

脏厥证缘于脏气真阳大衰，机体失却温养，因而其不仅手足冷，肌肤亦冷。由于阳气大虚，失于敛藏，浮游不定，因而始终烦躁不安，且手足躁动更为明显。

蛔厥证缘自蛔虫窜扰致阴阳逆乱，必有吐蛔病史可寻。由于并非真阳大衰，病人虽厥，其程度必不甚深，肌肤亦不至冷。此外，蛔厥之烦躁乃蛔虫窜扰所致，故多时作时止，非若脏厥证的始终烦躁不安可比。

蛔虫所以窜扰而致发生厥证，除与蛔虫性喜攻窜有关外，更与脏腑阴阳失调及病人食入饮食关系密切。如因肠寒或饮食不当而致蛔虫蛰居环境改变，易使蛔虫激惹发生攻冲走窜之变。上窜之蛔误入胆道，阻碍胆气，影响肝气疏泄，出现肝胆郁热、气机逆乱之象，因见手足逆冷、气上撞心、心中疼热，烦躁发作有时等症。

蛔厥虽起于蛔虫窜扰，但在机体却表现为肝气郁滞化热、肠中阳虚生寒的上热下寒证。根据"寒者热之、热者寒之"的治疗学思想，当以清上（肝、胃）温下（脾、肠）治之，方用乌梅丸。

方中乌梅为君，苦酒（酸醋）渍之更助其酸，敛肝阴而制木火之横逆上亢；

伍入人参可培土以御木侮；伍细辛、蜀椒辛能入肝，疏肝而不使过亢；伍黄连、黄柏，酸苦涌泄以泄肝火；伍当归可养肝血而滋肝体，以固厥阴之体。合方以芩、连苦寒清泄上攻之木火；附子、干姜、细辛、蜀椒之辛开厥阴气机，疏通阳气而温下寒，寒热并行，清上温下，辛开苦降，相辅相成。由于蛔虫有"得酸则静，得辛则伏，得苦则下"的特性，乌梅丸中乌梅、苦酒酸以制蛔；黄连、黄柏苦以下蛔；蜀椒、细辛、干姜、附子辛以伏蛔，合而成为治蛔效方。

从乌梅丸效应分析，本方在对蛔厥的病因——蛔虫产生直接作用的同时，更能调理蛔扰所致的脏腑阴阳失调。因此，该方不仅治疗蛔厥，也能治疗厥阴肝热犯胃、脾肠虚寒的多种病证，如久利不愈等。

伤寒热少微厥，指头寒，嘿嘿不欲食，烦躁，数日小便利，色白者，此热除也，欲得食，其病为愈。若厥而呕，胸胁烦满者，其后必便血。（338）

【解读】

此厥见于发热不甚，且其厥亦仅限于指头部位，足见热邪内郁较轻，即"热微者厥亦微"。由于热邪内郁不得外达，故除发热轻、指头寒外，还可见及神受热扰的烦躁及热郁胃气不甦的嘿嘿不欲食等证候。一般认为其热在胃；实际结合本证出现"嘿嘿不欲食"及其后热转盛厥加深而并见"呕，胸胁烦满"等证来看，应该属于少阳胆火内郁轻证，与单纯胃热内郁的白虎汤证不同，而与少阴病篇四逆散证更为相似。

由于热势较轻，随着时间的推移，人体有望通过自身的调节机制实现体内阴阳的平衡，此时病人往往小便通利、颜色由黄转白，热邪渐去，胃气得甦；病人还希望进食自养，最终实现病体的阴平阳秘，疾病向愈。

相反，虽经一定时日，病人却由微厥而至厥明显，且伴见呕者，是肝胃郁热明显之象，热郁而经气不畅，因见胸胁烦满之证，肝胃郁热下逼，损伤络脉，更有便血之虞。至其便血既可见肝胃郁热下迫大肠之大便下血，更可见水道络脉损伤的小溲下血，因厥时的小便不畅且颜色黄赤便是水道蕴热的表示。

病者手足厥冷，言我不结胸，小腹满，按之痛者，此冷结在膀胱关元[①]也。（339）

【注解】

①膀胱关元：此处指少腹部位。关元即关元穴，在脐下三寸，属任脉经穴。

【解读】

病人手足厥冷，属于厥证。根据病人小腹胀满，且按之疼痛，显属邪气内实有余之证，盖实邪内结则气机阻滞，因致阳气不达而见手足厥冷之象。此外，据"言我不结胸"及胀满疼痛位居小腹不难确定其邪踞所在。

关于邪结的寒热性质，张仲景虽未出可赖辨别的相关证候表现，却在条文中明确病性属"冷结在膀胱关元"，因此不难想及尚应见及寒邪凝滞的相关证候，诸如小腹喜热恶冷、小便清长、口淡不渴、舌淡苔白、脉迟等，只是因其证属邪实内结，故病人必苔白而有根、脉迟而有力，与阴盛阳虚证不同。

本证治法，后世有谓以外灸关元、气海等穴，内服当归四逆加吴茱萸生姜汤的方法，实际仍未尽与证合。前已述及，本证绝非单纯阳虚，亦非阳虚基础上再受寒邪凝结，而是寒凝实结的实证，因此，治疗当以温散祛寒为首务，后世《医学发明》天台乌药散、《景岳全书》暖肝煎等可用。

伤寒发热四日，厥反三日，复热四日，厥少热多者，其病当愈；四日至七日，热不除者，必便脓血。（340）

【解读】

从病人先发热、后见厥、复发热的临床表现及病程中发热与手足发厥时间长短的比较，可以推知这一病理进程中阳气的通达与否及其盛衰变化，从而大致推断厥证的演变趋势及其转归。就此而言，条文中"三日""四日""七日"等应是约略之辞，实际含有长短比较的意思。

病人在发热后见手足厥冷，既有属热邪内郁而致的阳气不达，亦有属阳气由盛转衰的阳失温煦。若见于前者，病人手足冷同时必伴见胸腹灼热，口干舌红等，此属热厥；若属后者，其手足冷时胸腹必不热，甚或周身畏冷，口淡不渴，舌淡苔白，病属寒厥。两者由热而厥的转化虽相似，性质却有天壤之别。

由热而厥有上述寒热属性的不同，与此相应，由厥复发热亦可见诸不同的病理转化中。若为寒厥则是阳气渐复，四末得以温煦之候；若为热厥，多是热邪渐退，阳郁得伸之象。

厥、热时间相等或热稍多于厥为顺象，即"厥少热多者，其病当愈"。厥多于热，多为阳复不及或阴寒复聚之象，预后不佳。如因过用阳药而生火，或因邪热复聚而燔炽，则血肉腐败，化为脓血，亦属逆候。

伤寒厥四日，热反三日，复厥五日，其病为进。寒多热少，阳气退，故为进也。（341）

【解读】

厥、热更替及其时间长短，反映了机体阴阳盛衰的变化。病人因阳虚而见手足厥冷，四日后续见发热，又是机体阳气恢复的佳兆，但由于发热仅见三日，其后手足复见厥冷，且时间达五日之久，反映机体阳气来复不及且有衰退之势，故其病为进。

伤寒六、七日，脉微，手足厥冷，烦躁，灸厥阴[①]，厥不还者，死。（342）

【注解】

①灸厥阴：即灸厥阴经的穴位。

【解读】

伤寒六、七日，是病已入厥阴的互词。证见脉来微弱，手足厥冷，是阳气衰微、失于温养的表现。烦躁一证既有因于热盛者，更有由于阳气微而虚阳欲脱、心神涣散者。本条烦躁与脉微、手足厥冷并见，显是属于后者。

阳虚欲脱证若尚有生机并救治及时，些微之阳亦有渐复之机，经灸治后往往脉转和缓，手足渐温，烦躁消除。由于证情既重且急，汤药内服恐缓不济急，故宜用温灸以速复其阳。温灸部位，张仲景概言灸厥阴而未出具体穴位，后世补充了太冲、行间、章门及关元、气海、神阙等，可供参考。

阳虚欲脱证若证情重笃，虽经灸治仍阳不回复，表现为手足仍厥而不温者，是预后险恶的表现，故断为死证。

伤寒发热，下利厥逆，躁不得卧者，死。（343）

【解读】

伤寒病程中证见发热，多为正邪交争的反映，但亦可见于虚阳外浮时。二者鉴别之处在于前者发热与下利臭秽、肛门灼热、口渴舌红苔黄等并见，若因热邪内闭殊盛而见手足厥逆则必然周身灼热，心烦不已。

相反，若属虚阳外浮，则病人在发热同时必出现喜近衣被、下利清稀甚或完谷不化，口不渴，舌淡苔白滑等证象。由于阴寒内盛，四肢温煦不及，病人见手足厥冷之象；因阴寒内盛、阳气外浮，病人见躁而不烦等证，与热盛而厥的心烦不已迥然有别。阴盛阳浮，阴阳失却维系，故为死证无疑。

伤寒发热，下利至甚，厥不止者，死。（344）

【解读】

伤寒病程中发热往往是正气尚在、正邪相争之象，故病程中见发热一般应属佳兆，何以此处张仲景反言为死证？其实如能弄清此处发热的特征及其病机性质，就不难知晓张仲景作出死证判断的缘由。

本条发热是阴盛阳浮所致，发热的特征是虽发热但欲近衣被，常与下利清稀，手足厥冷，畏寒喜暖，口淡不渴或渴喜热饮，舌淡苔白，脉细或芤等并见，与发热同时见下利臭秽，手足虽厥而胸腹灼热，口渴舌红苔黄等证不可同日而语。正因微阳已见散漫，更因阳失固摄，下利至甚，顷刻有阴竭阳脱之虞，故为死证。

伤寒六、七日，不利，便发热而利，其人汗出不止者，死，有阴无阳^①故也。（345）

【注解】

①有阴无阳：这里意思是只有阴邪而无阳气。

【解读】

伤寒六、七日，为病人三阴之时，但因未见下利，且未有发热之候，说明病虽属三阴，而阳虚却不太甚。其后出现发热，似有阳气来复、正能奋起抗邪之兆。但若属阳气来复，一般不应下利，即或是"脾家实"的"腐秽当去"，亦当有"必自止"的结局。此处张仲景不仅未言下利"必自利"，更在"其人汗出不

"止"表现的基础上将该证断为"死"证。

此处的"发热"为虚阳外浮之象，故多与"其人欲近衣被"并见。"汗出不止"是阳虚失固，故多见汗出清冷，或淋漓不绝之象，与阳明热盛的"身热，汗自出，不恶寒，反恶热"不可同日而语。如能再结合口渴有无、舌脉等其他症状，不难作出区分。正因为其阳虚进一步加甚，且到了阳失固摄的危境，故言其"死"，实质是反映病情的险恶程度。

伤寒五、六日，不结胸，腹濡^①，脉虚复厥者，不可下，此亡血^②，下之死。(346)

【注解】

①腹濡：腹部按之柔软。

②亡血：这里指阴血亏虚。

【解读】

伤寒病历五、六日，是邪可能入于里而见结胸、腑实等里实证的时日。现病人既未见胸脘硬满疼痛拒按等结胸证，更未见邪入肠腑的腹满痛等阳明腑气内结证，张仲景以"不结胸""腹濡"五字，为病虽久而邪未与有形之实相结的诊断提供了依据。

邪既未内入与有形实邪内结，又见虚而无力的脉候，则"手足厥冷"径可排除系实邪壅盛、气血阻滞所致；亦正因其厥缘之于虚，故攻下之法禁用，所谓"诸四逆厥者，不可下之，虚家亦然"即是。

尽管此处的"不可下"是因于阴血亏虚，但"脉虚复厥"也有阳气虚衰者，辨证时应当仔细分辨。血虚致厥不仅禁下，亦当禁汗。

发热而厥，七日下利者，为难治。(347)

【解读】

厥证下利且见发热者，既有属阴盛阳衰、虚阳格于外所致，亦有因热邪内闭、热逼阴泄者而成，故有寒厥、热厥之异。尽管如此，其病情都非一般寒、热厥证可同日而语。

若属寒厥，虽然厥、下利是其常见脉候，但与发热并见，反映虚阳外浮，随时有离散之虞，故与一般虚寒厥证相比，证情尤重；若属热厥，内闭热邪耗阴，复加下利，阴气下泄，阴液损耗尤速，阴愈伤而热愈炽，成恶性循环，顷刻有阴竭之虑。两厥虽性质迥异，而病至"发热"与"下利"并见，则皆属难治之候。

伤寒脉促，手足厥逆，可灸之。（348）

【解读】

本条的"伤寒脉促、手足厥逆"是虚寒之候，故可用灸法治疗。

阳气不足何以会出现促脉？后世注家汪苓友认为"阴寒之极，迫其阳气欲脱，脉亦见促"；"真阳之气本动，为寒所迫，则数而促"，此说可供参考。

同为促脉，临床又如何分辨其属于虚寒抑或是阳热亢盛？后世认为鉴别之点在于脉的有力、无力。若能结合四诊所见，则更能准确把握其属性。

伤寒，脉滑而厥者，里有热，白虎汤主之。（349）

【解读】

脉滑而厥，滑为脉来动数流利，与四肢厥冷同见，是热盛气壅之象。因是无形邪热内壅致厥，故为热厥。

本条叙证简略，根据其证候特征及治疗着眼点，病人还应见及胸腹灼热、口渴欲饮水、舌红苔黄等。其脉滑既反映了病人里热壅盛，亦表明了其邪热未至与有形实邪相结，故脉多滑数有力。

热厥因热邪内壅为证候特征，其治应以清泄邪热为法，用白虎汤去其邪热，热去厥自还。

手足厥寒，脉细欲绝者，当归四逆汤主之。（350）

当归四逆汤方

当归三两、桂枝三两（去皮）、芍药三两、细辛三两、甘草二两（炙）、通草二两、大枣二十五枚（擘），一法，十二枚。

上七味，以水八升，煮取三升，去滓，温服一升，日三服。

【解读】

"手足厥寒"是言其部位尚局限于四肢末端，而未延及上部，反映其逆冷程度不很严重；"脉细欲绝"反映其血虚脉道不充的病理本质。合而观之，其厥虽有阳气不足的存在，更有阴血亏虚、脉道失充、手足失却血液温养的影响，因此，与前述四逆汤证单纯阳虚致厥相较，不仅阳虚程度不同，病机性质亦有较大区别。

由于气为血之帅，血为气之母，气不足不仅不能温煦四末，更不能推动血行，载气以温四末，甚至出现血行凝滞之象，因此，该类病人除可见及阳气不足、阴血亏虚的手足厥寒、脉细欲绝症外，更当见及血虚及寒凝的相应表现。

由于血虚，病人常有面色萎黄不华、头晕心悸、爪甲少华、唇色淡白等症；因于寒凝，病人多见及手足遇冷青紫、舌有紫气紫斑等象，妇人多伴月经衍期、经来腹痛、经色黑而有血块等。

针对上述阳虚不足，温煦不力，阴血因寒而凝、因虚失濡的复杂病机，治疗中既应注意温经散寒以治手足厥寒，更应在温经的同时益养阴血、复脉通经，用当归四逆汤。

本方是桂枝汤去生姜，增大枣用量，并伍入当归、细辛、通草组成。方中以桂枝、细辛温阳通脉；当归辛温，为血中气药，既能与芍药相伍以养血和血，更能助桂枝温通之力；桂、辛、归、芍相伍，温通而不嫌其燥，甘润而不虑其腻。方中更以通草助桂枝、细辛、当归通血脉之力，甘草、大枣甘温补中，滋气血之源。诸药相配，共为温经散寒、养血通脉之剂。

若其人内有久寒者，宜当归四逆加吴茱萸生姜汤。(351)

当归四逆加吴茱萸生姜汤方

当归三两、芍药三两、甘草二两（炙）、通草二两、桂枝三两（去皮）、细辛三两、生姜半斤（切）、吴茱萸二升、大枣二十五枚（擘）。

上九味，以水六升，清酒六升和，煮取五升，去滓，温分五服。一方：水酒各四升。

【解读】

本条是在血虚寒凝的基础上又兼久寒的证治。病情仍以血虚寒凝为主，故仍当见及前条所述的症状表现；兼有久寒，从方中用吴萸、生姜分析，二药入肝胃二经，因知其寒为肝胃之寒无疑。正因肝胃有寒，结合前述吴茱萸汤证的相关表现，不难推知病人可见及干呕、吐涎沫、头痛、不能食等寒在肝胃的证候表现。

与当归四逆汤相比较，本方加入了温降肝胃的吴萸、生姜，对肝胃虚寒、气机上逆者更属对证。方中以清酒和水煎药，更能增强其通阳散寒之力。

大汗出，热不去，内拘急①，四肢疼，又下利厥逆而恶寒者，四逆汤主之。（352）

【注解】

①内拘急：腹中挛急不舒。

【解读】

本证虽列于厥阴，但其性质实属少阴阳衰，因其出现厥逆，为了与厥阴之"厥"鉴别，才连类提出。也有医家认为本条所述之证不仅少阴阳气内虚，更有表证未除；还有医家认为本条所述之证为厥阴寒盛于内、格阳于外的重证。

"少阴阳气内虚兼表证未除"能比较全面地反映条文所述证候的性质，如第92条"病发热头痛，脉反沉，若不差，身体疼痛，当救其里，四逆汤方"，第225条"脉浮而迟，表热里寒，下利清谷者，四逆汤主之"，都与本条有相似之处。少阴阳虚为急，虽然夹有表证，亦当以治里为先。

大汗，若大下利，而厥冷者，四逆汤主之。（353）

【解读】

误治后伤阳，阳虚阴盛而致厥。后世医家对误治种类的认识有分歧。一种观点认为本条是缘于误汗，因大汗而致阳伤，阳气耗散，而见大下利、手足厥冷等证。另一种观点则认为"大汗"及"大下利"皆属误治方法，病因一误再误，导致阳气耗散，因见厥冷之候。

征之临床，上述两种情况皆有可能存在，只要手足厥冷的性质属于阳虚寒盛，便可用回阳救逆的四逆汤。

病人手足厥冷，脉乍紧者，邪①结在胸中②，心下满而烦，饥不能食者，病在胸中，当须吐之，宜瓜蒂散。（354）

【注解】

①邪：这里指停痰食积等致病因素。

②胸中：概括胸胃而言。

【解读】

病人手足厥冷，若属阳虚阴盛，必脉来微细无力。此则脉现紧象，从其证候分析，还应紧而有力，是邪（痰）结于胸中使然。正因痰阻胸中，胸阳阻隔，气机不畅，阳气不达四末，因见手足厥冷之候，其"阴阳气不相顺接"的主因是"痰"；正因痰阻胸中，胸脘气机不畅，中焦升降失司，因见心下痞满、烦闷不舒及脘中饥嘈但又不能食等症。根据其痰阻的病机本质，病人还应见及头目昏眩、舌苔厚腻等痰阻之象。

正因痰阻胸脘，病位偏上，遵循《内经》"其在上者，引而越之"的治疗思想，当用吐法，俾痰浊去，阳气通，而手足厥冷自除。

关于本条所述的病位，因其列于厥阴病篇，且以手足厥冷为主症，故多以为其病在厥阴。实际从其本质来讲，其与肝经心包经并无太大关联，所以放在厥阴病篇，仍然是连类而及使然。

《伤寒论》中述及瓜蒂散证三条，一为第166条，出于太阳病篇，以"胸中痞硬，气上冲喉咽不得息"为主证；二为第324条，出于少阴病篇，以"饮食入口则吐，心中温温欲吐，复不能吐，始得之，手足寒，脉弦迟"为主证；三为本条，见于厥阴病篇，以手足厥冷、脉紧等为主证。虽然表现各有侧重，但病性则一，即同为痰阻胸脘之候，故其治法方药相同，体现了"异病同治"的治疗学思想。

伤寒厥而心下悸，宜先治水，当服茯苓甘草汤，却①治其厥；不尔②，水渍入胃③，必作利也。(355)

茯苓甘草汤方

茯苓二两、甘草一两（炙）生姜三两（切）、桂枝二两（去皮）。

上四味，以水四升，煮取二升，去滓，分温三服。

【注解】

①却：然后。

②：不尔：不这样。指不先治水。

③水渍入胃：指水饮渗入肠中。这里胃实指肠而言。

【解读】

手足厥冷同时见有心下悸动不安，从"宜先治水"分析，是水饮内停所致。厥是阴阳气不相顺接致成，水饮亦是重要原因之一。津液在局部不正常堆积，留而为饮，阻碍阳气的运行及阴阳之气的相互交接，最终形成以手足厥冷为特征的厥证。

水饮内停的具体部位，从病人症见"心下悸"及病情进一步发展出现"水渍入胃"而见下利的转归分析，其水饮显然是停于胃肠。何以知之？首先从"水渍入胃，必作利也"分析，其"下利"的病机是水饮迫肠、肠失传导所致——文中的"胃"包括胃肠。

由于证属水饮内停胃肠，而其根本在于脾胃阳气不足，因此本证除厥、心下悸，或见下利外，还可能出现不能食、口淡不渴、舌淡苔白滑等寒饮内停的表现。

证属胃阳不足、寒饮内停，治当温化以散其水，水散则阳气得通，阴阳交接，不治厥、悸而厥、悸自除。水饮得化，不致下迫，肠不受累，则不会出现下利的变证。

方中茯苓甘淡以渗利水湿；桂枝辛温，既可温阳化气以助茯苓利水除湿，更可与甘草合用辛甘化阳以通血脉，并除厥逆；生姜辛散，功擅温胃散水，与茯苓同用，更增化饮通阳之力。

伤寒六、七日，大下后，寸脉沉而迟，手足厥逆，下部脉①不至，喉咽不利②，唾脓血，泄利不止者，为难治，麻黄升麻汤主之。(356)

麻黄升麻汤方

麻黄二两半（去节）、升麻一两一分、当归一两一分、知母十八铢、黄芩十八铢、萎蕤十八铢（一作菖蒲）、芍药六铢、天门冬六铢（去心）、桂枝六铢（去皮）、茯苓六铢、甘草六铢（炙）、石膏六铢（碎，绵裹）、白术六铢、干姜六铢。

上十四味，以水一斗，先煮麻黄一两沸，去上沫，内诸药，煮取三升，去滓，分温三服。相去如炊三斗米顷，令尽，汗出愈。

①下部脉：指尺脉而言。亦有认为指足部脉。

②喉咽不利：咽喉疼痛，吞咽困难。

【解读】

伤寒六、七日，当邪传变之时，若表未解，当解其表；若表已解，见有里实证者，方攻其里。此遵循先表后里的治疗原则。今大下之，其病不除，反致阴虚阳陷，证见上热下寒，虚实错杂证候。所以寸脉沉而迟者，上焦阳气下陷；手足厥逆者，中焦阳气不布四末；下部脉不至者，下焦阳气虚陷；咽喉不利，唾脓血，乃津虚火炎；泄利不止者，乃气虚液脱。

似此阴阳错杂，寒热并见，表里不解，气阴两虚，如治寒则遗热，治热则妨寒，治实则碍虚，补虚则助实，故云此为难治。以麻黄升麻汤主之者，麻黄、升麻、桂枝通阳除寒，宣发阳郁，调和营卫；知母、黄芩、石膏清郁泄热，清肃上焦；白术、干姜、甘草、茯苓理中健脾，通和中焦；当归、萎蕤、天冬、芍药养血生津，滋助下焦。合方阳得以和，阴得以滋，此一方剂寒热并用，清补兼施，可知立方之妙也。

伤寒四、五日，腹中痛，若转气下趣①少腹者，此欲自利也。(357)

【注解】

①下趣：转气向下迫近少腹。趣，一作"趋"，又同"促"，迫也。

【解读】

伤寒病经四、五日，病人出现腹痛，并觉腹中有气自上向下冲迫，直至少腹，这些都是将要发生下利的先兆。

由于本条出现在厥阴病篇，故而历代医家多以为是厥阴阳虚寒盛下利。从临床实际分析，出现此等证候既有病属厥阴者，更有尚在太阴者，即使病人厥阴，亦有因阳虚寒盛或肝热内迫者，更有肠道湿热内蕴或寒热错杂者，临床应结合其他证候仔细分辨。

伤寒本自寒下，医复吐下之，寒格①更逆吐下，若食入口即吐，干姜黄芩黄连人参汤主之。方十。(358)

干姜黄芩黄连人参汤方

干姜、黄芩、黄连、人参各三两。

上四味，以水六升，煮取二升，去滓，分温再服。

【注解】

①寒格：这里指上热与下寒相格拒，其证以饮食入口即吐为特征。

【解读】

伤寒病程中如出现肠腑结实之证，自当采用寒下之法。但因寒下乃祛邪攻击之剂，极易引发证情变化，故需据下后情况，对治疗方案作相应调整。如果不察病情变化，恣意再以吐、下之法治之，则病情会进一步发生变化。因误吐不仅具升散动火之性，更有伤津化热之变，而误下则易致脾阳耗伤，形成胃热内蕴脾阳耗伤的脾寒与胃热格拒的寒格证。值此之时，如医者一误再误，再以吐、下之法治之，则寒热格拒之象更形加重，出现脾升胃降逆乱、饮食入口即吐的重证。

根据本证脾寒上格、胃热气逆的病机特征，方中用芩、连清泄胃热，俾胃热得清、胃气得降，呕吐自止；干姜辛温祛寒，寒去则脾气得升，下利可停；人参甘温，益气补中，以复中焦升降斡旋之职，更利寒热诸药各行其道，以解胃热脾寒之阻格。方中苦寒味重之芩、连与甘温之姜、参同用至三两，足见该方以苦寒降泄为主的配伍用意，显示了该方攻补兼施之中以清泄胃热、降胃止呕为主的治疗学思想。

本证与前述黄连汤证、栀子干姜汤证虽皆属胃热脾寒，但其间病机、证候表现又有细微差异。概括而言，本证以脾寒胃热相格拒的胃热气逆、食入即吐为主；黄连汤证虽亦可见及胃热上逆，但"欲呕吐"的一个"欲"字反映其呕吐表现未至太甚，或仅有泛恶之感，而以脾寒络阻的腹中痛更加明显，这可能正是方中用桂枝以通阳和络止痛之目的所在。与上二证不同，栀子干姜汤证的上热较轻，未至胃热气逆，而仅见胃热的"微烦"之候，脾寒则存在较多的相似。

下利，有微热而渴，脉弱者，今自愈。（359）

【解读】

虚寒下利病人，病程中见微微发热，且口中作渴、脉现弱象是欲自愈的征兆。

病人由不发热向微发热的转变，反映出阴邪渐化，寒邪渐去，正气奋起抗邪之势。值得注意的是，张仲景特别强调病人发热是微热，认为微热才是转愈佳兆；否则，若见大热，则或为阳复太过，或为虚阳外浮，又都非佳象。

虚寒下利病人，由于寒湿内蕴，口多不渴。如病人由口不渴向口渴转化，乃寒湿渐化、津不及布的表现，与热盛津伤不同，临床较易区分。此外，此处下利口渴与少阴自利而渴亦有较大区别，因少阴自利而渴，多见畏寒肢冷，脉来微细，不似本证手足有转温之趋，精神有转振之势。

脉弱既反映了病程中正气不足，亦表明其时邪气不盛，值此之时，病人才有向愈之机。

下利，脉数，有微热汗出，今自愈，设复紧为未解。（360）

【解读】

本条紧承上条，列出了寒利证自愈的另一种表现及不解的证候特征。条文中"设复紧为未解"句中的"复"字，点出了在脉数出现前，当见"紧脉"，属于虚寒下利之脉。下利同时脉现数象，并见微发热汗出，既是病欲自愈之象，应是反映了患病机体阳气回复、正气渐旺、正能奋起驱邪的机转。

其脉数必兼和缓之象，为正能与邪相抗争的反映，而若数而空豁，则虽数亦非欲自愈之候；病程中由原来的不发热转为微发热是正能胜邪的标志，若大热暴现，又当注意其虚阳暴脱的另一端；汗出见于下利欲自愈之证是阳气渐充，津得输布，灌溉全身的佳象，但必微微汗出方为佳兆，否则，若大汗出不止又是津气外泄、阳失外固之候。因此，下利欲自愈的判断不仅要注意四诊的合参，更应注意相关证候表现在不同病理转化中的特征。

下利病程中脉由数而和缓复转为紧者，是邪气复聚、寒邪又盛之象，为病不解。

下利，手足厥冷，无脉者，灸之。不温，若脉不还，反微喘者死；少阴负趺阳[①]者为顺也。（361）

【注解】

①少阴负趺阳：即太溪脉小于趺阳脉。少阴即太溪脉，用以候少阴肾气盛

衰；跌阳即冲阳脉，用以候阳明胃气盛衰。

【解读】

阴盛阳虚，清气不升则下利；真阳耗伤，四末失温故手足厥冷；阳气不足无以鼓动血脉，因见无脉之候。值此之时，治当温补阳气。灸法作为温补阳气的快捷治法对此类证候有确切的疗效，但疗效的是否出现尚取决于病情的轻重。

若用灸法后厥冷不回、脉搏不出，往往是阴寒极盛而阳气已绝，病情至为严重；若再加上微喘，则为肺肾之气已绝之象，故主死候。

若于温灸后寸口脉虽未及，但太溪脉有微弱搏动，跌阳脉搏动更为明显的，提示肾阳虽衰而胃气尚存，病虽重而仍可救治，故为顺候。

下利，寸脉反浮数，尺中自涩者，必清脓血。（362）

【解读】

热邪内蕴不去，火热上冲，故见寸脉浮数之象。热邪下迫，肠腑经络气血阻滞，因见尺脉滞涩不利。热壅气血，血肉腐败，故见大便下脓血之证。

下利清谷，不可攻表，汗出必胀满。（363）

【解读】

下利清谷为脾肾阳虚、清气不升、腐熟无力的表现，病人可能还当伴见畏寒肢冷、小便色白、舌淡苔白滑、脉微细等脾肾阳衰的证候表现。值此正气不足之时，机体抵御外邪力下降，极易招致外邪的侵袭，出现里虚寒兼表证的复杂证候。

对此类证候的治疗当以"攘外必先安内"为治疗准则，否则，一经发表，不仅外邪不去，更会因汗出阳伤，导致在里虚阳的外散，出现脾阳更耗、寒湿更盛、气机阻滞证之腹部胀满表现。

下利，脉沉弦者，下重①也；脉大者，为未止；脉微弱数者，为欲自止，虽发热，不死。（364）

【注解】

①下重：肛门部有重滞的感觉。

下利脉见沉弦，沉为在里，弦为气机不畅，故常伴后重之感。下利而脉象现大反映邪气盛实，故病不会转愈，所谓"大则病进""大则邪至"。

下利脉现微弱数者是邪气渐至衰微、阳气逐渐回复之象，故下利必将自然停止，即或有发热之象，亦是正能抗邪之象。因邪气已衰，病人预后必不至太过凶险。

下利，脉沉而迟，其人面少赤，身有微热，下利清谷者，必郁冒①汗出而解，病人必微厥。所以然者，其面戴阳②，下虚③故也。(365)

【注解】

①郁冒：郁闷眩冒，乃虚阳奋与邪争，邪将从汗解的先兆。

②其面戴阳：疾病过程中，病人出现面部淡红如妆、浮游不定的表现为戴阳。因红色属阳，面色发红犹如阳气戴于上面，故称戴阳。

③下虚：下焦虚寒。

【解读】

下利、脉沉而迟、面赤、身热、下利清谷等证，一派阴盛阳虚之象，治当温补阳气，破阴回阳，方得生机，应无自愈之理，何以病人可得郁冒汗出而解？几个程度副词点出了缘由所在：病人虽下利清谷，脉沉而迟，但面赤是"少赤"，身热是"微热"，手足厥是"微厥"，"少"与"微"既是对相应症状轻重的描述，更是对病人阳虚程度较轻的判定。

正因其阳虚程度较轻，生机之阳未得尽散，患病机体在进行自我充分调养过程中，正气有渐复的可能；随着正气渐趋充盛，正气蓄积到一定程度时，必会出现正邪交争激烈的病理生理反应，出现心胸郁闷、头晕目眩、汗出，随之病解的转归。所以会出现这样的变化，归根结底是由于下焦阳已虚的缘故。

上述阴盛阳虚之证，待其自然恢复自是幸事，但抓住时机，辅以适当调治对促进病情向好的方向转化，则更有裨益。

下利，脉数而渴者，今自愈。设不差，必清脓血，以有热故也。(366)

【解读】

下利属阳虚，脉当现沉紧，今反见脉数且口渴的是阳气有恢复之机，反映正能与邪相争，津液未及得布。随着时间推移，机体将发挥自我调节机制，而疾病自愈。如果阳气来复，疾病不能自愈，说明机体阴阳不能达成平衡，多属阳复太过之证，因为阳热偏盛，必见下利脓血的症状表现。

下利后脉绝，手足厥冷，晬时脉还，手足温者生，脉不还者死。（367）

【解读】

下利止后，病人现脉绝、手足厥冷等症，是阳气耗伤、些微欲绝之象，一般预后不良。但由于其利已止，些微之阳尚有渐复之机，故观以时日便可测知其预后如何。如一日一夜后由脉绝转至脉微或细弱和缓、手足亦温，说明患病之体通过自身调节，阳气有渐复之机；相反，如虽经昼夜观察脉仍未见好转，则系机体阳气无回复之望，故为死证。

伤寒下利，日十余行，脉反实①者死。（368）

【注解】

①脉反实：实，谓脉来坚实有力，多见于大实证。现虚证而见实脉，故称反。

【解读】

此处的下利概指虚寒下利，因若属邪实之利，则脉见实象自属正常，未必即属死证。与此相对，虚寒下利若见微细、微弱之象，既是正虚，亦示邪微；而若再见实脉之候，则示正虚邪实、正不胜邪之证，极易出现邪势鸱张、正气暴脱的死证，故证虚脉实者其预后不良。

下利清谷，里寒外热，汗出而厥者，通脉四逆汤主之。（369）

通脉四逆汤方

甘草二两（炙）、附子大者一枚（生，去皮，破八片）、干姜三两（强人可四两）。

上三味，以水三升，煮取一升二合，去滓，分温再服。其脉即出者愈。

【解读】

下利清谷为脾肾阳衰、清气不升、腐熟不能之象，较之一般下利清稀其阳气损伤尤重。里寒外热不是证候性质，而是对证候表现的概括。所谓"里寒"是指由于脾肾阳衰而致的下利清谷、畏寒肢冷、小便色白、舌淡苔白滑、脉细欲绝等；所谓"外热"并非指表热之证，而是指病人由于正阳些微，虚阳被格拒于外而见的一系列证候表现，诸如身大热反欲得衣被、面赤如妆、浮游不定等。

汗出是阳气衰微，阳不固阴而致，与表证汗出不同，更与里热证汗出不可同日而语。手足厥冷正是阳气衰微、四末失于温煦的真实反映。正由于阳气衰微明显，已至虚阳被格于外的局面，故治疗不仅应注意温补虚阳，更应使内外格拒得到解除，否则将有阳气外散之虞。

热利下重者，白头翁汤主之。（370）

白头翁汤方

白头翁二两、黄柏三两、黄连三两、秦皮三两。

上四味，以水七升，煮取二升，去滓，温服一升。不愈，更服一升。

【解读】

"热利"二字既指出了该证以下利为特征的证候特点，又揭示了该证热邪下迫大肠的性质，由此亦不难想见该证应具有下利臭秽、肛门灼热、小溲黄赤、口苦而干、舌红苔黄、脉数等热邪内蕴之象；"下重"二字点出了该证肝热内迫、气机阻滞的另一侧面，正因为此，气血必为之壅遏，病人自当见腹痛之证。气机壅滞，气血壅遏，加之热邪内蕴，壅遏气血，极易化为脓血，因此常见及利下脓血之证。

肝经热邪，下迫大肠，当以凉肝清热止利为治，方用白头翁汤。方中以白头翁为主药，其味苦性寒，能凉肝舒肝，尤善清下焦热毒，是治肝经下迫大肠下利的要药；黄芩、黄连苦寒，清热坚阴，并厚肠胃；秦皮苦寒，能清肝胆及大肠之热，且能凉血坚阴止利。四药相伍共成凉肝解毒、清肠止利之剂。

同为下利便脓血，本证与少阴病篇桃花汤证性质迥然有别。本证热利下重，下利物臭秽，脓血色泽鲜亮，伴口渴欲饮等热象。桃花汤证性质属虚寒，乃脾肾阳虚，关门不固，不能摄血使然，其下利必滑脱不禁，绝不应见里急后重之证，所下脓血晦暗不泽，腥冷不臭，且口必不渴、舌淡不红。

下利腹胀满，身体疼痛者，先温其里，乃攻其表，温里宜四逆汤，攻表宜桂枝汤。（371）

桂枝汤方

桂枝三两（去皮）、芍药三两、甘草二两（炙）、生姜三两（切）、大枣十二枚（擘）。

上五味，以水七升，煮取三升，去滓，温服一升，须臾，啜热粥一升，以助药力。

【解读】

本条的下利腹胀满，非热邪内蕴，亦非寒湿外侵，而是脾肾阳虚、火不温土、腐熟无权、寒湿不运、气机壅滞之证，其下利物必清稀，甚或完谷不化，腹满亦必"腹满时减，复如故"，喜得温按，另见舌淡胖苔白滑等阳虚寒湿内蕴之象。在此基础上，病人复见身疼痛，是夹有表邪，属于里虚兼表寒不解的表里同病，治疗当以温补里虚为急。

里气先虚，径以表散，会令已虚正气更形耗散，表邪反有入里传变之虞，先安其内，则正气健旺，尤可驱使表邪外散。里气充实，下利停止后，若表邪尤在，可再拟表散之剂，以外散其邪。只是此时里虚证初差，正气尚未完全恢复，故应选择既可散表邪、又不碍里气的方剂治之。桂枝汤既能解肌祛风、调和营卫而祛在外之邪，更有内和脾胃之力，用于此等证候，至为恰当。其证虽见身疼痛，断不可用峻烈之剂麻黄汤，以防耗散太过，触动里气。

《伤寒论》中涉及里虚兼表的证治较多，其治疗先后又随表里证轻重缓急的不同而各异。如本条以里虚为重，故径拟先里后表之法。桂枝人参汤证虽属表里同治，但其用方仍突出在治里虚为主。麻黄附子细辛汤证与麻黄附子甘草汤证，亦属表里同治，但其已无在里下利，其里虚已属较轻，故治以温散为主、温里为次。

下利欲饮水者，以有热故也，白头翁汤主之。（372）

【解读】

厥阴热证下利，除下重的表现外，还有因热邪内蕴致津液耗伤的口渴欲饮水证，这是热证下利诊断的又一依据。

"欲饮水"是热证下利的重要诊断依据，但不是唯一依据。从临床来看，下利欲饮水更有证属阳虚水津不能上承者，少阴病"自利而渴"即指此而言。热证下利必见利下物臭秽、口渴喜冷饮、小便色黄、舌红苔黄腻、脉数等；阳虚下利津不上承的口渴，其利下物多清稀、口虽渴但不多饮或喜热饮、小便色白、舌淡苔白、脉细，两者可资鉴别。

下利谵语者，有燥屎也，宜小承气汤。(373)

【解读】

下利与谵语并见，是燥热内结，用小承气汤治疗。以方测证，应见腹胀满疼痛、拒按、口干而苦、舌红苔黄燥等，其下利物必臭秽难闻，且纯为臭水，属燥屎阻结于肠，热迫津液下奔。其虽见下利，但燥屎内结依然，故结者自结、流者自流。其病机为燥结阻于肠道，故拟攻下通府的小承气汤，"通因通用"，俾燥结得去，邪热得清，则下利自除，是不治利而利自止的治本之法。

下利后更烦，按之心下濡者，为虚烦也，宜栀子豉汤。(374)

【解读】

大便通利后，有形之燥结可随之而去。若在便通后心烦更盛，但按之心下，脘腹部柔软，是燥结已去、邪热未除之象。"虚烦"非为正虚所致，而是相对于有形实结内停而言。正因实结已去，无形邪热内扰，致心神失宁，故宜清宣无形邪热，用栀子豉汤。

大便通利是有形实结得去的可能条件，但不是唯一条件，也有下利而燥结仍在者，前条小承气汤证即指此而言。验之之法，以手触按脘腹部，可推之有形实结存在，或胀满疼痛拒按，是实结仍在，仍可使用通下法治疗。

呕家有痈脓，不可治呕，脓尽自愈。(375)

【解读】

呕因痈脓内积而作者，不可单纯止呕，待脓尽痛消则呕自除。因痈脓内积而致的呕吐常是正气奋起驱邪外出的反映，若见呕只知止呕必致邪不得出而致生他变。本条提出了"见呕休止呕"的治疗主张，不仅对内痈致呕的治疗有指导意义，而对其他邪实致呕的治疗也具有普遍意义。

呕而脉弱，小便复利，身有微热，见厥者难治，四逆汤主之。(376)

【解读】

呕而脉弱是阳气不足、阴寒上逆之象。小便复利是肾阳亏耗，固摄无力，常见夜间尿多。身有微热是虚阳外浮，与表证之发热并见及里热轻的微热证性质迥异，鉴别之处在于虚阳外浮之身有微热，必微热而欲近衣被，小便色白。阳气内虚，不能温煦四末，因见手足厥冷之证。由于阳气内虚，阴邪上逆，虚阳外浮，故断为难治，宜用四逆汤急温其阳，冀阳回阴退而呕自止。

表证的发热，必寒热并见，脉现浮紧或浮缓，伴头身疼痛等肌表不和之象。里热轻证，其热虽微，但必不欲近衣被，小便色黄，伴口渴饮水，脉来数而有力，均应作鉴别。

干呕，吐涎沫①，头痛者，吴茱萸汤主之。(377)

吴茱萸汤方

吴茱萸一升（汤洗七遍）、人参三两、大枣十二枚（擘）、生姜六两（切）。
上四味，以水七升，煮取二升，去滓，温服七合，日三服。

【注解】

①吐涎沫：吐出清稀唾液。

【解读】

肝阳不足则阴寒内盛、寒气上逆，最易乘犯胃土而作干呕之状；阳虚疏达无力，土壅水积留而为饮，随气上逆，证见吐出唾液清稀；肝寒气逆，循经上冲，清阳不利则头痛，由于厥阴肝经与督脉会于巅顶，故肝寒上逆头痛常以巅顶痛为特征。正是由于病机痼结在肝寒气逆，故治疗以温降肝逆为主，俾肝木得温，气逆得降，干呕吐涎沫头痛自除，是不止呕而呕自止"治病求本"的又一范例。

本条与上条皆为阳虚寒气上逆犯胃作呕，本条以肝寒上逆为主，前条重在肾阳不足，两者病位有所不同。前条阳虚严重，见阳浮身热等难治症候。本条阳虚相对较轻，未至虚阳外浮。虽然同属阳虚所致干呕，前条治以温肾复阳，后条治以温肝降逆。

吴茱萸汤是治疗阳明中寒与厥阴虚寒证的主方，因二者都有阳虚阴盛、寒凝气逆的共同病机，同时还与方中君药吴茱萸兼入阳明、厥阴有关。

呕而发热者，小柴胡汤主之。(378)

【解读】

呕而发热，是少阳胆热犯胃，治用小柴胡汤，和解清热。

本条述证简略，从其所用之方分析，除发热症状外，可能还有少阳柴胡证的其他表现。但《伤寒论》中认为"有柴胡证，但见一证便是，不必悉具"，故抓住辨证要点即可。

伤寒大吐大下之，极虚，复极汗者，其人外气怫郁①，复与之水，以发其汗，因得哕。所以然者，胃中寒冷故也。(379)

【注解】

①外气怫郁：病人体表郁滞无汗而有烦闷之感。外气，指体表之气。怫郁，《辞海》"犹悒郁，心情不舒畅"。释据《楚辞·七谏·沈江》"心怫郁而内伤"。

【解读】

吐、下之法，本是伤寒病程中常用的治法，用于邪盛正实，效如桴鼓，但需中病即止，以免过剂伤正。恣意吐、下，常致脾胃阳气大虚，若再以辛温峻剂误汗，汗后旋又表气不畅，且烦闷异常者，是脾胃之气已伤，营卫生化之源，无以作汗之候。若误以为证属表郁未解，而以饮水助发汗，则胃阳损伤更重，寒象内生，水邪停积，胃气上逆，因见呃逆之证。究其机制，是"胃中寒冷"，失于运化所致。

伤寒哕而腹满，视其前后，知何部不利，利之则愈。(380)

【解读】

哕证有寒热虚实之异，上条言哕为"胃中寒冷"，本条所述则为邪实内结，见哕而腹部胀满之候。邪结于何处，则又应据其证候不同作出判断。"视其前后"是言观察前后二阴，前阴不畅则水邪内逼，后阴不通则肠腑闭塞，皆可引发胃气上逆，导致哕证。

对邪实内积所致的哕证，应以祛邪治疗为先。根据其邪踞的部位，分别采用相应的方法导邪外出，此即张仲景"视其前后，知何部不利，利之即愈"的本旨，作为邪实致哕的治疗原则具有普遍意义。临证时，又需在此基础上，灵活选择相应方法，如利尿逐水，通便攻下等，应视其邪结部位与邪结轻重，灵活运用。

厥阴为病，因肝失条达，木火上炎，脾虚不运，易形成上热下寒的病理变化。本篇提纲证所论的消渴，气上撞心，心中疼热，饥而不欲食等上热下寒证，反映了厥阴病寒热错杂的证候特点，故作为厥阴病的代表证。然厥阴受邪，阴阳失调，若邪气从阴化寒，则为厥阴寒证；从阳化热，则为厥阴热证。病至厥阴，正邪相争，阴阳消长，而有阴阳胜复的特点。因阴胜则厥，阳复则热，阴阳互有争胜，故表现为手足厥逆与发热交替出现，则为厥热胜复证。

此证可根据厥逆与发热时间的长短、程度的轻重，来判断阴阳消长、病势的进退及预后。若由于"阴阳气不相顺接"，表现为四肢厥冷者，则称为厥逆证。邪犯厥阴，肝失疏泄，影响脾胃，升降失调，还可见呕吐、哕、下利等证。其中还有其他病因所致的厥逆、呕吐、哕、下利等，并非皆属厥阴，应对比鉴别。

厥阴病的治疗，因证而异，可采用"寒者温之，热者清之"或寒温并用等方法。上热下寒证，治宜清上温下，乌梅丸为代表方；厥阴寒证，或温经养血，或温胃降逆，当归四逆汤、吴茱萸汤为代表方；厥阴热证，可用凉肝解毒之法，白头翁汤为代表方。至于厥、呕、哕、利诸证的治疗，当遵循"观其脉证，知犯何逆，随证治之"的原则以辨证论治。

厥阴病的预后及转归，主要有：厥阴正复邪祛，可有向愈之机；厥阴阳复太过，可发生痈脓、便血或喉痹等热证；若阳亡阴竭，则预后不良。

第七章　辨霍乱病脉证并治

问曰：病有霍乱①者何？答曰：呕吐而利，此名霍乱。(381)

【注解】

①霍乱：以吐利交作为主证，病势急而变化快，挥霍之间便致撩乱。

【解读】

霍乱者，乃暴发性之肠胃病，突然上吐下泄，挥霍撩乱，故名也。此由饮食不节不洁，露宿受湿，中气素虚，寒热不调，清浊不分，胃肠气机紊乱所致。霍乱分干、湿两型，干霍乱，绞痛短气，势欲呕吐而作也；湿霍乱者，上吐下泄，无腹痛症状。

霍乱特征为吐泻并作，包括现代医学之霍乱病，但不限于此，应包括多种胃肠病变。霍乱病列于伤寒六经病之后，其区别在于霍乱为病由内而外，伤寒由外而内也。

问曰：病发热头痛，身疼恶寒，吐利者，此属何病？答曰：此名霍乱。霍乱自吐下，又利止，复更发热也。(382)

【解读】

暑湿、寒湿、疫疠秽浊之气外侵，或饮食不节，致邪气踞于中焦，脾胃升降失司，是霍乱病的基本病理。因此，霍乱以突然发生剧烈的呕吐下利为特征。

由于人体是一个有机的整体，如同邪郁于表可影响及里一样，踞于中焦之邪亦可波及肌表，导致营卫功能失常，而见恶寒发热、头痛身疼之症。因此，霍乱除出现剧烈的呕吐、下利证候外，尚可伴有恶寒发热、头痛身疼等营卫不和之证。本条所述即是霍乱在里之邪波及肌表时所见的证候类型。

因为霍乱的吐利是病从内发，而非误治，故张仲景称其"自吐下"。该证若里气平和则吐利会自然消失，但由于肌表营卫之气尚未调和，故还可见及发热等肌表不和之证。

伤寒，其脉微涩者，本是霍乱，今是伤寒，却四、五日，至阴经上，转入阴必利，本呕下利者，不可治也。欲似大便，而反失气，仍不利者，此属阳明也，便必硬，十三日愈，所以然者，经尽故也。下利后当便硬，硬则能食者愈，今反不能食，到后经中，颇能食，复过一经能食，过之一日当愈，不愈者，不属阳明也。（383）

【解读】

机体感受外邪，正气奋起抵抗，其脉应现浮象，今脉不浮而反见微涩，显然内有虚象。究其缘由，系霍乱后阴阳两伤，复感外邪所致。霍乱由于吐泻剧烈，病程中极易出现伤阴损阳之变，此时即使霍乱病证已除，但若不加养慎，又极易招致外感。由于正气先虚，外邪侵入后，正气无力与之抗争，故脉现微涩之象。

霍乱后正虚感邪，不仅初起证候与一般伤寒病人有别，且病后转归亦不同。由于霍乱病位踞于中焦，病后脾胃之气损伤尤为突出，脾升胃降之机一时难以恢复，在此基础上感受外邪，病邪最易传入中焦，所以病经四、五天，即可传入阴经，致脾失升清而下利；若病人再现脾胃升降气机逆乱，吐利并见，则治疗更为困难。因本已阴阳俱不足，复加吐利并见，则正虚更甚，极易发生阴竭阳脱之变。

若霍乱病人胃气较强，则正气渐有恢复之机，故病人见"欲似大便，而反失气"之象，是脾胃健运、中焦气机升降得以复常的象征，故虽病经时日，外侵之邪亦难入阴经，故"仍不利"。由于脾升胃降之机渐得恢复，病人大便会由稀溏转硬。此类病人由于正气有恢复之机，故虽感外邪亦能待正旺后驱邪外出，故"十三日愈"。

霍乱病下利止后，如脾气渐旺，则大便会逐渐转硬。此时胃纳功能恢复，又是疾病向愈的重要因素。病人胃纳如常，则正气得食气之助，更易驱邪外出，故病易愈。即或一时胃纳功能不能复常，但随着时间的推移，胃纳转常者，亦会出现正旺驱邪的向愈局面。如仍不愈，则病情较为复杂，病变不是仅仅局限于胃纳功能方面，可能还有其他原因，需重新审察。

恶寒脉微而复利，利止亡血①也，四逆加人参汤主之。（384）

四逆加人参汤方

甘草二两（炙）、附子一枚（生，去皮，破八片）、干姜一两半、人参一两。

上四味，以水三升，煮取一升二合，去滓，分温再服。

【注解】

①亡血：此处作亡津液解。

【解读】

霍乱病人见恶寒脉微下利等象显是阳气衰微之候，认识颇为容易。对张仲景在条文中提出的病人由下利到利止的转变颇应引起注意，初看起来，病情似乎有好转之趋，但从张仲景对该病证性质的判断来看，病人的病情非但没有好转，反认为病情出现了"亡血"之变。此处的"亡血"应是亡津液的互词，"利止"乃利下过度以至津液耗竭、无物可下而出现的证候特征，并非病情转愈之象，故而本证性质应是阳气既虚、阴分亦不足。

关于亡血亡津液与阳气得复利止的区别，则可根据四诊合参而得以分别。如虽利止，但恶寒更甚，脉象细微，且四肢逆冷、躁扰不宁、眼眶凹陷者属阳亡液脱之象；若利止同时伴脉转和缓有力，或由短见长，且四肢转温、精神转振为阳回欲复的佳兆。

由于本证不仅阳气衰微，更因利下过度而致阴亦欲竭，故治疗不仅应顾其阳，亦应兼顾其阴。方用四逆汤回阳救逆为主，更以人参大补元气、生津益液。

霍乱，头痛，发热，身疼痛，热多欲饮水者，五苓散主之；寒多不用水者，理中丸主之。（385）

五苓散方

猪苓（去皮）、白术、茯苓各十八铢，桂枝半两（去皮），泽泻一两六铢。

上五味，为散，更治之，白饮和，服方寸匕，日三服。多饮暖水，汗出愈。

理中丸方（下有作汤加减法）

人参、干姜、甘草（炙）、白术、各三两。

上四味，捣筛，蜜和为丸，如鸡子黄许大。以沸汤数合，和一丸，研碎，温服之，日三四，夜二服。腹中未热，益至三四丸，然不及汤。汤法，以四物依两数切，用水八升，煮取三升，去滓，温服一升，日三服。若脐上筑①者，肾气动也，去术，加桂四两；吐多者，去术，加生姜三两；下多者，还用术；悸者，加茯苓二两；渴欲得水者，加术，足前成四两半；腹中痛者，加人参，足前成四两半；寒者，加干姜，足前成四两半；腹满者，去术，加附子一枚。服汤后，如食顷②，饮热粥一升许，微自温，勿发揭衣被。

【注解】

①脐上筑：形容脐上跳动不安，如捣物之状。筑，捣也。

②食顷：约吃一顿饭的时间。

【解读】

霍乱属邪阻中焦，而中阻之邪复可波及肌表，故霍乱在吐利同时常常伴见恶寒、发热、头痛、身痛等肌表之症。由于中焦阳气盛衰的不同，病人的证候表现会出现细微的差异。若脾阳尚旺，正气奋起与邪抗争，则可见发热症状明显的"热多"之象；而若属脾阳不足，正气不能与邪相争，则多见恶寒症状明显的"寒多"之象。

对文中"热多""寒多"的理解历来存在争议。不少人以为"热多""寒多"是指证候性质，而若结合所用之方则不难理解其真正含义。如"热多"果属湿热霍乱或病已化热伤津，岂有用温阳化气利水的五苓散之理？因此，条文中的"寒多""热多"实际言及的是恶寒、发热症状表现的轻重。张仲景藉此所要反映的是中焦阳气盛衰的不同，从两证性质而言，应该都是寒湿阻于中焦之证。

寒湿内阻，治当温化疏利。若脾阳尚旺者，则治疗着眼点在于使脾运复常而湿邪有出路，故以五苓散化气运脾，渗利水湿，脾运得健，寒湿得利，则脾升胃降之机得以恢复，而吐利自得解除。况五苓散不仅有运脾、内利寒湿之功，更具外疏和表之能，故用后不仅吐利能速得缓解，肌表不和之象亦能速除。

对中阳不足明显者，由于脾运功能减退，仅以运脾利湿力有不及，故需赖甘温补益以振奋中阳，兼以刚燥以化寒湿。方用理中丸，至其服法，需待病人腹中有由冷转热之感者方为有效，否则应增加用药份量；若属病情重、急，因丸剂作用和缓，恐力有不及，又需赖汤剂以增强其温化之力。药后饮入热粥亦是增强药效、温养中气的重要方法之一。

理中丸的方后加减，是针对其病理进程中可能见及的不同兼证而设的，应明确是举例而非全部。如兼见脐上跳动为兼肾虚水寒上冲，故去掉白术之壅补，仿桂枝加桂汤意，增入桂枝以温阳制水平冲；若因脾阳不足，致寒饮内停，上冲于胃而见呕吐者，则治疗又当去白术之壅补而仿茯苓甘草汤意，加生姜以化饮和胃降逆；若脾土不厚，清气不升，水湿下注者仍用白术之厚土；若因水气凌心而致心下悸者，加用茯苓既可利水更可宁心定悸；若渴欲饮水由脾运不健，津不上承者，宜重用白术以补土布津；因中虚而致腹中痛喜按者，重用人参以补虚缓急而止痛；而如属中寒明显，腹中冷痛，手足不温者，宜重用干姜以温中散寒止痛；若阳虚寒凝致气滞不行，腹中胀满不舒者，应去白术之壅，增附子辛温通阳以散寒除满。

吐利止而身痛不休者，当消息^①和解其外，宜桂枝汤小和^②之。(386)

桂枝汤方

桂枝三两（去皮）、芍药三两、生姜三两、甘草二两（炙）、大枣十二枚（擘）。

上五味，以水七升，煮取三升，去滓，温服一升。

【注解】

①消息：斟酌之意。

②小和：即微和，谓不需猛烈之剂。

【解读】

霍乱吐利停止，首先得分清其吉凶。若为里气调和，脾升胃降之机得以恢复，则在吐利止同时，应见精神爽慧、手足转温、苔腻渐化、脉来和缓等佳象；若属吐下太多，无物可吐可利者，则吐利止同时当见精神萎靡、手足冰冷、眼眶凹陷、皮肤干瘪、脉微欲绝等。

对"身痛不休"性质的判定，一般认为是微邪在表不去；此外，亦有为营卫之气不和而不夹表邪者，不可不知。

若"身痛不休"属里气调和而营卫未调或微邪在表者，应当采用桂枝汤调治，因该方不仅能外和营卫，更有利于霍乱病后脾胃升降之机的恢复。相反，若对霍乱病后身疼痛施用猛烈之剂，则欲速而不达，并将招致津气进一步损伤，因霍乱之后往往津气两伤，前人所谓"吐下之后，定无完气"是也。

对吐利虽止而证属津气耗竭、无物可下的身痛不休，桂枝汤亦不适宜。需根据病情性质，灵活选用相应方剂，如白通加猪胆汁汤之类，以先治其里。

吐利汗出，发热恶寒，四肢拘急^①，手足厥冷者，四逆汤主之。(387)

四逆汤方

甘草二两（炙）、干姜一两半、附子一枚（生，去皮，破八片）。

上三味，以水三升，煮取一升二合，去滓，分温再服。强人可大附子一枚、干姜三两。

【注解】

①四肢拘急：四肢拘挛紧急，即所谓抽筋。

【解读】

霍乱以中焦脾胃升降之机逆乱为主。在其病理进程中，从正气的角度分析，既有脾阳未至太虚的五苓散证，亦有脾阳已虚的理中丸证，更有心肾阳气衰微的四逆汤证。本条所述即是并发心肾阳气衰微的霍乱吐利证。

由于心肾阳气衰微，阴盛于内，虚阳不得温运中焦脾胃，因而霍乱病表现将进一步加重。由于阳衰不固，营阴不守，见汗出之象。"发热恶寒"一证，前人多认为属"虚阳外浮"，如果是，则决非四逆汤所能胜任，而当用通脉四逆之类治之。鉴此，其性质仍当为邪在中焦波及肌表或夹有表邪之象。

由于阳衰温煦不力，筋脉失于柔顺，故手足厥冷、四肢拘急，《内经》所谓"阳气者，精则养神，柔则养筋"是也。前人有谓属"阴阳两伤"，若如此，张仲景何不用太阳病篇先温阳、后益阴或阴阳并补之现成方法，因此，本条实际仍是阳伤为主，所不同者，只是阳伤更重，出现了心肾阳虚之候。正因其阳衰为急，故治疗仍遵循"伤寒，医下之，续得下利，清谷不止，身疼痛者，急当救里。后身疼痛，清便自调者，急当救表。救里宜四逆汤，救表宜桂枝汤"的先后原则，里急先救里，以四逆汤治之。

既吐且利，小便复利，而大汗出，下利清谷，内寒外热，脉微欲绝者，四逆汤主之。(388)

【解读】

霍乱病病程中，由于阳气（少阴心肾阳气）进一步损伤，则不仅阳失温煦、火不暖土而致吐利剧烈、下利清谷，而且由于阳微失于收摄致关门不利、玄府洞开，因见小便复利、大汗出等象。此时由于虚阳丝微，了无根本，而有浮散外越之势，故病人复见内寒外热之"身大热，反欲得近衣"的"真寒假热"之象。

尽管有在外之"身大热"，其脉候仍因阳气衰微而见"微而欲绝"之象。阴盛阳衰，虚阳被格于外，其治自应破阴回阳，通达内外，参少阴病篇相关证候应当使用四逆加入参汤或通脉四逆汤，方为合拍；原文用四逆汤恐力有不逮。

吐已下断①，汗出而厥，四肢拘急不解，脉微欲绝者，通脉四逆加猪胆汤主之。（389）

通脉四逆加猪胆汤方

甘草二两（炙）、干姜三两（强人可四两）、附子大者一枚（生，去皮，破八片）、猪胆汁半合。

上四味，以水三升，煮取一升二合，去滓，内猪胆汁，分温再服，其脉即来。无猪胆，羊胆代之。

【注解】

①吐已下断：吐利停止。

【解读】

霍乱病人吐利停止后，未见手足转温、精神转振、脉来和缓，而是汗出、四肢拘急、冰冷，脉微欲绝，显为病情加重之象。其吐利停止为吐利太过致阴液耗竭而无物可吐可下；因其阳气衰微、阴液内竭，筋脉失于濡养、温煦，因见四肢拘急不解；阳气衰微失于固守则汗出，失于温煦则手足厥冷。阴阳俱虚，则脉来微而欲绝。针对此证治疗自当以温阳益阴为方案，但由于有形之阴不能速生，且由于"阴伤而阳未亡者，其阴自得续生"，故治疗以温阳为主，俾阴得阳生而生生不息。方用白通汤以回阳救逆、通达内外为主，佐以猪胆汁兼益其阴，且有反佐之意。

从证候性质及治疗用方分析，本证除条文所述证候表现外，还应见及身反不恶寒、其人面色赤等阴盛于内、格阳于外的证候。

与四逆加人参汤证相较，两证同为阳气衰微，阴液并耗，故都有阳气衰微的脉微、厥逆及阴液亦耗、无物可下的利止等证，但白通加猪胆汁汤证证情更重，而四逆加人参汤证则证情较轻。前证所以更重，是因为该证不仅阳微而脉微欲绝，更见及微阳外浮之身反不恶寒、其人面色赤及虚阳不固的汗出等症。此外，"四肢拘急不解"更是阴阳俱伤增重、筋脉失濡之征。

吐利发汗，脉平①，小烦者，以新虚不胜谷气②故也。(390)

【注解】

①脉平：脉来平和。

②谷气：此处指饮食。

【解读】

霍乱病以中焦脾胃升降逆乱为特征，经治疗后虽然霍乱病证已除，但脾胃运化功能由于吐利难免不遭损伤，因而病后常见中焦乏运之象。值此之时，犹需注意调节饮食，以利脾胃功能的恢复。若食入过多或过啖肥甘厚味，极易招致食气内停，出现轻微烦闷表现。

此症未出方治，含有不需药治、重在食养的思想。从临床实际来看，可酌予运中之品以促其恢复。

霍乱初起可见及貌似伤寒的证候表现，但其病变重心及疾病演变趋势却与伤寒迥然不同。就其证候表现而言，霍乱往往起病突然，初起即以上吐下泻不止为特征，非若伤寒初起病位在表，待外邪迫入大肠、影响胃气和降后才出现吐利可比。就两者病位而言，霍乱病初即以邪踞中焦、影响脾升胃降之机为主，其恶寒发热头身痛是在里之邪波及肌表所致；伤寒病初邪踞于表，病理过程中出现吐利系表邪影响及胃肠，致胃失和降、肠失传导所致，在"恶寒发热头身痛"表现与"上吐下泻"关系上，和霍乱有着先后标本之异。

此外，霍乱有着吐利交作、病势急而变化快的特征，病人往往在短时间内即出现伤阴损阳之变；伤寒则变化较慢，有循六经演化的特征。

第八章 辨阴阳易差后劳复病脉证并治

伤寒阴阳易①之为病，其人身体重，少气，少腹里急，或引阴中拘挛②，热上冲胸，头重不欲举，眼中生花。膝胫拘急者，烧裈散主之。(391)

烧裈散方

妇人中裈，近隐处，取烧作灰。

上一味，水服方寸匕，日三服，小便即利，阴头微肿，此为愈矣。妇人病，取男子裈，烧服。

【注解】

①阴阳易：因病后过早房事而致疾病复发的病证。由于病后精气虚损，症状与原病已大有不同，故称"易"。"易"作变异解。亦有认为"易"作交易解，谓病后交媾，男病传女，女病传男。

②阴中拘挛：牵引阴部拘急痉挛。

【解读】

伤寒病后大多正气内虚而余邪留恋，过早房事一则易耗不足之气，二则损却内虚之精，余邪乘虚而发，导致阴阳易证。病人身体沉重、感觉气少不足以息是房事后耗伤元气之象；少腹紧张急迫，有的甚至出现阴部牵引拘挛是阴精内亏筋脉失去濡养之征；房事后伤及肾中之精，致令精亏于下而火热之毒炎于上，病人出现热气上逆冲于胸膈，头重抬不起，眼睛发花，膝和小腿拘急痉挛之象。

此证实则为"房劳复"证，针对精气内耗、热毒留扰这一虚实夹杂的病机，治当调补阴阳，祛除热毒之邪。

烧裈散是张仲景用于治疗阴阳易证的方药，该方取用男子或女子裤裆或裙裆近阴部的布料，烧灰制成。传统理论认为，该方能畅利小便，使热毒从阴部下泄，进而达到引邪外出之目的。历代医家皆从阴阳相求、引热毒下行来解释其作用机制。《外台秘要》等古典医籍中有类似病案的记载，但今人验之临床者甚少。现代诊断学中对阴阳易证的研究内容缺如，该方药的作用机制存疑，有待研究后重新评估。

从历代有关阴阳易的证治内容来看，阴阳易证并非烧裈散一张方剂所能胜任。从检阅文献来看，尚应结合阴阳易证的不同病机来进行论治。《外台秘要》等典籍中有治疗阴阳易方药数种，可以参看。

大病①差后②，劳复③者，枳实栀子豉汤主之。(392)

枳实栀子豉汤方

枳实三枚（炙）、栀子十四个（擘）、豉一升（绵裹）。

上三味，以清浆水④七升，空煮取四升，内枳实、栀子，煮取二升，下豉，更煮五六沸，去滓，温分再服，覆令微似汗。若有宿食者，内大黄如博棋子⑤五六枚，服之愈。

【注解】

①大病：严重的疾病。中医认为中风、伤寒、热劳、温疟等均属大病之类。

②差后：是热病过程中余邪未尽，正气损伤，机体功能尚未完全恢复正常时出现的一组病理变化的总称。应当指出，它不是一个独立的病证，而是包括了一组表现各异的临床证候。

③劳复：病后正气尚虚、邪犹未尽时，因劳力过度而诱发的病证。

④清浆水：一说即淘米泔水，久贮味酸者佳，如徐灵胎持此观点；亦有认为是将粟米烧成饭后投入水中，浸五、六天后，生白花，色类浆，则清浆水即成，如《本草蒙荃》。

⑤博棋子大：一说如方寸匕大小，如《千金方》；一说长一寸、方一寸大小，如《服食门》。

【解读】

劳复证的特征是因"劳"而致病复发，不仅有体力劳动、脑力劳动及房劳等"劳"形式上的差异，更有过早或过度劳作内容的不同。至于其形成机制，大多是因病后劳则气上、余热复聚使然。

所述劳复证候，内容至为简单，需以方测证，并结合方后注递推的方法，来加以理解。使用方药是枳实栀子豉汤，该方由栀子豉汤加枳实三味药组成，据方药分析，所述之证应属无形热盛致气机郁滞。

既然所用之方是在栀子豉汤基础上加减而成，可见此证应有热郁胸膈证的证候特征，因此病人出现心烦懊侬、胸中窒闷、舌红苔薄黄等症势在必然。方中复用枳实，古人喻之有"冲墙倒壁"之功，足见其行气散结之峻，张仲景将其用于此显见该证气郁之甚。对枳实的具体作用部位，《名医别录》谓其主"破结实，消胀满，心下急痞痛"，可见其作用主要是行心下胃脘部气滞，其气郁部位以心下胃脘部为主。

本证与栀子豉汤证及栀子厚朴汤证至为相似，需仔细区别。三汤证相较，栀子豉汤证虽亦可因热郁盛而见"胸中窒"、"心中结痛"等气机郁滞之候，但气郁部位偏于胸中（上）；枳实栀子豉汤证则气机郁滞偏于胃脘（中）；栀子厚朴汤证以栀子豉汤去豆豉之升浮，并径用枳实、厚朴两味直入腹中以行腹中气滞，部位应在腹中（下）。

由此分析可见，虽然三汤证所治之方皆以栀子豉汤为基础，但稍作化裁则所得之方有上浮、中踞、下趋之妙。这种临证变通思想应是吴鞠通"治上焦如羽，非轻不举；治中焦如衡，非平不安；治下焦如权，非重不沉"治疗学理论演绎的基础。

劳复治用枳实栀子豉汤，仅是举例而已，临床所见劳复的证候类型较为复杂，医师应结合所见之证，灵活选方用药。

伤寒差以后，更发热，小柴胡汤主之。脉浮者，以汗解之，脉沉实者，以下解之。（393）

小柴胡汤方

柴胡八两、人参二两、黄芩二两、甘草二两（炙）、生姜二两、半夏半升（洗）、大枣十二枚（擘）。

上七味，以水一斗二升，煮取六升，去滓，再煎取三升，温服一升，日三服。

【解读】

发热是临床常见证候，亦是病人大病差后易见的症状之一。对其认识常有两种不同的倾向：其一认为差后发热多属虚证，是因阴血不足，不能配阳，致阴虚阳浮所成，治当补养阴血以潜浮阳；另一看法则认为发热属邪热复炽或复感外邪，主张以清解祛邪为先。

本条对差后发热的处理以汗、下、和解三法，昭示差后发热其证各异。在汗、下二法选方上未置定数，含有因证情不同，可灵活选方的思想，是"观其脉证，知犯何逆，随证治之"原则的又一体现。

大病差后，从腰以下有水气者，牡蛎泽泻散主之。(394)

牡蛎泽泻散方

牡蛎（熬）、泽泻、蜀漆（暖水洗去腥）、葶苈子（熬）、商陆根（熬）、海藻（洗去咸）、栝楼根各等份。

上七味，异捣，下筛为散，更于臼中治之，白饮和服方寸匕，日三服。小便利，止后服。

【解读】

伤寒之类热病初愈，由于阳气耗伤、气化不行或阴液不足、湿热停滞，常可并发水肿之证。其证多属正虚或正伤邪恋，与之相对，临床亦有表现为纯属实证者。从条文用牡蛎泽泻散治疗分析，该方以大队祛邪药祛邪为主，足见该证属之邪实有余。

从牡蛎泽泻散组成分析，方中泽泻、商陆根泻水利小便；蜀漆、葶苈开凝逐饮，祛水热之内停；牡蛎、海藻软坚以消痞；栝蒌根滋润津液而利血脉之滞。合方共凑逐水清热，通利血脉之功，因此，其所对应之证为湿热壅滞、气机不畅之候。

证既属湿热内停，则除"腰以下有水气"，如膝胫足附水肿外，当见及小便不利、尿色黄赤、下肢沉重、口中黏腻、舌红苔黄腻、脉沉实有力等症。

本证虽肿在腰以下，但与阳气不足致水气不化者不同，亦与湿热夹有阴虚者有异。阳气不足的水肿常见头面皆肿、面色白、乏力神疲、或畏寒肢冷、口淡不渴、舌淡胖有齿印苔白滑、脉濡或沉细无力等症；湿热夹有阴虚者常在水肿同时伴见手足心热、面色黧黑、肌肉瘦削、舌瘦小、脉细数等症。

本证虽为湿热壅滞，但毕竟属之大病之后，因此，用此等攻击之剂犹当慎重。用时应以米汤等和服，以保养胃气，防止攻逐之剂损伤正气。用药宜中病即止。

大病差后，喜唾①，久不了了②，胸上有寒，当以丸药温之，宜理中丸。（395）

理中丸方

人参、白术、甘草（炙）、干姜各三两。

上四味，捣筛，蜜和为丸，如鸡子黄许大，以沸汤数合，和一丸，研碎，温服之，日三服。

【注解】

①喜唾：即频频泛吐唾沫。

②久不了了：长时间不好转。

【解读】

伤寒之类热病初愈，病人口吐唾沫，久久不止，是津聚不去、停积为饮之候。验之临床，证情既有寒、热之异，亦有虚、实之殊。

如何鉴别其寒、热属性，除依据仲景"胸上有寒"之训外，临床必见唾出唾沫既多，且其质清稀，并伴口中不渴，喜温畏寒，小便清白，舌苔白滑等症；反之，若吐出唾沫黏腻不爽，或兼口苦，小便黄赤，舌红苔黄腻等症者，为病性属湿热无疑。

病人口吐唾沫，更有虚、实之异。若为实证，则因正气不虚，停积之痰饮每随吐而得去，故吐后多不复再吐，不至久久不愈。此证之吐不仅因寒饮内生，上泛胸膈，而见口吐唾沫不止，且因阳气内虚、津不得运而痰饮不断滋生，故不复其阳则病根不除而寒饮凝聚不止，因而旋唾旋生，久久不得息止，非若邪实停留，得吐则愈可比。

"胸上有寒，当以丸药温之"，实即指出了该证的性质属之虚寒。至其病位，又以脾肺为中心。因脾为机体水谷、水湿运化的本源，其机能异常又是水湿滋生之根本，故有"脾为生痰之源"之说。脾阳不足，肺金失去脾土温养，则肺气日虚而布散无力，甚则肺气失敛。至此，津液不但不司其濡养之职，反聚为饮而成邪，脾失运化、肺不布津所生痰饮，停于胸膈，而为"喜唾，久不了了"之证。

本证虽有寒饮内停，但病根在于脾肺阳气不足，饮从中生，故温补脾肺为治本之法，理中丸确为的对之方。该方不仅能温补脾阳以助运化水谷、水湿，更可温肺以布散津液，脾、肺之阳得复，则津液自得正常敷布而不至留聚为痰饮，是不治饮而饮自消之意。

伤寒解后，虚羸①少气，气逆欲吐，竹叶石膏汤主之。（396）

竹叶石膏汤方

竹叶二把、石膏一斤、半夏半升（洗）、麦门冬一升（去心）、人参二两、甘草二两（炙）、粳米半升。

上七味，以水一斗，煮取六升，去滓，内粳米，煮米熟，汤成去米，温服一升，日三服。

【注解】

①虚羸：虚弱消瘦。

【解读】

与前条相较，前条"喜唾"，本条"欲吐"，证候表现有相似之处，然其性质却有寒热之别。张仲景将条文作如此排列，正是欲示人差后有寒、热属性的不同。

对伤寒差后阶段证候性质的认识，"寒邪易伤阳气"的理论更为大家所接受，故从阳虚证着眼者多。实际上，《伤寒论》中所述的感受外邪，并非寒邪一端；即使确属风寒外犯，证候转归亦不是阳气损伤一种演变途径，而是受到患者体质因素、治疗措施等多种内外因的左右。

本条证候性质属于虚实夹杂，其"实"指胃热留扰不去；而"虚"为气阴两伤，且为"邪少虚多"之候。究其形成之因，多为素体阳盛阴伤者见及。正是由于胃热未尽，复加气阴两伤，致胃气失于和降，故见"气逆欲吐"；气伤不足以息，故见少气；阴津损伤不足以滋润形体，故见虚弱消瘦。除上述证候外，本证更可见及发热、心烦、口渴、少寐、舌红少苔、脉象虚数等热邪不尽、气阴两伤之候。

病后气阴两虚、余邪留扰、邪少虚多，宜用正邪兼顾的变通治法。竹叶石膏汤是由白虎加人参汤加减而成。正因其邪热已减，故去方中苦寒味重之知母，加入竹叶之清扬以清热除烦；以其正伤少气，故仍用人参、甘草；其阴津耗伤尤重，已至形体消瘦、舌红少苔，故增甘寒之麦冬，助粳米以滋养胃液；妙在方中以半夏之辛散，配在大队甘凉滋润药中，既能防寒凉甘滋以碍胃，更有和胃降逆之妙用。经过对白虎加人参汤的合理化裁，变原先以祛邪为主、兼益气津而为以益津气为主、兼除余热。因此，就本证性质而言，其阳明胃热与白虎汤证、白虎加人参汤证相类，只是其热势已减、邪气已少，而气阴两伤的正虚较为明显。

病人脉已解^①，而日暮微烦，以病新差，人强与谷，脾胃气尚弱，不能消谷，故令微烦，损谷^②则愈。(397)

【注解】

①脉已解：病脉已除，脉象正常。

②损谷：减少饮食。

【解读】

病人脉象已经转为平和，而至傍晚时分却出现轻微心烦不安，或见微有发热，源于大病新差，病人脾胃功能尚弱，加之饮食不节，调摄失宜所致。人与天地相应，日中阳气旺盛，日暮阳气渐衰，而脾胃阳气亦衰弱，不能消谷，致胃气生郁，食积生热。对此，只要适当减少食物的摄入，则虚弱的脾胃机能就会逐渐恢复正常，胃气郁滞自然解除。

附一　中药药性歌诀

（明）龚延贤

人参味甘，大补元气，止咳生津，调容养卫。

黄芪性温，收汗固表，托疮生肌，气虚莫少。

白术甘温，健脾强胃，止泻除湿，兼祛痰痞。

茯苓味淡，渗湿利窍，白化痰涎，赤通水道。

甘草甘温，调和诸药，灸则温中，生则泻火。

当归甘温，生血补心，扶虚益损，逐瘀生新。

白芍酸寒，能收能补，泻痢腹痛，虚寒勿与。

赤芍酸寒，能泻能补，破血通经，产后勿犯。

生地微寒，能消湿热，骨蒸烦劳，兼消破血。

熟地微温，滋肾补血，益髓添精，乌须黑发。

麦门甘寒，解渴祛烦，补心清肺，虚热自安。

天门甘寒，能治肺痈，消痰止嗽，喘气有功。

黄连味苦，泻心除痞，清热明眸，厚肠止泻。

黄芩苦寒，枯泻肺火，子清大肠，湿热皆可。

黄柏苦寒，降火滋阴，骨蒸湿热，下血堪任。

栀子性寒，解郁除烦，吐衄胃痛，火降小便。

连翘苦寒，能消痈毒，气聚血凝，温热甚逐。

石膏大寒，能泻胃火，发渴头痛，解肌立妥。

滑石沉寒，滑能沉寒，解渴除烦，湿热皆可。

贝母微寒，止嗽化痰，肺痈肺痿，开郁除烦。

大黄苦寒，实热积聚，蠲痰润燥，疏通便闭。

柴胡味苦，能泻肝火，寒热往来，疟疾均可。

前胡微寒，宁嗽化痰，寒热头痛，痞闷能安。

升麻性寒，清胃解毒，升提下陷，牙痛可逐。

桔梗味苦，疗咽肿痛，载药上升，开胸利壅。

紫苏叶苦，风寒发表，梗下诸气，消除胀满。

麻黄味辛，解表出汗，身痛头疼，舒筋活血。

葛根味甘，祛风发散，温疟往来，止渴解酒。

薄荷味辛，最清头目，祛风化痰，骨蒸宜服。

羌活微温，祛风除湿，身痛头疼，舒筋活血。

独活辛苦，颈项难舒，两足湿痹，诸风能除。

知母味苦，热渴能除，骨蒸有汗，痰咳皆舒。

白芷辛温，阳阴头痛，风热瘙痒，排脓通用。

藁本气温，除头颠顶，寒湿可祛，风邪可屏。

香附辛苦，快气开郁，止痛调经，更消宿食。

乌药辛温，心腹胀痛，小便滑数，顺气通用。

枳实味苦，消食除痞，破积化痰，冲墙倒壁。

枳壳微温，快气宽肠，胸中气结，胀满堪尝。

白蔻辛温，能祛瘴翳，益气调元，止呕和胃。

青皮苦温，能攻气滞，削坚平肝，安胃下食。

橘皮苦温，顺气宽膈，留白和胃，消痰去白。

苍术苦温，健脾燥湿，发汗宽中，更祛瘴疫。

厚朴苦温，消胀泄满，痰气泻痢，其功不缓。

南星性热，能治风痰，破伤强直，风搐自安。

半夏味辛，健脾燥湿，痰厥头疼，嗽呕堪入。

藿香辛温，能止呕吐，发散风寒，霍乱为主。

槟榔辛温，破气杀虫，祛痰逐水，专除后重。

腹皮微温，能下膈气，安胃健脾，浮肿消去。

香薷味辛，伤暑便涩，霍乱水肿，除烦解热。

扁豆微温，转筋吐泻，下气和中，酒毒能化。

猪苓味淡，利水通淋，消肿止渴，阴汗自遍。

木通性寒，小肠热闭，利窍通经，最能导滞。

车前子寒，溺涩眼赤，小便能通，犬便能实。

地骨皮寒，解肌退热，有汗骨蒸，强阴凉血。

木瓜味酸，温肿脚气，霍乱转筋，足湿皆用。

威灵苦温，腰膝冷痛，消痰痃癖，风湿皆用。

牡丹苦寒，破血通经，血分有热，无汗骨蒸。

玄参甘苦，消肿排脓，补肝益肺，退热除风。

丹参味苦，痛肿疮疥，生新去恶，祛除带崩。

苦参味苦，痛肿疮疥，下血肠风，眉脱赤癞。

龙胆苦寒，疗眼赤疼，下焦湿肿，肝经热烦。

五加皮温，祛痛风痹，健步坚筋，益精止沥。

防己气寒，风湿脚痛，热积膀胱，消痈散肿。

地榆沉寒，血热堪用，血痢带崩，金疮止痛。

茯神补心，善镇惊悸，恍惚健忘，兼除怒恚。

远志气温，能驱惊悸，安神镇心，令人多记。

酸枣味酸，敛汗驱烦，多眠用生，不眠用炒。

菖蒲性温，开心利窍，去痹除风，出声至妙。

柏子味甘，补心益气，敛汗润肠，更疗惊悸。

益智辛温，安神益气，遗溺遗精，呕逆皆治。

甘松味香，善除恶气，开郁醒脾，心腹痛已。

小茴性温，能除疝气，腹痛腰疼，调中暖胃。

大茴味辛，疝气脚气，肿痛膀胱，止呕开胃。

干姜味辛，表解风寒，炮苦逐冷，虚热尤堪。

附子辛热，性走不守，四肢厥冷，回阳功有。

川乌大热，搜风入骨，湿痹寒疼，破积之物。

木香微温，能滞和胃，诸风能调，行肚泻肺。

沉香降气，暖胃追邪，通天彻地，卫气为佳。

丁香辛热，能除寒呕，心腹疼痛，温胃可晓。

砂仁性温，养胃进食，止育安胎，通经破滞。

毕澄茄辛，除胀化食，消痰止咳，逐寒暖胃。

肉桂辛热，善通血脉，腹痛虚寒，温补可得。

桂枝小梗，横行手臂，止汗舒筋，治折足痹。

吴萸辛热，能调疝气，心腹寒疼，酸水能治。

延胡气温，心腹卒痛，通经洛血，跌扑血崩。

薏苡味甘，专除湿痹，筋节拘缠，肺痈肺痿。

崩蔻辛温，脾胃虚冷，泻痢不休，功可立等。

草果味辛，消食除胀，截疟逐痰，解瘟辟瘴。

常山苦寒，截疟除痰，解伤寒热，水胀能宽。

良姜性热，下气温中，转筋霍乱，酒食能攻。

山楂味甘，磨消肉食，疗疝催疮，消膨健胃。

神曲味甘，开胃进食，破积逐痰，调中下气。

麦芽甘温，能消宿食，心腹膨胀，行血散滞。

苏子辛温，驱痰降气，止咳定喘，更润沁肺。

白芥子辛，专化胁痰，面浮肿胀，利水能安。

甘遂苦寒，破症消痰，面浮肿胀，利水能安。

大戟苦寒，消水利便，腹胀症坚，其功瞑眩。

芫花寒苦，能消胀蛊，利水泻湿，止咳痰吐。

商陆苦寒，赤白各异，赤者消风，白利水气。

海藻咸寒，消瘿散疬，除胀破症，利水通闭。

牵牛苦寒，利水消肿，蛊胀痃癖，散滞除壅。

葶苈辛苦，利水消肿，痰咳症瘕，治喘肺痈。

瞿麦苦寒，专治淋病，且能堕胎，通经立应。

三棱味苦，利血消癖，气滞作痛，虚者当忌。

五灵味甘，血滞腹痛，止血用炒，行血用生。

莪术温苦，关善破痃，止痛消瘀，通经最宜。

干漆辛温，通经破瘕，追积杀虫，效如奔马。

蒲黄味甘，逐瘀止崩，止算须炒，破血用生。

苏木甘咸，能行积血，产后血经，兼医扑跌。

桃仁甘平，能润大肠，通经破瘀，血瘕堪尝。

姜黄味辛，消痈破血，心腹结痛，下气最捷。

郁金味苦，破血行气，血淋溺血，郁结能舒。

金银花甘，疗痈无对，未成则散，已成则溃。

漏芦性寒，祛恶疮毒，补血排脓，生肌长肉。

白蔹味苦，疗疮瘙痒，白癜头疮，翳除目朗。

白及味苦，功专收敛，肿毒疮疡，外科最善。

蛇床辛苦，下气温中，恶疮疥癞，逐瘀祛风。

天麻味甘，能驱头眩，小儿惊痫，拘挛瘫痪。

白附辛温，治面百病，血痹风疮，中风痰症。

全蝎味辛，祛风痰毒，口眼㖞斜，风痫发搐。

蝉蜕甘寒，消风定惊，杀疳除热，退翳侵睛。

僵蚕味咸，诸风惊痫，湿痰喉痹，疮毒瘢痕。

蜈蚣味辛，蛇虺恶毒，镇惊止痉，堕胎逐瘀。

木鳖甘寒，能追疮毒，乳痛腰疼，消肿最速。

蜂房味咸，惊痫瘈疭，牙疼肿毒，瘰疬乳痈。

花蛇湿毒，瘫痪喎斜，大风疥癞，诸毒称佳。

蛇蜕辟恶，能除翳膜，肠痔蛊毒，惊痫搐搦。

槐花味苦，痔漏肠风，大肠热痢，更杀蛔虫。

鼠粘子辛，能除疮毒，瘾疹风热，咽疼可逐。

茵陈味苦，退疸除黄，泻湿利水，清热为凉。

红花辛苦，最消瘀热，多则通经，少则养血。

蔓荆子苦，头疼能治，拘缠湿痹，泪眼堪除。

兜铃苦寒，能薰痔漏，定喘消痰，肺热久嗽。

百合味甘，安心定胆，止嗽消浮，痈疽可啖。

秦艽微寒，除湿荣筋，肢节风痛，下血骨蒸。

紫菀苦辛，痰喘咳逆，肺痈吐脓，寒热并济。

款花甘温，理肺消痰，肺痈喘咳，补劳除烦。

金沸草温，消痰止嗽，明目祛风，逐水尤妙。

桑皮甘辛，止嗽定喘，泻肺火邪，其功不浅。

杏仁温苦，风寒喘嗽，大肠气闭，便难切要。

乌梅酸温，收敛肺气，止渴生津，能安泻痢。

天花粉寒，止渴祛烦，排脓消毒，善除热痢。

瓜蒌仁寒，宁嗽化痰，伤寒结胸，解渴止烦。

密蒙花甘，主能明目，虚翳青盲，服之效速。

菊花味甘，除热祛风，头晕目赤，收泪殊功。

木贼味甘，疏肝退翳，能止月经，更消积聚。

决明子甘，能祛肝热，目疼收泪，仍止鼻血。

犀角酸寒，化毒辟邪，解热止血，消肿毒蛇。

羚羊角寒，明目清肝，却惊解毒，神志能安。

龟甲咸平，劳嗽骨蒸，散瘀消肿，去痿除崩。

海蛤味咸，清热化痰，胸痛水肿，坚软结散。

桑上寄生，风湿腰痛，安胎止崩，疮疡亦用。

火麻味甘，下乳催生，润肠通结，小水能行。

山豆根苦，疗咽肿痛，敷蛇虫伤，可救急用。

益母辛苦，女科为主，产后胎前，生新去瘀。

紫草苦寒，能通九窍，利水消膨，痘疹最要。

紫葳味酸，调经止痛，崩中带下，症瘕能用。

地肤子寒，去膀胱热，皮肤瘙痒，除热甚捷。

栋根性寒，能追诸虫，疼痛立止，积热立通。

樗根味苦，泻痢带崩，肠风痔漏，燥湿涩精。

泽兰甘苦，痈肿能消，打扑伤损，肢体虚浮。

牙皂味辛，通关利窍，敷肿痛消，吐风痰妙。

芜荑味辛，驱邪杀虫，痔瘘癣疥，化食除风。

雷丸味甘，善杀诸虫，癫痫蛊毒，治儿有功。

胡麻仁甘，疗肿恶疮，热补虚损，筋壮力强。

苍耳子苦，疥癣细疮，驱风湿痹，瘙痒堪尝。

蕤仁味甘，风肿烂弦，热胀胬肉，眼泪立痊。

青葙子苦，肝脏热毒，暴发赤障，青盲可服。

谷精草辛，牙齿风痛，口疮咽痹，眼翳通用。

白薇大寒，疗风治疟，人事不知，热邪堪却。

白蔹微寒，儿疟惊痫，女阴肿痛，痈疔可啖。

青蒿气寒，治疟效好，虚热盗汗，除骨蒸劳。

茅根味甘，通关逐瘀，止吐衄血，客热可去。

大小蓟苦，消肿破血，吐衄咯唾，崩漏可啜。

枇杷叶苦，偏理肺脏，吐哕不已，解酒清上。

木律大寒，口齿良药，瘰疬能治，心烦可却。

射干味苦，逐瘀通经，喉痹口臭，痈毒堪凭。

鬼箭羽苦，通经活络，驱邪止痛，杀虫祛结。

夏枯草苦，瘰疬瘿瘤，破症散结，湿痹能瘳。

卷柏味辛，症瘕血闭，风眩痿躄，脱肛下血。

马鞭味苦，破血通经，症瘕痞块，服之最灵。

鹤虱味苦，杀虫追毒，心腹辛痛，蛇虫堪逐。

白头翁寒，清热凉血，瘰疬疮疝，止痛百节。

旱莲草甘，生须黑发，赤痢可止，血流可截。

慈姑辛苦，疗肿痈疽，恶疮癜疹，蛇虺并施。

榆皮味甘，通水除淋，能利关节，敷肿痛定。

钩藤微寒，疗儿惊痫，手足瘈疭，抽搐口眼。

稀莶味甘，追风除湿，聪耳明目，乌须黑发。

葵花味甘，带痢两功，赤治赤者，白治白同。

辛夷味辛，鼻塞流涕，香臭不闻，通窍之剂。

续随子辛，恶疮蛊毒，通经消积，不可过服。

海桐皮苦，霍乱久痢，疳匿疥癣，牙疼变治。

石南藤辛，肾衰脚弱，风淫疥癣，堪为妙药。

大青气寒，伤寒热毒，黄汗黄疸，时疫宜服。

侧柏叶苦，吐衄崩痢，能生须眉，除湿之剂。

槐实味苦，阴疮痒湿，五痔肿疼，泻热凉血。

瓦楞子咸，妇人血块，男子痰癖，症瘕可瘥。

棱椤子苦，禁泄涩痢，带下崩中，肠风堪治。

冬葵子寒，滑胎易产，癃利小便，善通乳难。

淫羊藿辛，阴起阳兴，坚筋益骨，志强力增。

松脂味甘，滋阴补阴，驱风安脏，膏可贴疮。

覆盆子甘，肾损精竭，黑须明眸，补虚续绝。

合欢味甘，得人心智，安脏明目，快乐无虑。

金樱酸涩，梦遗精滑，禁止遗尿，寸白虫杀。

楮实味甘，壮筋明目，益气补虚，阳痿当服。

郁李仁酸，破血润燥，退肿利便，关格通导。

没食子苦，破血生精，染须最妙，禁痢极灵。

空青气寒，治眼通灵，青盲赤肿，支暗回明。

密陀僧咸，止痢医痔，能除白癜，诸疮可治。

伏龙肝温，治疫安胎，呕吐咳逆，下血心烦。

石灰味辛，性烈胡毒，辟虫立死，能去息肉。

穿山甲毒，痔癖恶疮，吹奶肿痛，通经排脓。

蚯蚓气寒，伤寒瘟病，大热狂言，投之立应。

蜘蛛气寒，狐疝偏痛，蛇虺咬涂，疔肿敷用。

蟾蜍气凉，杀疳蚀癖，瘟疫能治，疮毒可祛。

刺猬皮苦，主医五痔，阴肿疝痛，能开胃气。

蛤蚧味咸，肺痿咯血，传尸劳疰，纳气定喘。

蝼蛄味咸，治十水肿，上下左右，效不旋踵。

蜗牛味咸，口眼过僻，尺痛拘急，脱肛咸治。

桑螵蛸咸，淋浊精泄，除疝腰疼，虚损莫缺。

田螺性冷，利大小便，消肿除热，醒酒立见。

象牙气平，杂物刺喉，能通小便，诸疮可痊。

水蛭味咸，除积瘀坚，通经破血，折伤可痊。

贝子味咸，解肌散结，得水消肿，止翳清洁。

蛤蜊肉冷，能止消渴，酒毒堪除，开胃顿豁。

海粉味咸，大治顽痰，妇人白带，咸能软坚。

石蟹味咸，点目肿翳，解蛊胀毒，催生落地。

海螵蛸咸，漏下赤白，症瘕疝阙，阴肿可得。

无名异甘，金疮折损，去瘀止痛，生肌有准。

青礞石寒，硝煅金色，堕痰消食，奇录莫测。

磁石味咸，铁毒能杀，镇惊安神，阳潜气纳。

附二　汤头歌诀

一、解表剂

辛温解表剂

【麻黄汤】

麻黄汤中用桂枝，杏仁甘草四般施；

发热恶寒头项痛，喘而无汗服之宜。

【三拗汤】

三拗汤用麻杏草，宣肺平喘效不低。

【华盖散】

华盖麻杏紫苏子，茯苓陈草桑白皮；

风寒束肺痰不爽，急宜煎服莫迟疑。

【麻黄加术汤】

麻黄汤中加白术，湿困身疼总能医。

【麻杏苡甘汤】

还有麻杏苡甘剂，风湿发热亦可祛。

【大青龙汤】

大青龙用桂麻黄，杏草石膏姜枣藏；

太阳无汗兼烦躁，解表清热此为良。

【桂枝汤】

桂枝汤治太阳风，芍药甘草姜枣同；

解肌发表调营卫，表虚自汗正宜用。

【桂枝加葛根汤】

加入葛根治项强，又兼汗出与恶风。

【桂枝加厚朴杏子汤】

桂枝汤加厚朴杏，降逆平喘有殊功。

【九味羌活汤】

九味羌活用防风，细辛苍芷与川芎；

黄芩生地加甘草，发汗祛风力量雄。

【大羌活汤】

九味羌活去白芷，再加独活防已知；

还把黄连白术入，大羌活汤散热湿。

【加味香苏散】

加味香苏陈草风，荆芥姜蔓与川芎；

恶风身热头项痛，胸脘满闷服之松。

【香苏散】

香苏散内草陈皮，外感风寒气滞宜；

寒热头痛胸脘闷，解表又能疏气机。

【小青龙汤】

小青龙汤桂芍麻，干姜辛夏草味加；

外束风寒内停饮，散寒蠲饮效堪夸。

【小青龙加石膏汤】

小青龙把石膏配，咳喘而烦效更佳。

【射干麻黄汤】

射干麻黄亦治水，不在发表在宣肺；

姜枣细辛款冬花，紫菀半夏加五味。

辛凉解表剂

【桑菊饮】

桑菊饮中桔杏翘，芦根甘草薄荷饶；

清疏肺卫轻宣剂，风温咳嗽服之消。

【银翘散】

银翘散主上焦疴，竹叶荆蒡豉薄荷；

甘桔芦根凉解法，发热咽痛服之瘥。

【银翘汤】

鞠通更有银翘汤，竹草麦冬生地黄；

阳明温病寒下后，脉浮无汗服之康。

【麻杏甘石汤】

麻杏甘草石膏汤，四药组合有专长；

肺热壅盛气喘急，辛凉疏泄此法良。

【越婢汤】

越婢汤中有石膏，麻黄生姜加枣草；

风水恶风一身肿，水道通调肿自消。

【升麻葛根汤】

阎氏升麻葛根汤，芍药甘草合成方；

麻疹初期出不透，解肌透疹此方良。

【宣毒发表汤】

宣毒发表升葛翘，杏桔荆防桔薄草；

前胡木通牛蒡竹，催疹现点此方饶。

【竹叶柳蒡汤】

竹叶柳蒡葛根知，蝉衣荆芥薄荷施；

石膏粳米参甘麦，风疹急投莫延迟。

【柴葛解肌汤】

陶氏柴葛解肌汤，邪在三阳热势张；

芩芍桔草姜枣芷，羌膏解表清热良。

【柴葛解肌汤】

程氏也有同名方，柴葛草芍芩地黄；

丹皮二母一并入，发热口渴宜煎尝。

【葱豉桔梗汤】

葱豉桔梗薄荷翘，山栀竹叶加甘草；

热邪束肺嗽咽痛，风温初起此方疗。

【葱豉汤】

葱豉汤是肘后方，解表发汗又通畅；

恶寒发热头闷痛，服后邪散津不伤。

【活人葱豉汤】

类证活人葱豉汤，更加葛根与麻黄；

恶寒腰背头项痛，得汗表解保安康。

扶正解表剂

【败毒散】

人参败毒草苓芎，羌独柴前枳桔同；

生姜薄荷煎汤服，祛寒除湿功效宏。

【荆防败毒散】

若须消散疮毒肿，去参加入荆防风。

【仓廪散】

原方配入陈仓米，噤口痢疾此为宗。

【参苏饮】

参苏饮内陈皮草，枳壳前胡半夏从；

葛根木香桔梗茯，气虚感寒最宜用。

【再造散】

再造散用参附耆，桂甘羌防芎芍齐；

再加细辛姜枣煮，阳虚寒闭最相宜。

【麻黄附子细辛汤】

麻黄附子细辛汤，温经解表法优良；

少阴脉沉反发热，邪寒外解不伤阳。

【麻附甘草汤】

前方去辛加炙草，无汗微热宜煎尝。

【葱白七味饮】

葱白七味外台方，新豉葛根与生姜；

麦冬生地千扬水，血虚外感最相当。

【加减葳蕤汤】

加减葳蕤用白薇，豆豉生葱桔梗随；

草枣薄荷共八味，滋阴发汗此方魁。

【千金葳蕤汤】

千金葳蕤麻杏膏，芎独白薇木香草；

外感热伤津不足，生津清热又解表。

二、泻下剂

寒下

【大承气汤】

大承气汤用硝黄，配以枳朴泻力强；

阳明腑实真阴灼，急下存阴第一方。

【小承气汤】

去硝名曰小承气，便硬痞满泻热良。

【调胃承气汤】

调胃承气硝黄草，便秘口渴急煎尝。

【复方大承气汤】

更有复方大承气，大承气加桃芍菔；

能泻腑实消胀满，可治急性肠梗阻。

【大陷胸汤】

大陷胸汤用硝黄，甘遂为末共成方；

专治热实结胸证，泻热逐水效非常。

【大陷胸丸】

再把葶苈杏仁入，和丸更治项背强。

温下

【大黄附子汤】

大黄附子细辛汤，胁下寒凝疝痛方；

冷积内结成实证，温下寒实可复康。

【温脾汤】

温脾附子与干姜，甘草人参及大黄；

寒热并进补兼泻，温通寒积振脾阳。

【三物备急丸】

三物备急巴豆研，干姜大黄不需煎；

猝然腹痛因寒积，速投此方急救先。

【三物白散】

三物白散桔梗贝，再把巴豆一齐配；

寒实结胸痰涎壅，祛痰泻积功力倍。

润下

【麻子仁丸】

麻子仁丸治脾约，枳朴大黄麻杏芍；

土燥津枯便难解，肠润热泻诸症却。

【润肠丸】

润肠丸用归羌活，大黄桃麻两仁合；

劳倦纳呆便秘涩，蜜丸嚼服功效确。

【五仁丸】

五仁柏子加松米，桃杏两仁陈郁李；

血虚津枯肠中燥，理气润肠通便秘。

【济川煎】

济川归膝肉苁蓉，泽泻升麻枳壳从；

阴虚血弱肠中燥，滋阴补血便自通。

逐水

【十枣汤】

十枣逐水效力佳，大戟甘遂与芫花。

【控涎丹】

控涎丹用遂戟芥，攻涤痰涎力不差。

【舟车丸】

舟车牵牛及大黄，遂戟芫花槟木香；

青皮橘皮轻粉入，泻水消胀力量强。

【疏凿饮子】

疏凿饮子泻水方，木通泽泻与槟榔；

羌艽苓腹椒商陆，赤豆姜皮退肿良。

【新加黄龙汤】

新加黄龙草硝黄，参归麦地玄海姜；

滋阴养液补气血，正虚便秘此方良。

【黄龙汤】

黄龙汤枳朴硝黄，参归桔枣共生姜；

阳明腑实气血弱，通便不碍气血伤。

【增液承气汤】

增液承气玄地冬，更加硝黄力量雄；

温病阴亏实热结，养阴泻热肠道通。

【承气养营汤】

承气养营归芍知，生地大黄与朴枳；

数下阴伤热结在，正是此方效显时。

三、和解剂

和解少阳

【小柴胡汤】

小柴胡汤和解功，半夏人参甘草从；

更加黄芩生姜枣，少阳为病此方宗。

【柴胡枳桔汤】

柴胡枳桔陈皮茶，黄芩生姜与半夏；

邪郁腠理胸满痛，辛开苦泄此方佳。

【蒿芩清胆汤】

蒿芩清胆枳竹茹，陈夏茯苓加碧玉；

热重寒轻痰挟湿，胸痞呕恶总能除。

【柴胡达原饮】

柴胡达原槟朴果，更加芩草枳壳和；

青皮桔梗荷叶柄，豁痰宽胸截疟疴。

【达原饮】

达原饮用朴槟芩，白芍甘知草果并；

邪伏膜原寒热作，透邪逐秽此方行。

【清脾饮】

清脾饮用柴夏芩，草果青皮术甘苓；

厚朴生姜同煮煎，热多寒少温疟平。

调和肝脾

【四逆散】

四逆散里用柴胡，芍药枳实甘草须；

此是阳郁成厥逆，疏和抑郁厥自除。

【柴胡疏肝散】

四逆散中加芎香，枳实易壳行气良；

方名柴胡疏肝散，气闷胁痛皆可畅。

【逍遥散】

逍遥散用当归芍，柴苓术草加姜薄。

【丹栀逍遥散】

更有丹栀逍遥散，调经解郁清热着。

【黑逍遥散】

黑逍遥散有生地，血虚痛经功效卓。

【痛泻要方】

痛泻要方用陈皮，术芍防风共成剂；

肠鸣泄泻腹又痛，治在泻肝与实脾。

调和肠胃

【半夏泻心汤】

半夏泻心配连芩，干姜枣草人参行；

辛苦甘温消虚痞，治在调阳与和阴。

【生姜泻心汤】

干姜减量生姜配，水热互结消痞灵。

【甘草泻心汤】

半夏泻心加重草，主治气痞腹中鸣。

【黄连汤】

黄连汤证上焦热，中寒腹痛欲呕哕；

半夏泻心加桂枝，减去黄芩散寒邪。

四、清热剂

清气分热

【白虎汤】

白虎汤清气分热，石膏知母草米协。

【白虎加人参汤】

热渴汗出兼气虚，白虎加参最相宜。

【白虎加桂枝汤】

身热欲呕骨节痛，加入桂枝疏经脉。

【白虎加苍术汤】

湿温身重汗出多，方加苍术湿热减。

【竹叶石膏汤】

竹叶石膏汤人参，麦冬半夏甘草承；

再加粳米同煎服，清热益气津自生。

清营凉血

【清营汤】

清营汤治热传营，身热燥渴眠不宁；

犀地银翘玄连竹，丹麦清热更护阴。

【清宫汤】

减去丹参银连地，清宫更加莲子心。

【犀角地黄汤】

犀角地黄芍药丹，血升胃热火邪干；

斑黄阳毒皆可治，热入营血服之安。

清热解毒

【黄连解毒汤】

黄连解毒柏栀芩，三焦火盛是主因；

烦狂火热兼谵妄，吐衄发斑皆可平。

【泻心汤】

泻心大黄与连芩，主治黄疸血妄行。

【凉膈散】

凉膈硝黄栀子翘，黄芩干草薄荷饶；

再加竹叶调蜂蜜，中焦燥实服之消。

【普济消毒饮】

普济消毒蒡芩连，甘桔蓝根勃翘玄；

升柴陈薄僵蚕入，大头瘟毒服之痊。

气血两清

【清瘟败毒饮】

清瘟败毒地连芩，丹膏栀草竹叶并；

犀角玄翘知芍桔，清热解毒亦滋阴。

【化斑汤】

化斑玄犀和白虎，凉血解毒燔热清。

【神犀丹】

神犀丹中犀玄参，芩蒲地银板蓝根；

翘豉金汁天花粉，紫草合治热毒深。

清脏腑热

【导赤散】

导赤生地与木通，草梢竹叶四味同；

口糜淋痛小肠火，引热渗入小便中。

【清心莲子饮】

清心莲子参耆芩，地骨车前甘草芩；

益气生津清心火，主治淋浊与遗精。

【龙胆泻肝汤】

龙胆泻肝栀芩柴，生地车前泽泻偕；

木通甘草当归同，肝经湿热力能排。

【泻青丸】

泻青丸用龙脑栀，泻火下行大黄施；

羌防升散芎归养，泻火养肝不宜迟。

【当归龙荟丸】

当归龙荟用四黄，栀子木香与麝香；

和蜜为丸加青黛，肝胆实火悉能攘。

【左金丸】

左金黄连与吴萸，胁痛吞酸悉能医。

【戊己丸】

再加芍药名戊己，专治泄痢痛再脐。

【香连丸】

香连相合治热痢，症现腹痛又里急。

【泻白散】

泻白甘草地骨皮，桑皮再加粳米宜；

泻肺清热平咳喘，又可和中与健脾。

【葶苈大枣泻肺汤】

葶苈大枣亦泻肺，行水祛痰喘自息。

【清胃散】

清胃散中当归连，生地丹皮升麻全；

或加石膏泻胃火，能消牙痛与牙宣。

【泻黄散】

泻黄甘草与防风，石膏栀子藿香充；

炒香蜜酒调和服，胃热口疮并见功。

【玉女煎】

玉女煎用熟地黄，膏知牛膝麦冬襄；

肾虚胃火相为病，牙痛齿衄宜煎尝。

【芍药汤】

芍药汤内用槟黄，芩连归桂甘草香；

重在调气兼行血，里急便脓自然康。

【黄芩汤】

黄芩汤用芍枣草，清热和中止痢方。

【白头翁汤】

白头翁汤治热痢，黄连黄柏秦皮备。

【白头翁加甘草阿胶汤】

上方加草与阿胶，产后虚痢称良剂。

清虚热

【青蒿鳖甲汤】

青蒿鳖甲知地丹，热自阴来仔细看；

夜热早凉无汗出，养阴透热服之安。

【秦艽鳖甲散】

秦艽鳖甲治风劳，地骨柴胡及青蒿；

当归知母乌梅合，止嗽除蒸敛汗超。

【清骨散】

清骨散主银柴胡，胡连秦艽鳖甲辅；

地骨青蒿知母草，骨蒸劳热一并除。

【当归六黄汤】

火炎汗出六黄汤，归柏芩连二地黄；

倍用黄耆为固表，滋阴清热敛汗强。

五、祛暑剂

祛暑清热

【清络饮】

清络饮用荷叶边，竹丝银扁翠衣添；

鲜用清凉轻清剂，暑伤肺络服之痊。

祛暑解表

【新加香薷饮】

新加香薷朴银翘，扁豆鲜花一起熬；

暑温口渴汗不出，清热化湿又解表。

【香薷散】

香薷散用朴扁豆，祛暑和中湿邪消。

祛暑利湿

【六一散】

六一散用滑石草，清暑利湿此方饶。

【益元散】

加入辰砂名益元，兼能镇心亦有效。

【碧玉散】

或加青黛名碧玉，目赤咽痛俱可消。

【鸡苏散】

滑草薄荷鸡苏散，暑湿风热俱能疗。

【桂苓甘露饮】

桂苓甘露猪苓膏，术泽寒水滑石草；

清暑泄热又利湿，发热烦渴一并消。

清暑益气

【清暑益气汤】

清暑益气西洋参，竹叶知草与荷梗；

麦冬米斛连瓜翠，暑热伤津此方能。

【李东垣清暑益气汤】

东垣清暑益气汤，参耆归术加草苍；

升葛泽曲麦味合，青陈黄柏共成方。

六、温里剂

温中祛寒

【理中丸】

理中丸主温中阳，人参甘草术干姜。

【附子理中丸】

呕哕腹痛阴寒盛，再加附子更扶阳。

【理中化痰丸】

理中化痰加苓夏，擅治停饮大便溏。

【桂枝人参汤】

桂枝加入理中内，温里解表两兼长。

【吴茱萸汤】

吴茱萸汤参枣姜，肝胃虚寒此方良；

阳明寒呕少阴利，厥阴头痛亦堪尝。

【吴茱萸加生姜半夏汤】

若加半夏能降逆，化痰止呕功力强。

【小建中汤】

小建中汤芍药多，桂枝甘草姜枣和；

更加饴糖补中气，虚劳腹痛服之瘥。

【黄耆建中汤】

黄耆建中补不足，表虚身痛效无过。

【当归建中汤】

又有当归建中汤，产后诸虚皆可却。

【大建中汤】

大建中汤建中阳，蜀椒干姜参饴糖；

阴盛阳虚腹冷痛，温补中焦止痛强。

回阳救逆

【四逆汤】

四逆汤中附草姜，四肢厥冷急煎尝；

腹痛吐泻脉沉细，急投此方可回阳。

【通脉四逆汤】

倍加干姜名通脉，温阳守中血脉畅。

【四逆加人参汤】

人参加入四逆内，益气固脱效非常。

【白通汤】

四逆加葱去甘草，方名白通擅通肠。

【白通加猪胆汁汤】

白通再把胆尿配，阴盛格阳不二方。

【参附汤】

又有参附合为剂，回阳救脱挽危亡。

【回阳救急汤】

回阳救急用六君，桂附干姜五味并；

加麝三厘或胆汁，三阴寒厥建奇勋。

【回阳救急汤】

又方名同治稍异，去苓加入麦辰砂。

【黑锡丹】

黑锡丹中蔻硫磺，桂附楝木沉茴香；

芦巴故纸阳起石，降逆平喘镇浮阳。

【医门黑锡丹】

又有医门黑锡丹，硫黄黑锡制成丸；

功能温肾又定喘，两方治证各有专。

温经散寒

【当归四逆汤】

当归四逆桂芍枣，细辛甘草与通草；

血虚肝寒四肢厥，煎服此方乐陶陶。

【当归四逆加吴茱萸生姜汤】

上方再加姜萸配，温经散寒功更超。

【黄耆桂枝五物汤】

桂枝汤中去甘草，加入黄耆名五物；

益气温经和营卫，善治血痹肌麻木。

七、表里双解剂

解表攻里

【大柴胡汤】

大柴胡汤用大黄，枳芩夏芍枣生姜；

少阳阳明同合病，和解攻理效无双。

【厚朴七物汤】

厚朴七物金匮方，草桂枳实枣黄姜；

腹满发热大便滞，速投此剂莫仿徨。

【防风通圣散】

防风通圣大黄硝，荆芥麻黄栀芍翘；

人参加入四逆内，益气固脱效非常。

解表清里

【葛根黄芩黄连汤】

葛根黄芩黄连汤，再加甘草共煎尝；

邪陷阳明成热痢，清里解表保安康。

【石膏汤】

石膏汤用芩柏连，麻黄豆豉山栀全；

清热发汗兼解毒，姜枣细茶一同煎。

解表温里

【五积散】

五积消滞又温中，麻黄苍芷芍归芎；

枳桔桂苓甘草朴，两姜陈皮半夏葱；

除桂枳陈余略炒，熟料尤增温散功；

理气解表祛寒湿，散痞调经辨证从。

【柴胡桂枝干姜汤】

柴胡桂枝干姜汤，瓜蒌芩草牡蛎襄；

小便不利胸胁痛，寒热心烦服之康。

八、补益剂

补气

【四君子汤】

四君子汤中和义，参术茯苓甘草比。

【六君子汤】

益以夏陈名六君，健脾化痰又理气。

【异功散（香砂六君子汤）】

除去半夏名异功，或加香砂胃寒祛。

【保元汤】

保元汤方性甘温，桂草参芪四味存；

男妇虚劳幼科痘，补肺益脾显奇能。

【参苓白术散】

参苓白术扁豆陈，莲草山药砂苡仁；

桔梗上浮兼保肺，枣汤调服益脾神。

【七味白术散】

七味白术参苓草，木香藿香葛根饶；

发热食少兼口渴，气滞脾弱此方疗。

【补中益气汤】

补中参草术归陈，耆得升柴用更神；

劳倦内伤功独擅，气虚下陷亦堪珍。

【举元煎】

举元煎中耆草升，更加白术与人参；

气虚下陷亡阳证，血脱血崩力能任。

【升陷汤】

升陷汤用耆知柴，桔梗升麻相与偕；

胸中气陷呼吸弱，速投此方莫徘徊。

【生脉散】

生脉麦味与人参，保肺生津又提神；

气少汗多兼口渴，病危脉绝急煎斟。

【人参蛤蚧散】

罗氏人参蛤蚧散，专治痰血与喘满；

桑皮二母草杏苓，肺痿服之症可缓。

【人参胡桃汤】

人参胡桃生姜伴，纳气归肾可平喘。

补血

【四物汤】

四物归地芍与芎，营血虚滞此方宗；

妇女经病凭加减，临证之时可变通。

【圣愈汤】

东垣方中有圣愈，四物汤内加参耆；

气虚血弱均能补，经期量多总能医。

【桃红四物汤】

四物汤中桃红入，活血行血又逐瘀。

【当归补血汤】

当归补血重黄耆，甘温除热法颇奇；

耆取十份归二份，阳生阴长理奥妙。

【归脾汤】

归脾汤用参术耆，归草茯神远志齐；

酸枣木香龙眼肉，煎加姜枣益心脾；

怔忡健忘俱可却，肠风崩漏总能医。

【炙甘草汤】

炙甘草汤参桂姜，麦地胶枣麻仁襄；

心动悸兮脉结代，虚劳肺痿俱可尝。

【加减复脉汤】

除去参桂与姜枣，加入白芍治阴伤；

温邪久恋阳明证，快服加减复脉汤。

气血双补

【八珍汤】

四君四物八珍汤，气血双补是名方。

【十全大补汤】

再加黄耆与肉桂，十全大补效更强。

【人参养荣汤】

若加志陈味姜枣，去芎养荣有专长。

【泰山盘石散】

十全大补减桂苓，更加续断砂糯芩；

气血双补安胎好，泰山盘石是名方。

【六味地黄丸】

六味地黄益肝肾，山药丹泽萸苓掺。

【知柏地黄丸】

再加知柏成八味，阴虚火旺可煎餐。

【都气丸】

六味再加五味子，丸名都气虚喘安。

【麦味地黄丸】

地黄丸中加麦味，咳喘盗汗皆能挽。

【杞菊地黄丸】

六味再加杞与菊，目视昏花治可痊。

【左归丸】

左归丸内山药地，萸肉枸杞与牛膝；
菟丝龟鹿二胶合，壮水之主方第一。

【左归饮】

左归饮用地药萸，杞苓炙草一并齐；
煎汤养阴滋肾水，既主腰酸又止遗。

【大补阴丸】

大补阴丸知柏黄，龟板脊髓蜜成方；
咳嗽咯血骨蒸热，阴虚火旺制亢阳。

【虎潜丸】

虎潜足痿是妙方，虎骨陈皮并锁阳；
龟板干姜知母芍，再加柏地作丸尝。

【二至丸】

二至女贞与旱莲，桑椹熬膏和成圆；
肝肾阴虚得培补，消除眩晕与失眠。

【桑麻丸】

桑叶芝麻蜜和丸，疏风祛湿益肾肝；
头晕眼花皆可治，湿痹肢麻亦可蠲。

【一贯煎】

一贯煎中生地黄，沙参归杞麦冬藏；

少佐川楝泄肝气，阴虚胁痛此方良。

【石斛夜光丸】

石斛夜光枳膝芎，二地二冬杞丝苁；

青葙草决犀羚角，参味连苓蒺草风；

再与杏菊山药配，养阴明目第一功。

【补肺阿胶汤】

补肺阿胶马兜铃，牛蒡甘草杏糯匀；

肺虚火盛最宜服，降气生津咳嗽宁。

【月华丸】

月华丸方擅滋阴，二冬二地沙贝苓；

山药百部胶三七，獭肝桑菊保肺金。

【归龟鹿二仙胶】

人参龟板鹿角胶，再加枸杞熬成膏；

滋阴益肾填精随，精极用此治效高。

【七宝美髯丹】

七宝美髯归杞乌，苓膝故纸芝麻菟；

筋痿骨软齿动摇，重在滋水与涵木。

补阳

【肾气丸】

肾气丸补肾阳虚，地黄山药及萸；

苓泽丹皮合桂附，水中生火在温煦。

【济生肾气丸】

济生加入车牛膝，通调水道肿胀祛。

【十补丸】

肾气丸中加茸味，填精补阳总能扶。

【右归丸】

右归丸中地附桂，山药萸菟丝归；

杜仲鹿胶枸杞子，益火之源此方魁。

【右归饮】

减去鹿胶与归菟，加入甘草作汤服；

方名称为右归饮，扶阳更把阴寒逐。

九、安神剂

重镇安神

【朱砂安神丸】

朱砂安神东垣方，归连甘草合地黄；

怔忡不寐心烦乱，养阴清热可复康。

【生铁落饮】

医学心悟铁落饮，二冬二茯胆南星；

橘志蒲翘钩玄贝，更加朱丹可镇心。

【珍珠母丸】

珍珠母丸归地参，犀香龙苓柏子仁；

更加酸枣定惊悸，阴血得养可宁神。

【磁朱丸】

磁朱丸中有神曲，摄纳浮阳又明目；

心悸失眠皆可治，癫狂痫症亦宜服。

滋养安神

【酸枣仁汤】

酸枣仁汤治失眠，川芎知草茯苓煎；

养血除烦清虚热，安然入睡梦乡甜。

【定治丸】

定治丸中参菖蒲，二茯远治加白术；

麦冬朱砂和蜜制，专治心祛神恍惚。

【天王补心丹】

补心丹用柏枣仁，二冬生地与归身；

三参桔梗朱砂味，远志茯苓共养神；

或加菖蒲去五味，心气开通肾气升。

【柏子养心丸】

柏子养心草耆参；二茯芎归淮枣仁；

夏曲远志加桂味，除却惊悸自安神。

【枕中丹】

枕中丹出千金方，龟板龙骨远志菖；

或丸或散黄酒下，开心定志又潜阳。

【甘麦大枣汤】

甘草小麦大枣汤，妇人脏躁性反常；

精神恍惚悲欲哭，和肝滋脾自然康。

十、开窍剂

凉开

【安宫牛黄丸】

安宫牛黄开窍方，芩连栀郁朱雄黄；

犀角真珠冰麝箔，热闭心包功效良。

【牛黄清心丸】

牛黄清心朱芩连，山栀郁金蜜和圆；

清热解毒又开窍，中风惊厥急救先。

【紫雪丹】

紫雪犀羚朱朴硝，硝石金寒滑磁膏；

丁沉木麝升玄草，热陷痉厥服之消。

【至宝丹】

至宝朱珀麝息香，雄玳犀角与牛黄；

金银两箔兼龙脑，开窍清热解毒凉。

【小儿回春丹】

回春丹中用四香，蔻枳星夏并牛黄；

钩蚕陈贝麻全蝎，朱砂草竹共大黄。

【行军散】

诸葛行军痧瘴方，珍珠半麝冰雄黄；

硼硝金箔共研末，窍闭神昏服之康。

温开

【苏合香丸】

苏合香丸麝息香，木丁熏陆荜檀襄；

犀冰术沉诃香附，再加龙脑温开方。

【冠心苏合丸】

冠心苏合治心痛，朱檀冰木乳香共；

芳香开窍疏气机，现代医家经常用。

【玉枢丹】

玉枢丹有麝朱雄，五倍千金并入中；

大戟慈菇共为末，霍乱痧胀米汤中。

十一、固涩剂

固表止汗

【玉屏风散】

玉屏组合少而精，耆术防风鼎足形；

表虚汗多易感冒，固卫敛汗效特灵。

【牡蛎散】

牡蛎散内用黄耆，浮麦麻根相用宜；

卫虚自汗或盗汗，固表收敛见效奇。

敛肺止咳

【九仙散】

九仙散用乌梅参，桔梗桑皮贝母承；

粟壳阿胶冬花味，敛肺止咳气自生。

涩肠固脱

【真人养脏汤】

真人养脏木香诃，当归肉蔻与粟壳；

术芍参桂甘草共，脱肛久痢服之瘥。

【四神丸】

四神故纸与吴萸，肉蔻五味四般齐；

大枣生姜同煎合，五更肾泻最相宜。

【桃花汤】

桃花汤中赤石脂，粳米干姜共享之。

【赤石脂禹余粮汤】

石脂又与余粮合，久痢脱肛正宜施。

涩精止遗

【金锁固精丸】

金锁固精芡莲须，龙骨牡蛎与蒺藜；

莲粉糊丸盐汤下，能止无梦夜滑遗。

【水陆二仙丹】

水陆二仙金樱芡，经遗带下都能祛。

【桑螵蛸散】

桑螵散治小便数，参苓龙骨同归壳；

菖蒲远志加当归，补肾宁心健忘祛。

【缩泉丸】

缩泉丸治儿尿频，脬气虚寒约失灵；

山药台乌加益智，糊丸多服效显明。

固崩止带

【固精丸】

固精丸内龟板君，黄柏桩皮香附苓；

更加芍药糊丸服，漏下崩中均可宁。

【固冲汤】

固冲汤内用术耆，龙牡芍茜与山萸；

五味海蛸棕炭合，崩中漏下总能医。

【震灵丹】

震灵丹用禹余粮，石脂石英没乳香；

代赭灵脂朱砂合，固崩止带有效方。

【完带汤】

完带汤中二术陈，苍术参草车前仁；

柴芍淮山黑芥穗，化湿止带此方能。

【易黄汤】

易黄芡实与山药，车前黄柏加白果；

健脾清热又除湿，能消带下粘稠多。

【清带汤】

清带汤中海螵蛸，龙牡山药加茜草；

带下清稀色赤白，益脾固肾自然好。

十二、理气剂

行气

【越鞠丸】

越鞠丸治六郁侵，气血痰火湿食困；

芎苍香附加栀曲，气畅郁舒痛闷平。

【金铃子散】

金铃延胡等分研，黄酒调服或水煎；

心腹诸痛由热郁，降热开郁痛自蠲。

【延胡索散】

延胡散治七情伤，血气刺痛服之良；

归芍乳没草姜桂，木香蒲黄与姜黄。

【半夏厚朴汤】

半夏厚朴与紫苏，茯苓生姜共煎服；

痰凝气聚成梅核，降逆开郁气自舒。

【枳实薤白桂枝汤】

枳实薤白桂枝汤，厚朴瓜蒌合成方；

通阳理气又散结，胸痹心痛皆可尝。

【瓜蒌薤白白酒汤】

瓜蒌薤白加白酒，胸痛彻背厥疾疗。

【瓜蒌薤白半夏汤】

再加半夏化痰结，功力又更胜一筹。

【橘核丸】

橘核丸中楝桂存，枳朴延胡藻带昆；

桃仁木通木香合，㿉疝顽痛盐酒吞。

【天台乌药散】

天台乌药楝茴香，良姜巴豆与槟榔；

青皮木香共研末，寒滞疝痛酒调尝。

【三层茴香丸】

三层茴香制为丸，沙参川楝木香攒；

再加槟茯成二料，三料更把苓附搬；

寒疝阴囊见肿胀，气行寒消胀肿散。

【导气汤】

导气汤有吴茱萸，木香小茴川楝齐；

寒凝气滞连煎服，小肠疝痛自可愈。

【暖肝煎】

暖肝煎中用当归，杞苓乌药与小茴；

行气逐寒桂沉配，小腹疝痛一并摧。

【厚朴温中汤】

厚朴温中姜陈草，苓蔻木香一齐煎；

温中行气兼燥湿，脘腹胀痛服之消。

【良附丸】

良姜香附等分研，米汤姜汁加食盐；

合制为丸空腹服，胸闷脘痛一并蠲。

降气

【苏子降气汤】

苏子降气橘半归，前胡桂朴懆姜随；

或加沉香去肉桂，化痰平喘此方推。

【定喘汤】

定喘白果与麻黄，款冬半夏白皮桑；

苏子黄芩甘草杏，宣肺平喘效力彰。

【四磨饮】

四磨饮治七情侵，人参乌药沉香槟；

四味浓磨煎温服，破气降逆喘自平。

【五磨饮子】

去参加入木香枳，五磨理气力非轻。

【旋覆代赭汤】

仲景旋覆代赭汤，半夏参草大枣姜；

噫气不降心下痞，健脾祛痰治相当。

【干姜人参半夏丸】

干姜人参加半夏，妊娠恶阻服之康。

【橘皮竹茹汤】

橘皮竹茹治逆呃，参草姜枣效最捷。

【济生橘皮竹茹汤】

济生同方加苓半，再添麦冬枇杷叶；

主治呕哕不能食，总因痰滞胃虚热。

【新制橘皮竹茹汤】

原方减去参枣草，又加柿蒂亦相得；

此乃鞠通新制方，胃气不虚即可啜。

【丁香柿蒂汤】

丁香柿蒂人参姜，呃逆因寒中气伤。

【柿蒂汤】

济生去参仅三味，胸满呃逆宜煎尝。

十三、理血剂

活血祛瘀

【桃核承气汤】

桃核承气用硝黄，桂枝甘草合成方；

下焦蓄血急煎服，解除夜热烦如狂。

【下瘀血汤】

下瘀血汤䗪桃黄，产后腹痛逐瘀良。

【血府逐瘀汤】

血府当归生地桃，红花赤芍枳壳草；

柴胡芎桔牛膝等，血化下行不作痨。

【通窍活血汤】

通窍全凭好麝香，桃仁大枣与葱姜；

川芎黄酒赤芍药，表里通经第一方。

【膈下逐瘀汤】

膈下逐瘀桃牡丹，赤芍乌药玄胡甘；

川芎灵脂红花壳，香附开郁血亦安。

【少腹逐瘀汤】

少腹逐瘀小茴香；玄胡没药芎归姜；

官桂赤芍蒲黄脂，经黯腹痛快兼尝。

【身痛逐瘀汤】

身痛逐瘀桃归芎，脂尤附羌与地龙；

牛膝红花没药草，通络止痛力量雄。

【复元活血汤】

复元活血有柴胡，蒌根归草与甲珠；

桃仁红花大黄配，跌打损伤正宜服。

【七厘散】

七厘散治跌打伤，血竭红花冰麝香；

乳没儿茶朱共末，外敷内服均见长。

【补阳还五汤】

补阳还五耆归芎，桃红赤芍加地龙；

半身不遂中风证，益气活血经络通。

【失笑散】

失笑灵脂共蒲黄，等分作散醋煎尝；

血瘀少腹时作痛，祛瘀止痛效非常。

【手拈散】

手拈散用延胡索，灵脂没药加草果；

温寒理气热酒服，肝脾作痛可调和。

【丹参饮】

心腹诸痛有妙方，丹参砂仁加檀香；

气滞血瘀两相结，瘀散气顺保安康。

【温经汤】

防风通圣大黄硝，归芎丹皮姜夏冬；

参草益脾胶养血，调经重在养胞宫。

【艾附暖宫丸】

艾附暖宫用四物，吴萸官桂加耆续；

米醋糊丸醋汤下，专治带多痛在腹。

【生化汤】

生化汤宜产后尝，归芎桃草加炮姜；

恶露不行少腹痛，温经活血最见长。

【活络效灵丹】

活络效灵主丹参，当归乳香没药存；

症瘕积聚腹中痛，煎服此方可回春。

【宫外孕方】

宫外孕方赤芍桃，丹参棱莪一齐煎；

破血逐瘀消肿块，异位妊娠急治疗。

【桂枝茯苓丸】

金匮桂枝茯苓丸，芍药桃红共粉丹；

等分为末蜜丸服，活血化瘀症块散。

【大黄蟅虫丸】

大黄蟅虫芩芍桃，地黄杏草漆蛴螬；

虻虫水蛭和丸服，去瘀生新功独超。

止血

【十灰散】

十灰散用十般灰，柏茜茅荷丹�?随；

二蓟栀黄皆妙黑，凉降止血此方推。

【小蓟饮子】

小蓟饮子藕蒲黄，木通滑石生地襄；

归草黑栀淡竹叶，血淋热结服之康。

【槐花散】

槐花散治阳风血，芥穗枳壳侧柏叶；

等分为末米汤下，凉血疏风又清热。

【槐角丸】

槐角丸有地榆防，当归黄芩枳壳匡；

血热得凉自可止，擅治肠风又脱肛。

【黄土汤】

黄土汤中术附芩，阿胶甘草地黄并；

便后下血功独擅，吐衄崩中效亦灵。

附三　中药用药歌诀

中药性能歌

中药主有几性能？四气五味及归经，

还有升降与浮沉，有毒无毒统而称。

四气歌

四气寒热与温凉，寒凉属阴温热阳，

温热补火助阳气，温里散寒功效彰，

寒凉清热并泻火，解毒助阴又抑阳，

寒者热之热者寒，治疗大法此为纲。

五味歌

五味辛甘苦咸酸，治疗作用不同焉，

辛行气血主发散，甘和补中急能缓，

苦燥降泄能坚阴，咸能润下且软坚，

酸能固涩又收敛，淡渗利水要记全。

中药七情歌

相使一药助一药，相须互用功效添，

相杀能制它药毒，相畏毒性被制限，

相反增毒要记牢，相恶配伍功效减，

单行无须它药配，七情配伍奥妙显。

十八反歌

本草明言十八反，半蒌贝蔹及攻乌，

藻戟遂芫俱战草，诸参辛芍叛藜芦。

十九畏歌

硫黄原是火中精，朴硝一见便相争，

水银莫与砒霜见，狼毒最怕密陀僧，

巴豆性烈最为上，偏与牵牛不顺情，

丁香莫与郁金见，牙硝难合荆三棱，

川乌草乌不顺犀，人参最怕五灵脂，

官桂善能调冷气，若逢石脂便相欺，

大凡修合看顺逆，制药配方莫相依。

妊娠服药禁忌歌

斑蝥水蛭及虻虫，乌头附子配天雄，

野葛水银并巴豆，牛膝薏苡与蜈蚣，

三棱芫花代赭麝，大戟蝉蜕黄雌雄，

牙硝芒硝牡丹桂，槐花牵牛皂角同，

半夏南星及通草，瞿麦干姜桃仁通，

硇砂干漆蟹爪甲，地胆茅根都失中。

六陈歌

枳壳陈皮半夏齐，麻黄狼毒及吴萸，

六般之药宜陈久，入药方知奏效奇。

解表药

解表辛散肌表邪，性温散寒凉散热。

发散风寒桂麻黄，香薷白芷苏荆防，

苍耳辛荑藁本羌，细辛胡荽柽葱姜。

发散风热蝉薄荷，牛蒡桑菊蔓荆葛，

柴胡升麻淡豆豉，浮萍木贼风热瘥。

麻黄发汗治伤寒，风水痹痛与咳喘。

桂枝温卫善解肌，温经通脉化水气。

紫苏散寒兼理气，风寒气滞两相宜。

荆芥辛散肌表邪，感冒痒疹及出血。

防风辛散表里风，胜湿疗痹止风痉。

羌活祛风寒湿奇，外感头疼上肢痹。

白芷通窍止额痛，燥湿止带消痈脓。

细辛散寒通鼻窍，诸般寒痛肺饮消。

薄荷清利头目咽，散热透疹又疏肝。

牛蒡透疹散风热，解毒利咽疗痄腮。

桑叶清肺兼平肝，风热燥咳目昏眩。

菊花疏散外感热，明目平肝热毒解。

柴胡解热又疏肝，升举阳气治下陷。

葛根解肌治项强，透疹生津升清阳。

清热药

性寒清解虚实热，湿热疮毒及气血。

清热泻火治气热，膏知寒石枯草决，

鸭跖芦根密蒙葙，栀子花粉二竹叶。

清热燥湿连柏芩，胆草苦参秦白椿。

清热解毒银花翘，野菊公英鱼腥草，

青叶板蓝黛贯众，荞麦红藤败酱草，

射干豆根穿心莲，白头齿苋地锦草，

蚤拳慈姑土茯苓，熊胆漏芦白蔹勃，

绿豆鸦蛋四季青，半边地丁蛇舌草。

清热凉血生地玄，赤芍牛角紫牡丹。

清虚热药地骨皮，银柴胡连青蒿薇。

石膏解肌清肺胃，除烦止渴高热退，

知母清胃又润肺，滋阴降火虚热退，

栀子泻火除烦躁，凉血通淋衄疸瘥，

夏枯草清肝散结，消瘿瘰乌珠疼解，

黄芩清肺除湿热，解毒凉血又安胎，

黄连燥湿清心火，胃火痢疾疮毒瘥，

黄柏入肾主下焦，燥湿泻火虚热疗，

胆草燥湿泻肝胆，下焦湿热肝火炎，

银花解毒散风热，痈肿毒痢卫营邪，

连翘解毒散肿结，清心透散营卫邪，

公英解毒消痈肿，乳痈肿痛功尤胜，

板蓝根凉血解毒，尤善治毒壅咽喉，

鱼腥草解毒排脓，尤善治痰热肺痈，

射干解毒善祛痰，咽喉肿痛痰壅喘，

白头翁解毒凉血，热毒血痢效尤捷，

生地凉血养阴津，吐衄崩中热伤阴，

玄参凉血且滋阴，解毒散结功效真，

丹皮凉血散瘀血，内外痈肿骨蒸热，

赤芍凉血兼清肝，瘀滞肿痛经闭痊，

青蒿透散阴分热，除蒸解暑截疟邪，

地骨皮凉血退蒸，清肺热止血妄行。

泻下药

泻下苦降通大肠，积热水饮力能攘。

攻下硝黄番芦荟，润肠火麻仁郁李。

逐水遂芫牵商陆，巴豆千金子大戟。

大黄荡涤积与瘀，火毒湿热一并驱。

芒硝软化便燥结，咽痛口疮及痈结。

甘遂峻泻逐水猛，风痰痈肿亦有功。

巴豆峻下冷积水，祛痰利咽除癥癖。

祛风湿药

祛风湿药善治痹，关节疼痛拘挛医。

祛湿散寒独灵仙，乌头蕲蛇乌梢蚕，

木瓜伸筋寻骨风，路路海风松节鹳。

祛湿清热雷公藤，秦艽防己臭梧桐，

桑枝稀莶丝瓜络，海桐络石穿山龙。

强健筋骨五加皮，寄生年健与狗脊。

独活风寒湿皆祛，伏风头痛下肢痹。

灵仙咸温通经络，诸般痹痛骨哽效。

蕲蛇祛风善止痉，顽痹麻风破伤风。

木瓜除湿舒筋络，湿阻吐泻拘挛瘛。

秦艽善除风湿热，黄疸骨蒸势能折。

防己疗痹兼利水，热痹水肿痰饮宜。

寄生疗痹益肾肝，痹痛正虚胎不安。

五加祛湿强腰膝，行迟水肿与痹痿。

芳香化湿药

芳香化湿能运脾，湿阻中焦此最宜。

藿佩苍术厚朴砂，白草二蔻草果聚。

藿香化湿又解表，霍乱吐泻暑湿消。

苍术燥湿兼健脾，湿痹泄泻风寒宜。

厚朴降气除湿痰，气滞胀满喘咳痊。

砂仁化湿行滞气，中寒吐泄胎动宜。

利水渗湿药

利水渗湿通水道，水肿淋痛黄疸消。

利水消肿茯苓薏，泽泻葫芦冬瓜皮，

荠菜猪苓玉米须，泽漆蝼蛄香加皮。

利尿通淋车前子，木通通草瞿滑石，

灯心地肤海金韦，扁蓄萆薢与冬葵。

退黄金钱草茵陈，虎杖地耳草垂盆。

茯苓健脾利小便，痰饮水肿神不安。

泽泻渗利清下焦，水肿痰饮眩晕瘥。

薏苡渗湿兼健脾，清热排脓疗挛急。

车前通淋止湿泄，化痰明目能清热。

茵陈清利善退黄，湿温湿疹及湿疮。

金钱善除湿热黄，结石疮毒效亦良。

虎杖清热又利胆，解毒活血又祛痰。

温里药

温里散寒附姜桂，良姜小茴吴茱萸，

花椒荜茇荜澄茄，丁香胡椒里寒祛。

附子回阳善救逆，诸般阳虚及寒痹。

干姜回阳温脾肺，中寒肺饮亡阳宜。

肉桂温肾治沉寒，通经止痛火归元。

吴萸温肝降胃气，头痛寒疝呕泄宜。

理气药

舒畅气机青陈皮，香附川楝绿萼梅，

乌药薤白枳实壳，木沉檀青四香聚，

佛橼荔枝柿刀豆，甘松香虫腹皮玫。

橘皮燥湿善理气，湿阻气滞痰咳宜。

枳实破气化痰积，疗胸脘痞及脱垂。

木香善行脾胃气，脘胀胁痛痢里急。

香附疏肝调经脉，肝气郁滞女科帅。

沉香行气散阴寒，降逆止呕肾虚喘。

消食药

消化食积楂曲麦，内金矢藤谷芽莱。

山楂消化肉食积，治胸腹痛能化瘀。

麦芽消化米面积，回乳消胀解肝郁。

莱菔消食兼理气，食积胀满痰喘宜。

内金消积化结石，各种食积及滑遗。

驱虫药

使君槟榔苦楝皮，雷丸鹤虱与芜荑，

榧子鹤芽南瓜子，驱杀肠虫功效奇。

使君子驱虫消积，治蛔虫疳积可取。

苦楝皮杀虫疗癣，蛔蛲钩皆有效验。

槟榔驱虫善治绦，消积行气利水好。

止血药

止血药善治出血，不论虚实与寒热。

因热地榆大小蓟，槐柏苎麻茅羊蹄。

化瘀止血茜三七，蒲黄降香石花蕊。

收敛止血鹤白及，紫珠棕藕猬血余。

温经止血炮姜炭，灶土陈艾疗虚寒。

大蓟善治热出血，散瘀解毒消痈结；
小蓟凉血兼消痈，血淋尿血尤多用。
地榆收敛性寒凉，下焦出血及烫伤。
三七化瘀善止血，内外出血痛伤跌。
茜草凉血化瘀血，通经疗伤止出血。
蒲黄化瘀止血好，血淋心腹痛尤妙。
白及止血靠敛涩，咳吐呕血及皲裂。
炮姜味涩善治中，阳虚出血寒泻痛。
艾叶温肾暖胞宫，虚寒崩漏与胎动。